校企合作医药卫生类专业精品教材

外科护理学学习与实训指导

主编　王毅

江苏大学出版社
JIANGSU UNIVERSITY PRESS

镇 江

内 容 提 要

　　本书是与人民卫生出版社出版的《外科护理学》（第 3 版）配套的学习与实训指导。全书分为一站式学习指导和情境式实训指导两部分。一站式学习指导含要点梳理和习题精选两方面内容，习题类型包括名词解释、选择题、简答题、案例分析题；情境式实训指导部分共设有 16 个实训，涉及外科常用的护理操作技术，设置学习目标、情景导入、实战演练、注意事项、操作流程图、课外延伸六个模块。

　　本书内容系统、学练结合，可作为职业院校护理、助产等相关专业学生使用外科护理教材时的配套用书，也可作为在校学习、参加护士执业资格考试和自学考试人员的参考资料。

图书在版编目（C I P）数据

　　外科护理学学习与实训指导 / 王毅主编. -- 镇江 ：
江苏大学出版社，2018.6（2023.8 重印）
　　ISBN 978-7-5684-0869-1

　　Ⅰ．①外… Ⅱ．①王… Ⅲ．①外科学－护理学－高等
职业教育－教学参考资料 Ⅳ．①R473.6

　　中国版本图书馆 CIP 数据核字(2018)第 118817 号

外科护理学学习与实训指导
Waike Hulixue Xuexi Yu Shixun Zhidao

主　　编 / 王　毅
责任编辑 / 仲　蕙
出版发行 / 江苏大学出版社
地　　址 / 江苏省镇江市京口区学府路 301 号（邮编：212013）
电　　话 / 0511-84446464（传真）
网　　址 / http://press.ujs.edu.cn
排　　版 / 北京市科星印刷有限责任公司
印　　刷 / 北京市科星印刷有限责任公司
开　　本 / 787 mm×1 092 mm　1/16
印　　张 / 20.75
字　　数 / 467 千字
版　　次 / 2018 年 6 月第 1 版
印　　次 / 2023 年 8 月第 4 次印刷
书　　号 / ISBN 978-7-5684-0869-1
定　　价 / 57.50 元

如有印装质量问题请与本社营销部联系（电话：0511-84440882）

编者的话

本书是与人民卫生出版社出版的《外科护理学》（第 3 版）配套的学习与实训指导，全书分为一站式学习指导和情境式实训指导两部分。本书可作为职业院校护理、助产等相关专业学生使用外科护理教材时的配套用书，也可作为在校学习、参加护士执业资格考试和自学考试人员的参考资料。

本书特色

本书具有以下几个方面的特色：

- **内容配套，重点突出**：一站式学习指导的章节安排与人民卫生出版社出版的《外科护理学》（第 3 版）一一对应。其中要点梳理主要是对章节内容进行简明扼要的归纳总结，有利于学生对重点知识的掌握；精选习题与教材章节对应，便于学生巩固教材知识。
- **题型丰富，针对性强**：本书设置了名词解释、选择题（根据执业护士考试的题型设置了 A_1，A_2，A_3/A_4 型题）、简答题、案例分析题四种题型，有助于学生从不同的角度锻炼思维能力并巩固所学知识。所选练习题既是一线教师长期教学经验的总结，也是教学大纲规定的重要知识点的提炼，针对性强。
- **覆盖全面，实践性强**：情境式实训指导部分共设有 16 个实训，力求贴近护士岗位需求，基本涵盖了外科常用的护理操作技术，可为各院校开设外科护理实训提供指导。
- **模块新颖，易教易学**：情境式实训指导部分设置学习目标、情景导入、实战演练、注意事项、操作流程图、课外延伸六个模块，有助于教师在临床情景模拟下更好地指导学生掌握实训重点、熟悉操作流程。同时，"课外延伸"为学生自主学习提供了途径，有助于学生巩固实训要点。

为学习贯彻党的二十大精神，提升课程铸魂育人效果，本书专门在扉页"教·学资源"二维码中设计了相应栏目，以引导学生践行社会主义核心价值观，涵养学生奋斗精神、敬业精神、奉献精神、创新精神、工匠精神、法制精神、绿色环保意识等。

本书资源下载

本书配有详细的参考答案，读者可以登录文旌综合教育平台"文旌课堂"（www.wenjingketang.com）下载。

无论我们如何去追求完美，书中仍可能存在不完善和疏漏之处，敬请各位同行和读者给予指正。此外，在编写本书的过程中，我们借鉴了许多文献资料，在此向这些文献的作者致以最诚挚的谢意！

本书编委会

主　审：于彦章

主　编：王　毅

副主编：李　菊

编　者：（编者按姓氏笔画排序）

　　　　吕倩蕾　许　晴　芦海芳　杨　帆

　　　　张文华　张合心　郭　丽　常　婧

目 录

第一部分　一站式学习指导

第一章　水、电解质及酸碱平衡失调病人的护理 ………………………… 2
　　【要点梳理】 …………………………………………………………… 2
　　【习题精选】 …………………………………………………………… 6

第二章　外科休克病人的护理 ……………………………………………… 12
　　【要点梳理】 …………………………………………………………… 12
　　【习题精选】 …………………………………………………………… 14

第三章　麻醉病人的护理 …………………………………………………… 20
　　【要点梳理】 …………………………………………………………… 20
　　【习题精选】 …………………………………………………………… 22

第四章　手术室护理工作 …………………………………………………… 26
　　【要点梳理】 …………………………………………………………… 26
　　【习题精选】 …………………………………………………………… 28

第五章　手术前后病人的护理 ……………………………………………… 31
　　【要点梳理】 …………………………………………………………… 31
　　【习题精选】 …………………………………………………………… 33

第六章　外科感染病人的护理 ……………………………………………… 38
　　【要点梳理】 …………………………………………………………… 38
　　【习题精选】 …………………………………………………………… 42

第七章　损伤病人的护理 …………………………………………………… 47
　　【要点梳理】 …………………………………………………………… 47
　　【习题精选】 …………………………………………………………… 51

第八章　肿瘤病人的护理 …………………………………………………………… 57
　　【要点梳理】 ……………………………………………………………………… 57
　　【习题精选】 ……………………………………………………………………… 59

第九章　颅脑疾病病人的护理 ……………………………………………………… 62
　　【要点梳理】 ……………………………………………………………………… 62
　　【习题精选】 ……………………………………………………………………… 66

第十章　颈部疾病病人的护理 ……………………………………………………… 70
　　【要点梳理】 ……………………………………………………………………… 70
　　【习题精选】 ……………………………………………………………………… 72

第十一章　胸部疾病病人的护理 …………………………………………………… 77
　　【要点梳理】 ……………………………………………………………………… 77
　　【习题精选】 ……………………………………………………………………… 82

第十二章　乳房疾病病人的护理 …………………………………………………… 87
　　【要点梳理】 ……………………………………………………………………… 87
　　【习题精选】 ……………………………………………………………………… 89

第十三章　化脓性腹膜炎病人的护理 ……………………………………………… 94
　　【要点梳理】 ……………………………………………………………………… 94
　　【习题精选】 ……………………………………………………………………… 95

第十四章　腹部损伤病人的护理 …………………………………………………… 98
　　【要点梳理】 ……………………………………………………………………… 98
　　【习题精选】 ……………………………………………………………………… 99

第十五章　腹外疝病人的护理 ……………………………………………………… 102
　　【要点梳理】 ……………………………………………………………………… 102
　　【习题精选】 ……………………………………………………………………… 103

第十六章　胃十二指肠疾病病人的护理 …………………………………………… 107
　　【要点梳理】 ……………………………………………………………………… 107
　　【习题精选】 ……………………………………………………………………… 109

第十七章　急性阑尾炎病人的护理 ………………………………………………… 113
　　【要点梳理】 ……………………………………………………………………… 113
　　【习题精选】 ……………………………………………………………………… 113

第十八章　肠梗阻病人的护理 ·· 117
　　【要点梳理】 ··· 117
　　【习题精选】 ··· 118

第十九章　结、直肠和肛管疾病病人的护理 ······················· 121
　　【要点梳理】 ··· 121
　　【习题精选】 ··· 124

第二十章　原发性肝癌病人的护理 ······································· 128
　　【要点梳理】 ··· 128
　　【习题精选】 ··· 129

第二十一章　门静脉高压病人的护理 ··································· 132
　　【要点梳理】 ··· 132
　　【习题精选】 ··· 133

第二十二章　胆道疾病病人的护理 ······································· 137
　　【要点梳理】 ··· 137
　　【习题精选】 ··· 140

第二十三章　胰腺疾病病人的护理 ······································· 144
　　【要点梳理】 ··· 144
　　【习题精选】 ··· 146

第二十四章　急腹症病人的护理 ··· 149
　　【要点梳理】 ··· 149
　　【习题精选】 ··· 150

第二十五章　周围血管疾病病人的护理 ································ 153
　　【要点梳理】 ··· 153
　　【习题精选】 ··· 154

第二十六章　泌尿、男性生殖系疾病的主要症状和检查 ········ 157
　　【要点梳理】 ··· 157
　　【习题精选】 ··· 159

第二十七章　泌尿系统损伤疾病病人的护理 ························· 161
　　【要点梳理】 ··· 161
　　【习题精选】 ··· 163

第二十八章　尿石症病人的护理 ………………………………………………………… 166
　　【要点梳理】 …………………………………………………………………………… 166
　　【习题精选】 …………………………………………………………………………… 167

第二十九章　泌尿、男性生殖系结核病人的护理 ……………………………………… 170
　　【要点梳理】 …………………………………………………………………………… 170
　　【习题精选】 …………………………………………………………………………… 171

第三十章　泌尿、男性生殖系统肿瘤病人的护理 ……………………………………… 173
　　【要点梳理】 …………………………………………………………………………… 173
　　【习题精选】 …………………………………………………………………………… 174

第三十一章　良性前列腺增生症病人的护理 …………………………………………… 177
　　【要点梳理】 …………………………………………………………………………… 177
　　【习题精选】 …………………………………………………………………………… 178

第三十二章　肾移植病人的护理 ………………………………………………………… 181
　　【要点梳理】 …………………………………………………………………………… 181
　　【习题精选】 …………………………………………………………………………… 182

第三十三章　骨折病人的护理 …………………………………………………………… 185
　　【要点梳理】 …………………………………………………………………………… 185
　　【习题精选】 …………………………………………………………………………… 187

第三十四章　关节脱位病人的护理 ……………………………………………………… 191
　　【要点梳理】 …………………………………………………………………………… 191
　　【习题精选】 …………………………………………………………………………… 192

第三十五章　骨与关节感染病人的护理 ………………………………………………… 195
　　【要点梳理】 …………………………………………………………………………… 195
　　【习题精选】 …………………………………………………………………………… 197

第三十六章　常见骨肿瘤病人的护理 …………………………………………………… 200
　　【要点梳理】 …………………………………………………………………………… 200
　　【习题精选】 …………………………………………………………………………… 201

第三十七章　颈肩痛与腰腿痛病人的护理 ……………………………………………… 204
　　【要点梳理】 …………………………………………………………………………… 204
　　【习题精选】 …………………………………………………………………………… 206

第三十八章　断肢（指）再植病人的护理 ……………………………………… 209

　　【要点梳理】 …………………………………………………………………… 209

　　【习题精选】 …………………………………………………………………… 210

第三十九章　皮肤病的总论 ……………………………………………………… 213

　　【要点梳理】 …………………………………………………………………… 213

　　【习题精选】 …………………………………………………………………… 214

第四十章　变态反应性皮肤病病人的护理 ……………………………………… 217

　　【要点梳理】 …………………………………………………………………… 217

　　【习题精选】 …………………………………………………………………… 219

第四十一章　感染性皮肤病病人的护理 ………………………………………… 222

　　【要点梳理】 …………………………………………………………………… 222

　　【习题精选】 …………………………………………………………………… 223

第四十二章　动物性皮肤病病人的护理 ………………………………………… 226

　　【要点梳理】 …………………………………………………………………… 226

　　【习题精选】 …………………………………………………………………… 227

第四十三章　红斑鳞屑性皮肤病病人的护理 …………………………………… 229

　　【要点梳理】 …………………………………………………………………… 229

　　【习题精选】 …………………………………………………………………… 230

第四十四章　性传播疾病病人的护理 …………………………………………… 232

　　【要点梳理】 …………………………………………………………………… 232

　　【习题精选】 …………………………………………………………………… 233

第二部分　情境式实训指导

实训一　备　皮 ……………………………………………………………………… 238

实训二　外科常用器械辨识及使用 ……………………………………………… 243

实训三　手术室护士的准备 ……………………………………………………… 250

实训四　常用手术体位安置 ……………………………………………………… 257

实训五　手术区皮肤消毒与铺巾 ………………………………………………… 264

实训六　器械台的管理………………………………………………270

实训七　更换敷料……………………………………………………274

实训八　T形管引流护理……………………………………………279

实训九　脑室引流护理………………………………………………284

实训十　胸腔闭式引流护理…………………………………………289

实训十一　胃肠减压护理……………………………………………294

实训十二　造口护理…………………………………………………299

实训十三　膀胱冲洗…………………………………………………304

实训十四　脊柱骨折病人的搬运……………………………………309

实训十五　小夹板固定病人的护理…………………………………313

实训十六　绷带包扎…………………………………………………317

参考文献………………………………………………………………322

第一部分　一站式学习指导

第一章 水、电解质及酸碱平衡失调病人的护理

【要点梳理】

> 本章重点为等渗性缺水、低渗性缺水、高渗性缺水、低钾血症、高钾血症的概念，静脉补钾原则和补液原则；本章难点为对三种缺水类型的识别和缺水程度的判断、对体液疗法和静脉补钾措施的熟练掌握。

一、体液平衡

（一）体液组成及分布

体液的主要成分是水和电解质。成年男性体液量约占体重的 60%，女性占体重的 55%，婴幼儿可高达 70%～80%。体液可分为细胞内液和细胞外液，细胞外液分为血浆和组织间液两部分。

（二）体液平衡及调节

1. 水平衡

正常人体 24 h 水分摄入量和排出量的平衡见表 1-1。

表 1-1 正常人体 24 h 水分摄入量和排出量的平衡

摄入量/mL		排出量/mL	
饮水	1 000～1 500	尿	1 000～1 500
食物含水	700	粪	150
内生水	300	呼吸蒸发	350
		皮肤蒸发	500
总量	2 000～2 500	总量	2 000～2 500

2. 电解质平衡

细胞外液中的主要阳离子为 Na^+，主要阴离子为 Cl^-、HCO_3^- 和蛋白质；细胞内液中的主要阳离子为 K^+ 和 Mg^{2+}，主要阴离子为 HPO_4^{2-} 和蛋白质。

（三）酸碱平衡及调节

机体主要通过体液的缓冲系统、肺、肾三条途径使血浆 pH 维持在 7.35～7.45。

二、水和钠代谢紊乱病人的护理

（一）等渗性缺水病人的护理

等渗性缺水又称急性缺水或混合性缺水，是外科最常见的缺水类型。

护理措施：

（1）维持充足的体液量：液体疗法严格遵循定量、定性、定时原则。

① 定量：补液量按下列方法计算：

第 1 天补液量＝生理需要量＋1/2 累计损失量

第 2 天补液量＝生理需要量＋1/2 累计损失量＋前 1 天继续损失量

第 3 天补液量＝生理需要量＋前 1 天继续损失量

② 定性：a. 生理需要量：一般成人每日需要氯化钠 5～9 g，氯化钾 2～3 g，葡萄糖 100～150 g。所以，应补充 500～1 000 mL 生理盐水，10%氯化钾 20～30 mL，其余补给 5%～10%葡萄糖溶液。b. 累计损失量：补充平衡盐溶液或生理盐水和葡萄糖溶液各半。c. 继续损失量："丢什么，补什么"。

③ 定时：若各脏器功能良好，应按先快后慢的原则分配，即前 8 h 补充总量的 1/2，剩余的 1/2 在后 16 h 内均匀输入。补液原则是先盐后糖，先晶后胶，先快后慢，尿畅补钾。

（2）密切观察病情变化。

（3）减小受伤的危险。

（二）低渗性缺水病人的护理

低渗性缺水又称慢性或继发性缺水。系水和钠同时丢失，失水少于失钠，细胞外液呈低渗状态，血清 Na^+ 低于 135 mmol/L。根据缺钠程度可分为 3 种：轻度缺钠（血清 Na^+ 低于 135 mmol/L）、中度缺钠（血清 Na^+ 低于 130 mmol/L）、重度缺钠（血清 Na^+ 低于 120 mmol/L）。

护理措施：遵医嘱补充液体，以生理盐水为主，中、重度缺钠者补充适量高渗盐溶液，以纠正细胞外液的低渗状态及血容量不足。其他护理措施参见等渗性缺水。

（三）高渗性缺水病人的护理

高渗性缺水又称原发性缺水。水和钠同时丢失，失水多于失钠，细胞外液呈高渗状态，血清 Na^+ 高于 150 mmol/L。① 轻度缺水：失水量占体重的 2%～4%。② 中度缺水：失水量占体重的 4%～6%。③ 重度缺水：失水量超过体重的 6%。

护理措施：高渗性缺水以补充 5%葡萄糖溶液为主，待缺水情况基本改善后，再补适量等渗盐水，葡萄糖溶液和生理盐水的比例可按 2∶1 供给。高温环境作业、大量出汗者，应注意饮水，最好口服含盐饮料，如淡盐水。其他护理措施参见等渗性缺水。

三、钾代谢异常病人的护理

（一）低钾血症病人的护理

低钾血症是指血清 K^+ 浓度低于 3.5 mol/L。
护理措施：
（1）恢复血清 K^+ 水平：① 减少钾丢失。② 补钾：口服补钾最安全。静脉补钾应遵循以下原则：见尿补钾，尿量超过 40 mL/h 时方可补钾；补钾不过量，每日补氯化钾 3～6 g；浓度不过高，静脉补液中氯化钾浓度不超过 0.3%；速度不过快，成人不宜超过 20 mmol/h；禁止直接静脉推注或快速中心静脉滴入。③ 进食含钾丰富的食物。
（2）减小受伤的危险。
（3）预防并发症。

（二）高钾血症病人的护理

高钾血症是指血清 K^+ 浓度高于 5.5 mol/L。
护理措施：
（1）恢复血清 K^+ 水平：① 指导病人停用含钾药物，避免进食含钾高的食物；② 遵医嘱用药以促进钾的排泄及向细胞内转移；③ 透析病人做好透析的护理。
（2）并发症的预防及急救：① 严密观察；② 遵医嘱应用抗心律失常药物；③ 一旦出现心搏骤停，立即行心肺脑复苏。
（3）减小受伤的危险。
（4）心理护理。
（5）健康指导：告知肾功能减退及长期使用保钾利尿剂的病人，应限制含钾高的食物，不用含钾药物，定期复诊，监测血钾浓度，以防发生高钾血症。

四、酸碱平衡失调病人的护理

（一）代谢性酸中毒病人的护理

代谢性酸中毒是因体内酸性物质积聚或产生过多，或 HCO_3^- 丢失过多所致。

护理措施：① 维持正常的气体交换型态：消除或控制引起代谢性酸中毒的危险因素；纠正酸中毒；密切观察病情变化。② 防止意外损伤。③ 心理护理。④ 健康指导：警惕易导致酸碱代谢失衡的原发疾病并及时治疗；发生呕吐、腹泻、高热者应及时就诊。

（二）代谢性碱中毒病人的护理

代谢性碱中毒是由代谢使血浆中 HCO_3^- 原发性增高导致的 pH 升高。

护理措施：① 维持正常呼吸型态：控制致病因素。对丧失胃液所致的代谢性碱中毒，可输注生理盐水和适量氯化钾（尿量超过 40 mL/h 时才可开始补钾）；病情严重时，遵医嘱应用 0.1～0.2 mol/L 的盐酸溶液缓慢静脉滴注。密切观察病情变化。② 防止意外损伤。③ 心理护理。④ 健康指导：告知病人警惕引起酸碱平衡失调的原发病因，当病人出现中枢神经系统的症状和手足抽搐时应及时就诊，以免贻误救治。

（三）呼吸性酸中毒病人的护理

呼吸性酸中毒是由于呼吸原因使血浆中 H_2CO_3 原发性增高导致的 pH 降低。

护理措施：① 改善通气功能：鼓励病人深呼吸，改善换气；保证抗生素的输入，控制感染；吸氧；协助病人采取体位引流、雾化吸入等措施促进排痰；做好气管插管或气管切开的准备。② 防止意外损伤。③ 心理护理。④ 健康指导：警惕导致酸碱代谢失衡的原发病，当病人出现胸闷、呼吸困难、发绀时及时就诊，警惕肺性脑病的发生。

（四）呼吸性碱中毒病人的护理

呼吸性碱中毒是由呼吸使血浆中 H_2CO_3 原发性下降导致的 pH 升高。

护理措施：① 维持正常呼吸形态：解除致病因素；指导病人深呼吸，放慢呼吸频率、屏气；遵医嘱应用镇静剂；密切观察病情变化。② 减小受伤的危险。③ 心理护理。④ 健康指导：教会病人正确的呼吸方法，告知病人保持情绪的平稳，有利于疾病的恢复，有异常情况及时就诊。

【习题精选】

一、名词解释

1. 等渗性缺水　　　　　　　　　2. 低渗性缺水
3. 高渗性缺水　　　　　　　　　4. 低钾血症
5. 高钾血症

二、选择题

【A₁型题】

1. 引起高渗性脱水的因素不包括（　　　）。
　　A. 高热多汗　　　　　　　　B. 鼻饲高浓度的肠内营养液
　　C. 食管癌晚期　　　　　　　D. 频繁呕吐
　　E. 昏迷、禁食

2. 成年男性细胞内液约占体重的（　　　）。
　　A. 20%　　　　　　　　　　B. 30%
　　C. 40%　　　　　　　　　　D. 50%
　　E. 60%

3. 低渗性缺水的症状不包括（　　　）。
　　A. 尿量正常或略增　　　　　B. 皮肤弹性减退
　　C. 表情淡漠　　　　　　　　D. 血压降低
　　E. 口渴

4. 高渗性脱水病人应首先输注的液体是（　　　）。
　　A. 5%葡萄糖或0.45%低渗盐水　　B. 5%葡萄糖等渗盐水
　　C. 林格液　　　　　　　　　D. 平衡盐溶液
　　E. 低分子右旋糖酐

5. 病人体液流失以失水为主，钠丢失较少的称为（　　　）。
　　A. 低渗性脱水　　　　　　　B. 高渗性脱水
　　C. 等渗性脱水　　　　　　　D. 继发性脱水
　　E. 急性脱水

6. 低渗性脱水早期的临床特征是（　　）。

  A．表情淡漠   B．尿量减少

  C．周围循环功能障碍   D．弹性减退

  E．代谢性酸中毒

7. 在纠正代谢性酸中毒时应特别注意（　　）浓度的改变。

  A．Na^+ B．K^+

  C．Cl^- D．H^+

  E．HCO_3^-

8. 血浆渗透压增高最敏感的临床指标是（　　）。

  A．口渴   B．尿少

  C．尿比重增高   D．皮肤弹性差

  E．以上都不是

9. 普通人无形失水每日达（　　）。

  A．850 mL   B．600 mL

  C．300 mL   D．1 000 mL

  E．150 mL

10. 等渗性脱水时输入大量等渗盐水，会出现（　　）。

  A．血钾过高   B．低氯性碱中毒

  C．高氯性酸中毒   D．低钾性碱中毒

  E．血钠过高

11. 正在输液的病人出现呼吸急促、咳嗽、咯血性泡沫痰，提示病人属于（　　）。

  A．急性肾衰竭多尿期   B．输液反应

  C．输液量不足   D．左心衰竭或肺水肿

  E．严重缺水

12. 抢救高血钾病人时，应采取的首要措施是（　　）。

  A．腹膜透析   B．静滴林格液

  C．静注 10%葡萄糖酸钙   D．静滴 5%碳酸氢钠

  E．静滴 10%葡萄糖加胰岛素

13. 高钾血症病人的心电图可出现（　　）。

  A．ST 段下降   B．QT 间期缩短

  C．U 波   D．T 波倒置

  E．T 波高而尖

14. 为低钾血症病人静脉补钾时，对严重缺钾者每日补氯化钾总量为（　　）。

  A．2～3 g   B．4～5 g

    C. 6~8 g   D. 9~10 g

    E. 11 g

15. 钾对心肌有抑制作用，对抗时使用（　　）。

    A. 10%氯化钾   B. 5%氯化钙

    C. 0.3%氯化钠   D. 10%硫酸镁

    E. 5%碳酸氢钠

16. 低钾血症是指血清钾低于（　　）。

    A. 1.5 mmol/L   B. 2.5 mmol/L

    C. 3.5 mmol/L   D. 4.5 mmol/L

    E. 5.3 mmol/L

17. 代谢性酸中毒病因不包括（　　）。

    A. 肠瘘   B. 休克

    C. 急性肾衰竭   D. 幽门梗阻

    E. 腹泻

18. 低钾血症最早的临床表现是（　　）。

    A. 多尿、夜尿   B. 心动过缓

    C. 肌无力   D. 麻痹性肠梗阻

    E. 烦躁不安

19. 纠正低血钾时，能进行静脉补钾的尿量应达到（　　）以上。

    A. 20 mL/h   B. 40 mL/h

    C. 60 mL/h   D. 10 mL/h

    E. 5 mL/h

20. 为低钾血症病人补钾，配液最佳方案是（　　）。

    A. 10%钾 15 mL＋10%葡萄糖溶液 500 mL

    B. 10%钾 20 mL＋10%葡萄糖溶液 500 mL

    C. 15%钾 20 mL＋10%葡萄糖溶液 500 mL

    D. 15%钾 15 mL＋10%葡萄糖溶液 500 mL

    E. 20%钾 10 mL＋10%葡萄糖溶液 500 mL

21. 静脉补钾的首要条件是（　　）。

    A. 心率大于 120 次/min   B. 尿量大于 40 mL/h

    C. 嗜睡程度   D. 腹胀程度

    E. 血钾浓度

22. 急性肾衰竭时，下列对高钾血症病人的治疗措施中不当的一项是（　　）。

    A. 适时进行透析疗法   B. 静滴 25%葡萄糖溶液和胰岛素

C．静滴 5%碳酸氢钠溶液　　　　　　D．静注 10%葡萄糖酸钙溶液

E．大量静滴 5%葡萄糖溶液

23．维持代谢性酸碱平衡的主要缓冲系统是（　　　）。

A．HCO_3^-/H_2CO_3　　　　　　　　B．血浆蛋白

C．磷酸盐/磷酸　　　　　　　　　　D．血红蛋白

E．氧合血红蛋白

24．治疗等渗性缺水，比较理想的溶液是（　　　）。

A．生理盐水　　　　　　　　　　　B．平衡盐溶液

C．10%葡萄糖溶液　　　　　　　　D．5%碳酸氢钠溶液

E．5%葡萄糖盐水溶液

【A₂型题】

25．男性，40 岁，体重 60 kg，反复呕吐 1 周。测得血钠 125 mmol/L，血钾 3 mmol/L，初步考虑为（　　　）。

A．低钾血症，高渗性脱水　　　　　B．高钾血症，重度缺钠

C．低钾血症，轻度缺钠　　　　　　D．低钾血症，中度缺钠

E．血钾正常，等渗性脱水

26．某病人因高热 2 d 未能进食，自述口渴、口干、尿少色黄。查体：脱水，尿比重1.028，血清钠浓度为 156 mmol/L。治疗时，应首先补给（　　　）。

A．3%～5%氯化钠溶液　　　　　　B．5%碳酸氢钠

C．5%葡萄糖溶液　　　　　　　　D．葡萄糖盐水

E．平衡盐溶液

27．女性，40 岁，因肠胃炎呕吐，出现口渴、脱水、血压偏低症状。进行液体疗法时，应静脉滴注（　　　）。

A．5%葡萄糖溶液　　　　　　　　B．右旋糖酐

C．5%葡萄糖盐水　　　　　　　　D．复方氯化钠

E．0.3%氯化钾

28．某女性病人因腹痛、腹泻 2 d 前入院。查体：神情淡漠、皮肤弹性减退、眼球凹陷、血压偏低、尿量减少、尿比重低。该病人的脱水性质应考虑为（　　　）。

A．高渗性脱水　　　　　　　　　　B．等渗性脱水

C．低渗性脱水　　　　　　　　　　D．水中毒

E．急性脱水

29. 男性，30岁，急性化脓性胆管炎，心率 120 次/min，血压偏低，呼吸深而快，高热、头昏，化验 pH 为 7.30，$PaCO_2$ 为 5.33 kPa（40 mmHg），BE 值低于正常，考虑为（　　）。

    A．代谢性酸中毒   B．代谢性碱中毒

    C．呼吸性酸中毒   D．呼吸性碱中毒

    E．低钾血症

【A_3/A_4 型题】

（30～31 题共用题干）

男性，57 岁，胃癌根治术后，遵医嘱禁食，给予静脉输液治疗。

30. 为病人输液的主要目的是（　　）。

    A．补充水分和电解质   B．补充营养，供给热量

    C．输入药物，治疗疾病   D．增加循环血量，改善微循环

    E．补充水分、电解质和供给热量

31. 应为病人输入的晶体溶液是（　　）。

    A．5%葡萄糖及生理盐水   B．0.9%氯化钠

    C．乳酸钠   D．5%碳酸氢钠

    E．复方氯化钾

（32～34 题共用题干）

男性，30 岁，因急性肠梗阻频繁呕吐，出现口渴，少尿，口唇黏膜干燥，眼窝凹陷，血压偏低。

32. 初步判断该病人出现了（　　）。

    A．高渗性脱水   B．原发性脱水

    C．低渗性脱水   D．继发性脱水

    E．等渗性脱水

33. 为该病人进行液体疗法时，应首先选用的液体是（　　）。

    A．5%葡萄糖溶液   B．生理盐水

    C．10%葡萄糖溶液   D．复方氯化钠

    E．5%葡萄糖盐水

34. 在纠正该病人脱水时，尤其应该注意（　　）。

    A．高钙血症   B．低钾血症

    C．高钾血症   D．低镁血症

    E．高氯血症

三、简答题

1．简述高渗性脱水的临床特征。
2．简述等渗性脱水的治疗原则。
3．简述代谢性酸中毒的临床表现。
4．简述低血钾的临床判断及补钾的原则。

四、案例分析题

女性，40 岁，体重 50 kg，因肠梗阻入院，血压 105/67 mmHg，脉搏 95 次/min，面部潮红，呼吸深快，血 pH 值为 7.30。

请问：

（1）该病人属于诊断酸碱平衡失调的哪种类型？
（2）对于该疾病，应遵循何种治疗原则？
（3）对于该病人，应如何进行护理？

第二章 外科休克病人的护理

【要点梳理】

> 本章重点为休克的概念、不同程度休克的身体状况和治疗原则；本章难点为学会对失血性休克、感染性休克病人进行护理评估及整体护理。

一、概述

休克是机体受到强烈致病因素侵袭后，导致的有效循环血容量锐减，组织灌注不足引起的以微循环障碍、细胞代谢紊乱和功能受损为特点的病理生理综合征。

（一）护理评估

1. 身体状况

（1）休克代偿期：临床表现为神志清醒，精神紧张，兴奋或烦躁不安，口渴，面色苍白，手足湿冷，心率和呼吸增快，尿量正常或减少。舒张压可升高，脉压缩小。

（2）休克抑制期：表现为神志淡漠，反应迟钝，甚至出现意识模糊或昏迷，皮肤和黏膜发绀，四肢厥冷，脉搏细速，血压下降，脉压缩小；尿量减少甚至无尿。

2. 处理原则

尽早去除病因，迅速恢复有效循环血量，纠正微循环障碍，增强心肌功能。

（1）紧急措施：① 止血；② 保持呼吸道通畅；③ 取去枕平卧位或头和躯干抬高20°～30°，下肢抬高15°～20°。

（2）补充血容量：先快速输入晶体液，再输入胶体液。

（3）积极处理原发病。

（4）纠正酸碱平衡失调：休克早期轻度酸中毒者无须再应用碱性药物；休克严重、酸中毒明显、扩容治疗效果不佳时，需应用碱性药物纠正。

（5）应用血管活性药物：主要包括血管收缩剂、血管扩张剂及强心药物。

（6）治疗 DIC 改善微循环：用肝素抗凝治疗，用量为 1.0 mg/kg，每 6 h 1 次。

（7）皮质类固醇和其他药物的应用：严重休克及感染病人可使用皮质类固醇。

（二）护理措施

（1）恢复有效循环血容量：① 体位：取去枕平卧位或将病人头和躯干抬高 20°～30°，下肢抬高 15°～20°。② 建立静脉通路：迅速建立 1～2 条静脉输液通道。③ 合理补液：先晶体后胶体，先盐后糖，先快后慢，见尿补钾。④ 使用抗休克裤。⑤ 严密观察病情变化，记录出入量。

（2）改善组织灌注：遵医嘱应用血管活性药物，从低浓度、慢速度开始，按药物浓度严格控制滴数，严防药物外渗。

（3）呼吸道管理：① 维持呼吸道通畅；② 监测呼吸功能；③ 吸氧：氧浓度为 40%～50%，氧流量为 6～8 L/min。

（4）预防感染：严格执行无菌技术操作规程，遵医嘱全身应用有效抗生素。

（5）维持正常体温：注意保暖；高热病人注意降温；输血前注意将库存血复温。

（6）预防意外损伤。

二、失血性休克病人的护理

由急性大量出血所引起的休克称为失血性休克；通常在迅速失血超过全身总血量的 15%～20% 时，即出现休克。

（一）护理评估

1. 身体状况
① 意识和表情：休克早期病人呈兴奋状态，烦躁不安；休克加重时表情淡漠、意识模糊，反应迟钝，甚至昏迷。② 皮肤色泽及温度：评估有无皮肤口唇黏膜苍白，四肢湿冷；休克晚期可出现发绀，皮肤呈现花斑状征象。③ 血压与脉压：休克时收缩压低于 90 mmHg，脉压小于 20 mmHg。④ 脉搏：临床常用脉率/收缩压计算休克指数，指数为 0.5 表示无休克；1.0～1.5 表示有休克；>2.0 为严重休克。⑤ 呼吸：呼吸增至 30 次/min 以上或 8 次/min 以下表示病情危重。⑥ 体温：大多偏低，但感染性休克病人有高热。⑦ 尿量及尿比重：每小时尿量少于 25 mL、尿比重增高，表明肾血管收缩或血容量不足；尿量大于 30 mL/h 时，表明休克有改善。

2. 处理原则
（1）补充血容量：先在 45 min 内快速滴注等渗盐水或平衡盐溶液 1 000～2 000 mL，再根据监测指标情况，决定是否补充新鲜血或浓缩红细胞。

（2）止血：对有活动性出血的病人，应迅速控制出血。

（二）护理措施

补液是纠正失血性休克的重要保证。迅速建立 2 条以上的静脉通路，快速补充平衡盐溶液，改善组织灌注。其余护理措施参见"一、概述"部分。

三、感染性休克病人的护理

感染性休克是指由病原微生物及其毒素在人体内引起的一种致组织缺氧、代谢紊乱和细胞损害的微循环障碍。

（一）护理评估

1. 身体状况

休克早期可因发热、血管扩张表现为肢端皮肤温暖，休克后期表现为湿冷。体内多种炎症介质的释放，可引起全身炎症反应综合征，表现为：① 体温＞38℃或＜36℃；② 心率＞90 次/min；③ 呼吸急促＞20 次/min 或过度通气，$PaCO_2$＜4.3 kPa；④ 白细胞计数＞$12×10^9$/L 或＜$4×10^9$/L，或未成熟白细胞＞10%。

2. 处理原则

纠正休克与控制感染并重。在休克未纠正以前，将抗休克放在首位，兼顾抗感染。休克纠正后，控制感染成为重点。

（二）护理措施

（1）病情观察：出现神志改变，面色、脉搏、血压、尿量等相继改变时须警惕感染性休克的发生。外科感染病人若体温突升至 40℃以上或突然下降，则表示病情危重。

（2）控制感染：遵医嘱大剂量使用有效抗生素，必要时采集标本行细菌培养。

（3）对症护理：感染性休克病人常有高热，应予物理降温，必要时采用药物降温。

【习题精选】

一、名词解释

1. 休克 2. 失血性休克

3. 感染性休克 4. 全身炎症反应综合征

二、选择题

【A₁ 型题】

1．休克时，病人的体位应为（　　　）。

    A．半卧位

    B．头低足高位

    C．头与躯干抬高 20°～30°，下肢抬高 15°～20°

    D．头高足低位

    E．侧卧位

2．判断休克最重要的指标为（　　　）。

    A．尿量＞30 mL/h   B．收缩压＜90 mmHg

    C．脉率＜50 次/min   D．烦躁或意识淡漠

    E．皮肤苍白、湿冷

3．当病人休克时，应采取的护理措施是（　　　）。

    A．适当保暖   B．保暖的同时应适当加温

    C．物理降温，以降低基础代谢率   D．先加温再降温

    E．若病人意识清楚可给予冷饮

4．下列指标中，最能反映休克病情好转的是（　　　）。

    A．精神状态好转   B．肢体在湿度、色泽上有所恢复

    C．血压有所恢复   D．成人尿量在 50 mL/h

    E．中心静脉压正常值为 0.49～1.18 kPa（5～12 cmH₂O）

5．抗休克时，首要的基本措施是（　　　）。

    A．补充血容量   B．改善心功能

    C．纠正酸中毒   D．改善周围血管张力

    E．防治急性肾衰竭

6．休克病人代偿期的主要表现为（　　　）。

    A．脉细速、血压低、脉压显著缩小

    B．脉细速、血压低、脉压轻度缩小

    C．脉细速、血压正常、脉压无变化

    D．脉细速、血压正常或稍高、脉压缩小

    E．脉细速、血压轻度降低、脉压无变化

7．急性失血（　　　）时，就会引起休克。

    A．超过总血容量的 1/5   B．超过总血容量的 1/3

C. 超过总血容量的 1/2　　　　　　D. 超过总血容量的 2/3

E. 超过总血容量的 1/4

8. 在抗休克过程中使用血管扩张剂必须（　　　）。

    A. 在血容量补足之后　　　　　　B. 与血管收缩剂配合使用

    C. 应尽早使用　　　　　　　　　　D. 大剂量使用

    E. 持续静脉滴注

9. 脾破裂可引起（　　　）。

    A. 过敏性休克　　　　　　　　　　B. 低血容量性休克

    C. 感染性休克　　　　　　　　　　D. 损伤性休克

    E. 神经性休克

10. 休克的主要原因是（　　　）。

    A. 组织细胞缺氧　　　　　　　　　B. 酸中毒

    C. 多器官功能衰竭　　　　　　　　D. 感染

    E. 失血

11. 为休克病人补充血容量时，一般首选（　　　）。

    A. 平衡盐溶液　　　　　　　　　　B. 10%葡萄糖溶液

    C. 5%葡萄糖溶液　　　　　　　　D. 全血

    E. 低分子右旋糖酐

12. 下列关于休克病人的护理，不妥的是（　　　）。

    A. 采取休克体位　　　　　　　　　B. 常规吸氧

    C. 保暖，给予热水袋　　　　　　　D. 观察每小时尿量

    E. 每 15 min 测量血压、脉搏 1 次

13. 休克病人微循环衰竭期的典型临床表现是（　　　）。

    A. 表情淡漠　　　　　　　　　　　B. 皮肤苍白

    C. 尿量减少　　　　　　　　　　　D. 血压下降

    E. 全身广泛出血

14. 下列关于休克失代偿阶段的表现，描述不正确的是（　　　）。

    A. 血压下降　　　　　　　　　　　B. 尿少

    C. 代谢性碱中毒　　　　　　　　　D. 表情淡漠

    E. 皮肤黏膜由苍白转为发绀

15. 休克的主要致死原因是（　　　）。

    A. 心功能衰竭　　　　　　　　　　B. 肺间质水肿

    C. DIC　　　　　　　　　　　　　D. 肾小管坏死

    E. MSOF

16. 救治感染性休克病人时应采取的措施是（　　　）。

    A. 边抗休克边治疗感染   B. 抗休克好转后治感染

    C. 先纠正酸中毒   D. 先抗感染

    E. 首先输血

【A₂ 型题】

17. 女性，60 岁，因休克而进行扩容疗法快速输液时，中心静脉压 1.47 kPa（15 cmH₂O），血压 10.7/8 kPa（80/60 mmHg）。对该病人，应采取的措施是（　　　）。

    A. 大量输液，加快速度   B. 控制速度，减慢输液

    C. 减慢输液，加用强心剂   D. 暂停输液

    E. 用升压药

18. 男性，38 岁，外伤后出血、烦躁，肢端湿冷，脉搏 105 次/min，脉压低，应考虑其为（　　　）。

    A. 无休克   B. 休克早期

    C. 休克中期   D. 休克晚期

    E. DIC 形成

19. 女性，50 岁，腰部外伤后，精神紧张，烦躁不安，面色苍白，尿量减少，脉压小。对该病人，应遵医嘱首先给予（　　　）。

    A. 血管收缩药   B. 血管扩张药

    C. 静脉补液   D. 强利尿剂

    E. 5%碳酸氢钠溶液

20. 女性，59 岁，休克治疗后，血压回升到 130/80 mmHg，中心静脉压达到 10 cmH₂O，尿量为 15 mL/h。为增加病人尿量，应当对其（　　　）。

    A. 输血   B. 增加输液量

    C. 使用血管扩张剂和利尿剂   D. 使用升压药继续提高血压

    E. 使用强心剂

21. 男性，33 岁，严重创伤后，血压降低，脉搏细速，面色苍白，诊断为休克。治疗该病人时，应注意（　　　）。

    A. 及时补充血容量   B. 急性肾衰竭的发生

    C. 及时使用甘露醇   D. 避免使用血管收缩药

    E. 药物对各脏器的毒性

【A₃/A₄型题】

（22～24题共用题干）

男性，23岁，双下肢挤压伤，神志尚清楚，表情淡漠，口渴，面色苍白，皮肤湿冷，脉搏112次/min，血压12/9.33 kPa（90/70 mmHg）；毛细管充盈迟缓；血pH值为7.32。

22. 该病人的诊断情况是（   ）。

    A. 未发生休克   B. 中度休克

    C. 休克代偿期   D. 重度休克

    E. 虚脱

23. 该病人循环系统的病理生理改变是（   ）。

    A. 血容量严重不足   B. 心功能不全

    C. 血容量相对过多   D. 血容量不足

    E. 容量血管过度收缩

24. 对该病人，最为有效的应对措施是（   ）。

    A. 应用收缩血管药物   B. 充分补给液体

    C. 纠正酸中毒   D. 给予强心药物

    E. 应用扩张血管药物

（25～26题共用题干）

男性，38岁，暴饮暴食后出现剧烈腹痛28 h。查体：血压80/60 mmHg，脉搏110次/min，面色苍白，四肢湿冷，全腹均有压痛、反跳痛、肌紧张，肠鸣音消失。诊断为急性弥散性腹膜炎并休克。

25. 该病人的休克属于（   ）。

    A. 神经源性休克   B. 低血容量性休克

    C. 心源性休克   D. 感染性休克

    E. 过敏性休克

26. 该病人发生休克的原因是（   ）。

    A. 大量毒素吸收   B. 大量体液丧失于腹腔

    C. 毒素吸收和血容量减少   D. 中毒性心肌炎

    E. 急性呼吸衰竭

三、简答题

1. 简述休克的处理原则。

2. 简述测量休克病人中心静脉压的临床意义。

3. 简述针对休克病人的护理措施。

四、案例分析题

男性，50 岁，遭车祸时左季肋部撞伤致脾破裂。查体：血压 11/8 kPa（80/60 mmHg），脉搏 120 次/min，红细胞比积 35%；病人烦躁、口渴、肤色苍白、四肢发凉。

请问：

（1）该病人的出血量约是多少？

（2）根据临床表现，判断该病人处于休克的哪一期？

（3）对该病人进行护理时，应注意把握哪些护理要点？

第三章 麻醉病人的护理

【要点梳理】

> 本章重点为麻醉前和全麻病人的护理措施，以及椎管内麻醉并发症的预防和护理；本章难点为学会对手术前的病人进行护理评估，学会运用麻醉前后的护理知识对麻醉病人进行护理。

一、麻醉前准备工作

（1）病人准备：① 身体准备：麻醉前成人应常规禁食 12 h，禁饮 4 h；婴幼儿术前 2～3 h 禁饮，4～8 h 禁食。② 心理准备。

（2）麻醉物品的准备：药品准备、器械准备。

（3）麻醉前用药：见表 3-1。

表 3-1 麻醉前用药

药物类型	药名	作用	用法和用量（成人）
镇静催眠药	地西泮（安定）	镇静、催眠、抗焦虑、抗惊厥	肌内注射 5～10 mg
	咪达唑仑		肌内注射 0.04～0.08 mg/kg
催眠药	苯巴比妥	镇静、催眠、抗焦虑	肌内注射 0.1～0.2 g
镇痛药	吗啡	镇痛、镇静	肌内注射 0.1 mg/kg
	哌替啶		肌内注射 1 mg/kg
抗胆碱药	阿托品	抑制腺体分泌，解除平滑肌痉挛和迷走神经兴奋	肌内注射 0.01～0.02 mg/kg
	东莨菪碱		肌内注射 0.2～0.6 mg

二、局部麻醉病人的护理

（1）局麻药物的分类：根据化学结构的不同，可分为酯类和酰胺类；根据麻醉药作用维持时间，可分为短效局麻药、中效局麻药和长效局麻药。

（2）局部麻醉的方法：包括表面麻醉、局部浸润麻醉、区域阻滞、神经及神经丛阻滞 4 类。

（3）局麻药不良反应及护理：用药必须遵循最小有效剂量和最低有效浓度的原则。发生全身不良反应时应立即停药，并积极治疗；对疑有变态反应者可行结膜、皮内注射或嗜碱细胞脱颗粒试验。

三、椎管内麻醉病人的护理

根据局麻药注入的腔隙不同，分为蛛网膜下腔阻滞（简称腰麻）、硬膜外腔阻滞及腰麻-硬膜外腔联合阻滞。

（1）一般护理：去枕平卧 6～8 h；密切监测生命体征，防止麻醉后并发症的出现。

（2）常见并发症的防治和护理：① 蛛网膜下腔阻滞：常见低血压、恶心呕吐、呼吸抑制、头痛、尿潴留。② 硬膜外阻滞：常见全脊麻（最危险的并发症）、穿刺针或导管误入血管、硬膜外脓肿、硬膜外间隙出血、血肿和截瘫。

四、全身麻醉病人的护理

并发症的观察、预防和处理：

（1）恶心、呕吐：对呕吐频繁者，除保持胃肠减压通畅、及时吸出胃内潴留物外，必须按医嘱予以甲氧氯普胺 10 mg 经静脉或肌内注射，多能缓解。

（2）窒息：① 完善术前胃肠道准备；② 术后体位：麻醉未清醒时取平卧位，头偏向一侧；麻醉清醒后，若无禁忌，可取斜坡卧位；③ 清理口腔：一旦病人发生呕吐，立即清理口腔等处的呕吐物，以免因口腔内残存物造成误吸。

（3）麻醉药过敏：术前应对部分麻醉药品做常规皮肤过敏试验。一旦发生麻醉药过敏，应配合医生做抗过敏处理。

（4）麻醉意外：应根据手术方式、麻醉类型和病人病情等准备麻醉物品、麻醉药品、抢救器械及药物等，以保证一旦病人出现麻醉意外时抢救所需。

（5）上呼吸道梗阻：① 密切观察病人有无舌后坠、口腔内分泌物积聚、发绀或呼吸困难征象。② 对舌后坠者应托起其下颌，将其头后仰；置入口咽或鼻咽通气管。③ 清除咽喉部分泌物和异物，解除梗阻。

（6）下呼吸道梗阻：① 及时清除呼吸道分泌物和吸入物；② 注意观察病人有无呼吸困难、发绀，若发现异常应及时报告医生并配合治疗；③ 注意避免病人因变换体位而引起气管导管扭折。

（7）低氧血症：① 密切观察病人的意识、生命体征和面色等，监测血气分析结果。② 若病人出现低氧血症，应予以有效吸氧；必要时配合医师行机械通气治疗和护理。

（8）低血压：① 密切观察病人的意识、血压、尿量、心电图及血气分析等变化；注意病人有无皮肤弹性差、少尿、代谢性酸中毒、心肌缺血及中枢神经功能障碍等表现。

② 一旦发现病人出现低血压，应根据手术刺激的强度，调整麻醉深度，并根据失血量，快速补充血容量。③ 病人血压骤降，经快速输血、输液仍不能纠正时，应及时按医嘱应用血管收缩药，以维持血压。

（9）高血压：① 对术前已存在高血压的病人，应完善其术前准备并有效控制高血压。② 随时观察病人的血压变化，一旦发现病人有高血压，即应根据原因进行针对性处理。③ 对因麻醉过浅或镇痛剂用量不足所致高血压者，可根据手术刺激程度调整麻醉深度和镇痛剂的用量，若为合并顽固性高血压，应按医嘱应用降压药和其他心血管药物。

（10）心律失常和心搏骤停：① 密切监测病人心律变化。② 去除诱因。

（11）坠积性肺炎：保持呼吸道通畅，定时雾化吸入。密切观察，定期监测血常规，一旦发生应立即按医嘱及时、合理应用抗生素控制感染，同时予以吸氧、全身支持治疗等。

五、术后镇痛管理

术后镇痛的并发症及护理：

（1）恶心、呕吐：避免长时间禁食、缺氧；使用止吐药；补充血容量。

（2）呼吸抑制：当有轻度呼吸道梗阻且病人易被唤醒时，可以鼓励病人选择一个最合适的体位，保持气道通畅，同时增加氧供，甚至控制通气。一旦疑有呼吸抑制，应立即检查病人的意识状态和皮肤颜色、气道是否通畅、肌力如何、是否有共济失调。紧急时行人工呼吸，以纳洛酮 0.2～0.4 mg 静脉注射。

（3）皮肤瘙痒：严重者可用纳洛酮对抗。

（4）内脏运动减弱：发生尿潴留时予以留置导尿。若消化道排气延迟，甲氧氯普胺能促进胃肠运动，在减轻恶心呕吐症状的同时减轻胃潴留。

【习题精选】

一、名词解释

1．局部麻醉   2．表面麻醉

3．局部浸润麻醉   4．蛛网膜下腔阻滞

5．硬脊膜外阻滞   6．全身麻醉

二、选择题

【A₁型题】

1. 下列不属于常用的麻醉前用药的是（　　）。
   - A．巴比妥类药物
   - B．镇痛类药
   - C．抗胆碱药
   - D．鸦片类药物
   - E．丙嗪类药物

2. 腰麻术后去枕平卧 6 h 是为了防止（　　）。
   - A．血压下降
   - B．头痛
   - C．呼吸抑制
   - D．恶心、呕吐
   - E．意外情况发生

3. 全身麻醉病人清醒前，最重要的护理措施是（　　）。
   - A．每 15 min 测生命体征 1 次
   - B．去枕平卧，头偏向一侧
   - C．保持输液通畅
   - D．注意观察伤口渗血情况
   - E．防止意外损伤

4. 吸入麻醉前常规使用抗胆碱药的主要目的是（　　）。
   - A．防止支气管痉挛
   - B．减少麻醉药用量
   - C．减轻胃肠道蠕动
   - D．防止局部麻醉药中毒
   - E．减少呼吸道分泌

5. 麻醉前禁食水的主要目的是（　　）。
   - A．预防术中呕吐物误吸
   - B．防止术中排便
   - C．防止术后腹胀
   - D．利于术后胃肠功能恢复
   - E．防止术后尿潴留

6. 硬脊膜外麻醉最危险的并发症是（　　）。
   - A．血压下降
   - B．呼吸抑制
   - C．恶心、呕吐
   - D．全脊髓麻醉
   - E．神经根损伤

7. 非急症手术麻醉前（　　）。
   - A．禁食 12 h，禁饮 6 h
   - B．禁食 12 h，禁饮 4 h
   - C．禁食、禁饮 4 h
   - D．禁食 4 h，禁饮 5 h
   - E．禁食、禁饮 2 h

8. 最常用于局部浸润麻醉的药物是（　　）。
   - A．普鲁卡因
   - B．丁卡因

C. 利多卡因   D. 布比卡因

E. 异氟醚

【A₂型题】

9. 女性，55岁，全麻下行乳癌根治术，尚未清醒前的卧位是（   ）。

    A. 平卧   B. 去枕平卧

    C. 俯卧   D. 仰卧，头转向一侧

    E. 半卧位

10. 女性，左手无名指患脓性指头炎，拟在指神经阻滞麻醉下手术切开引流，为预防局部麻醉药毒性反应，下列护理错误的是（   ）。

    A. 局麻药必须限量使用   B. 局麻药浓度不能过高

    C. 常规麻药前用药   D. 局麻药中加少量肾上腺素

    E. 防止局麻药注入血管

11. 女性，62岁，因无痛性流泪被诊断为鼻泪管阻塞，预行鼻泪管冲洗，应选用的麻醉方法为（   ）。

    A. 表面麻醉   B. 局部浸润麻醉

    C. 区域阻滞麻醉   D. 蛛网膜下腔阻滞麻醉

    E. 硬膜外腔阻滞麻醉

【A₃/A₄型题】

（12～13题共用题干）

女性，35岁，行腰麻术后4 h，烦躁不安，测血压、脉搏、呼吸均正常。查体：下腹部膨隆，叩诊浊音。

12. 该病人可能发生的并发症是（   ）。

    A. 肠梗阻   B. 急性胃扩张

    C. 腹腔内出血   D. 急性腹膜炎

    E. 尿潴留

13. 针对病人出现的并发症，首先应采取的措施为（   ）。

    A. 灌肠   B. 胃肠减压

    C. 导尿   D. 急症手术

    E. 诱导排尿

（14～15 题共用题干）

男性，30 岁，在全身麻醉下行胃癌根治术，苏醒过程中出现吸气困难、发绀和喉部高调鸡鸣音。

14．该病人可能出现的并发症是（　　）。

　　A．呕吐误吸　　　　　　　　　　B．舌后坠

　　C．痰液阻塞　　　　　　　　　　D．吸入性肺炎

　　E．喉痉挛

15．导致该病人出现并发症的可能原因是（　　）。

　　A．麻醉前未禁食　　　　　　　　B．胃扩张

　　C．上消化道出血　　　　　　　　D．在浅麻醉下或缺氧时刺激喉头

　　E．术前未用抗胆碱药

三、简答题

1．简述椎管内麻醉常见并发症的防治和护理。

2．麻醉前对病人的护理措施有哪些？

四、案例分析题

男性，56 岁，在全麻下行食管癌根治术，术后回病房麻醉未清醒；测血压、脉搏正常，呼吸困难，喉头有痰鸣音。

请问：

（1）该病人出现了什么问题？

（2）对该病人，应采取哪些护理措施？

第四章　手术室护理工作

【要点梳理】

本章重点为巡回护士和洗手护士的术中配合；本章难点为学会外科洗手法、穿无菌手术衣及戴手套。

一、手术室环境

（1）非洁净区：包括清洁走廊、接收病人处、更衣室、休息室、污物清洗区、污物间等，设在手术室外围。

（2）准洁净区：包括物品准备间及内走廊，设在手术室的中间，是由污染区进入无菌区的过渡区域。

（3）洁净区：包括手术间、洗手间、无菌物品贮存间等，在手术室的内侧。

二、手术人员的准备

（1）更衣：手术人员进入手术室时，必须在换鞋处更换手术室专用鞋，然后在更衣室戴好手术帽和口罩，穿好手术衣、裤，内衣不可露在洗手衣外面。

（2）外科手消毒：外科手消毒是指手术人员通过机械刷洗和化学消毒方法祛除并杀灭双手及前臂的暂驻菌，达到消毒皮肤的目的。常用的手消毒方法有肥皂水刷手法、碘伏刷手法、灭菌王刷手法、外科快速洗手液洗手法等。

（3）穿无菌手术衣及戴手套：① 穿无菌手术衣法：包括传统对开式手术衣穿法和全遮盖式手术衣穿法。② 戴无菌手套：根据戴手套者的手是否直接接触手套，分为闭合式和开放式两种。③ 连台手术更换手术衣、手套法：手术结束后如需进行另一台手术，必须在巡回护士协助下更换手术衣和手套。

三、病人的准备

（一）手术体位

（1）安置体位的基本要求：① 充分暴露手术区域，避免不必要的裸露；② 病人肢体和托垫必须摆放平稳，不能悬空；③ 维持正常呼吸功能，避免挤压胸部、颈部；④ 维持正常的循环功能，避免因挤压或固定带过窄、过紧而影响血液循环；⑤ 避免压迫神经、肌肉。

（2）常用手术体位：① 仰卧位：是手术最常见的体位，适用于前额、甲状腺、前胸壁、腹部、骨盆及四肢等部位的手术。② 侧卧位：全侧卧位适用于颅脑手术、胸腔手术及肾脏等手术；半侧卧位适用于胸腹联合手术。③ 俯卧位：适用于脊柱及其他背部手术。④ 膀胱截石位：适用于会阴部、尿道、肛门部手术。⑤ 半坐卧位：适用于鼻咽部手术。

（二）手术区皮肤消毒

1．皮肤消毒原则

① 双手不能与病人皮肤或其他未消毒物品接触，消毒用敷料钳不能再放回到手术器械桌上；② 消毒时不要蘸取过多消毒液，以免流到其他地方；③ 擦拭消毒液时应稍用力；④ 通常以切口为中心向外消毒，但消毒感染部位和会阴部的切口时应由外向内消毒；⑤ 消毒范围一般以切口为中心向四周 15～20 cm 的区域；⑥ 消毒腹部皮肤时，要先在脐窝中滴加适量消毒剂，皮肤消毒后再擦净。

2．皮肤消毒方法

① 一般皮肤消毒可用 0.5%碘伏消毒；② 婴儿、面部皮肤、口腔、会阴部的消毒可用 0.5%安尔碘消毒；③ 植皮手术的供皮区可用酒精消毒 2～3 次。

四、手术配合工作

（1）巡回护士的配合：包括：① 术前准备；② 术中配合；③ 术后工作。
（2）洗手护士的配合：包括：① 术前 1 日工作；② 术中当日工作。

【习题精选】

一、名词解释

1. 洁净手术室　　　　　　　　　　2. 外科手消毒

二、选择题

【A₁型题】

1. 胃手术常采用的手术体位是（　　）。
    A. 半卧位　　　　　　　　　B. 仰卧位
    C. 侧卧位　　　　　　　　　D. 俯卧位
    E. 半侧卧位

2. 手术人员穿好无菌手术衣，戴好无菌手套后，双手应放在（　　）。
    A. 交叉腋下　　　　　　　　B. 腰部
    C. 胸前　　　　　　　　　　D. 身体两侧
    E. 高举头前

3. 下列关于手术进行中的无菌原则的叙述，错误的是（　　）。
    A. 不可在手术人员背后传递器械
    B. 手术台平面以下为污染区
    C. 术中被肠内容物污染的器械必须冲洗后再用
    D. 手套破损应立即更换
    E. 皮肤切开前及缝合前均要用70%乙醇消毒皮肤1次

4. 肾脏手术采用的体位是（　　）。
    A. 仰卧位　　　　　　　　　B. 俯卧位
    C. 侧卧位　　　　　　　　　D. 半卧位
    E. 截石位

5. 最理想的高温灭菌方法是（　　）。
    A. 干热灭菌法　　　　　　　B. 熏蒸法
    C. 煮沸法　　　　　　　　　D. 高压蒸气灭菌法
    E. 焚烧法

6. 手术人员洗手消毒完毕，应保持（ ）。

    A．双手上举姿势　　　　　　　　　B．双手下垂姿势

    C．拱手姿势　　　　　　　　　　　D．双手与肘平衡姿势

    E．双手交叉姿势

7. 高压灭菌后的物品一般可保留（ ）。

    A．5 天　　　　　　　　　　　　　B．1 周

    C．2 周　　　　　　　　　　　　　D．3 周

    E．4 周

8. 连台手术时（ ）。

    A．不需要更换手术衣、手套　　　　B．先脱手术衣，再脱手套

    C．先脱手套，再脱手术衣　　　　　D．不需要洗手，另穿手术衣

    E．只需更换手套

【A₂型题】

9. 手术室准备进行一台胃大部切除术，李护士作为巡回护士，其职责不包括（ ）。

    A．核对病人姓名　　　　　　　　　B．向病人解释和给予安慰

    C．安置病人手术体位　　　　　　　D．管理器械台

    E．手术后清点手术器械

10. 一台手术过程中，张护士作为器械护士，下列在传递手术器械中错误的操作是（ ）。

    A．用器械柄轻击手术者手掌　　　　B．将器械柄尾端递给手术者

    C．将手术刀锋端传递给手术者　　　D．弯钳、弯剪之类应将弯曲部向上

    E．弯针应以持针器夹住其中后 1/3 交界处

11. 王医生在手术过程中不慎被缝针刺破手套，正确的做法是（ ）。

    A．用 1%碘伏擦拭　　　　　　　　B．用 75%乙醇消毒

    C．重新洗手更换手套　　　　　　　D．直接更换手套

    E．中止手术

【A₃/A₄型题】

（12～14 题共用题干）

王女士，2 年前开始出现腰部隐痛，1 年前出现行走时疼痛难以忍受，在弯腰、咳嗽、排便等用力时疼痛加剧。诊断为腰椎间盘突出症，拟行腰椎间盘突出物摘除术。

12. 该病人应采取的手术体位是（ ）。

    A．仰卧位　　　　　　　　　　　　B．俯卧位

    C．侧卧位　　　　　　　　　　　　D．颈仰卧位

　　E．头低脚高位

13．该病人手术切口消毒范围是（　　　）。

　　A．5～10 cm　　　　　　　　B．5～15 cm

　　C．10～15 cm　　　　　　　D．15～20 cm

　　E．20～30 cm

14．清点器械、敷料、缝针等应在该病人（　　　）。

　　A．深部组织关闭前　　　　　B．手术开始前

　　C．手术进行中　　　　　　　D．手术结束后

　　E．手术开始前和深部组织关闭前

三、简答题

1．简述手术体位安置的基本要求。

2．手术区皮肤消毒应遵循哪些原则？

3．简述手术室的无菌操作原则。

四、案例分析题

　　男性，55岁。转移性右下腹疼痛6 h。考虑其可能是急性阑尾炎，已通知手术室需立即手术。

　　请问：

　　（1）该手术适合什么级别的洁净手术间？

　　（2）该病人应摆什么手术体位？

第五章　手术前后病人的护理

【要点梳理】

> 本章重点为手术前后病人的护理措施，以及手术后并发症的预防和护理；本章难点为学会对手术病人进行护理评估，列出主要护理问题，熟练地对手术病人实施整体护理。

围术期是指从决定手术治疗时起，到与本次手术有关的治疗基本结束为止的一段时间。包括手术前期、手术中期和手术后期 3 个阶段。

一、手术前病人的护理

（1）一般准备与护理：① 呼吸道准备：术前 2 周戒烟；有肺部感染者，术前 3～5 天应用抗生素；痰液黏稠者，雾化吸入；进行深呼吸和有效排痰法的训练。② 胃肠道准备：择期手术病人术前 12 h 禁食，4 h 禁水；胃肠道手术病人术前 1～2 天开始进流质饮食，常规放置胃管；幽门梗阻病人术前 3 日每晚以生理盐水洗胃；结肠或直肠手术术前 3 天起口服肠道不吸收的抗生素，术前 1 日及手术当天清晨行清洁灌肠或结肠灌洗。③ 排便练习。④ 手术区皮肤准备。⑤ 保证病人有充足的睡眠。⑥ 其他准备：做好血型鉴定和交叉配血试验；做药物过敏试验；术晨全面检查术前准备工作，测量生命体征；术前遵医嘱注射术前用药；嘱病人排尽尿液或留置尿管；准备手术需要的物品，并随病人一同带入手术室。

（2）特殊准备与护理：根据病人身体状况及手术的种类、部位和范围，正确指导饮食，或遵医嘱静脉补充营养；纠正水、电解质紊乱和酸碱平衡失调；遵医嘱正确给药。

二、手术后病人的护理

（1）体位：① 全麻未清醒者：平卧位，头偏向一侧，避免误吸；② 蛛网膜下腔麻醉者：平卧位或头低卧位 6～8 h，防止头痛；③ 硬脊膜外阻滞者：平卧 6 h 后根据手术部位安置体位；④ 颅脑手术者：如无休克或昏迷，可取 15°～30°头高脚底斜坡卧位；⑤ 颈、胸部手术者：取高半坐卧位，以利呼吸和引流；⑥ 腹部手术者：取低半坐卧位或斜坡卧位,以减少腹壁张力;⑦ 脊柱或臀部手术者:取俯卧或仰卧位;⑧ 腹腔内有污染者:在病情许可的情况下,尽早改为半坐位或头高脚低位。

(2)维持呼吸与循环功能:① 生命体征的观察:根据手术大小,定时监测体温、脉搏、呼吸、血压。中、小手术后每小时测血压 1 次,直至平稳;大手术后或有内出血倾向者,必要时可每 15~30 min 测血压 1 次,病情稳定后改为每 1~2 h 测 1 次。术后 24 h 内,每 4 h 测体温 1 次,随后每 8 h 测 1 次,直至体温正常后改为每日 2 次。② 保持呼吸道通畅:防止舌后坠;促进排痰和肺扩张。

(3)营养支持:补充病人禁食期间所需的体液和电解质。

(4)饮食护理:① 非腹部手术:全身反应较轻者,术后即可进食;手术范围大,全身反应明显者,待反应消失后方可进食;局部麻醉者,若无任何不适,术后即可进食;椎管内麻醉者,若无恶心、呕吐,术后 3~6 h 可进食;全身麻醉者,应待麻醉清醒,无恶心、呕吐方可进食。② 腹部手术:一般需禁食 24~48 h,待肠道蠕动恢复、肛门排气后开始进食少量流质。术后留置有空肠营养管者,术后第 2 日自营养管滴入营养液。

(5)休息与活动:保证安静休息及充足的睡眠;术后早期活动。

(6)术后不适的护理:① 疼痛:妥善固定各类引流管;指导病人在翻身、深呼吸或咳嗽时,用手按压伤口部位;在进行加重疼痛的操作时,适量应用止痛剂;指导病人分散注意力减轻疼痛;重者可采取止痛措施。② 发热:高热者予以物理降温,必要时可应用解热镇痛药物。③ 恶心、呕吐:常见原因是麻醉反应,待麻醉作用消失后自然停止;腹部手术后胃扩张或肠梗阻可发生不同程度的恶心、呕吐;其他原因引起的恶心、呕吐应鉴别诊断并给予处理;必要时,遵医嘱使用镇静、催吐药物。④ 腹胀:若腹胀严重,可应用持续性胃肠减压、放置肛管等,鼓励病人早期下床活动。⑤ 呃逆:术后早期发生者,可经压迫眶上缘、抽吸胃内积气和积液、给予镇静或解痉药物等措施得以缓解。若出现顽固性呃逆,警惕吻合口或十二指肠残端漏。⑥ 尿潴留:先稳定病人情绪,若无禁忌,可协助其排尿;其次帮病人建立排尿反射;用镇静止痛药解除切口疼痛,或用氨甲酸胆碱药,有利于病人自行排尿;上述措施均无效时可导尿。

(7)切口及引流管护理:观察切口有无出血、渗血、渗液、敷料脱落及局部红、肿、热、痛等征象。定期观察引流是否有效,引流管是否通畅,有无阻塞、扭曲、折叠和脱落,并记录观察引流物的量、色、质。

(8)手术后并发症的护理:① 术后出血:严密观察病人的生命体征、手术切口情况、引流情况;出血量大时,应加快输液速度,遵医嘱输血或血浆,做好再次手术止血准备。② 切口感染:切口已出现早期感染症状时,采取有效措施加以控制;已经形成脓肿者,及时切开引流,争取二期愈合。必要时可拆除部分缝线或置引流管引流脓液。③ 切口裂开:对切口完全裂开者,加强安慰和心理护理,使其保持镇静;禁食、胃肠减压;立即用无菌生理盐水纱布覆盖切口,并用腹带包扎;通知医师,护送病人入手术室重新缝合处理。

④ 肺不张：协助病人翻身、拍背及体位排痰；鼓励病人自行咳嗽排痰，痰液黏稠不易咳出者可用雾化吸入或化痰药物；保证摄入足够的水分；全身或局部抗生素治疗。⑤ 尿路感染：鼓励病人多饮水，保持尿量在 1 500 mL 以上；合理选用抗生素；残余尿在 500 mL 以上者，应留置导尿管，并严格遵守无菌技术，防止继发二重感染。⑥ 深静脉血栓形成：抬高患肢、制动；忌经患肢静脉输液；严禁局部按摩，以防血栓脱落；溶栓、抗凝治疗。

【习题精选】

一、名词解释

1. 围术期　　　　　　　　　　2. 择期手术

3. 限期手术

二、选择题

【A₁ 型题】

1. 术前常规禁食、禁饮时间是（　　）。

　　A. 禁食 4 h、禁饮 2 h　　　　　B. 禁食 8 h、禁饮 3 h

　　C. 禁食 12 h、禁饮 4 h　　　　　D. 禁食 6 h、禁饮 1 h

　　E. 禁食 24 h、禁饮 1 h

2. 下列关于手术日清晨的准备，做法错误的是（　　）。

　　A. 如有发热给予退热药　　　　　B. 如有活动性义齿应取下

　　C. 按医嘱给术前用药　　　　　　D. 进手术室常规排尿

　　E. 按手术需要将有关资料和用物带入手术室

3. 术后早期离床活动的目的不包括（　　）。

　　A. 减少肺部并发症　　　　　　　B. 促进伤口愈合

　　C. 促进胃肠功能恢复　　　　　　D. 促进排尿功能恢复

　　E. 减轻切口疼痛

4. 腹部手术后病人出现呼吸困难、发绀、呼吸音减弱或消失，应首先考虑（　　）。

　　A. 切口感染　　　　　　　　　　B. 肺不张

　　C. 气胸　　　　　　　　　　　　D. 血胸

　　E. 支气管炎

5. 为预防腹部切口裂开，错误的措施是（　　　　）。

    A. 避免腹胀　　　　　　　　　　　　B. 及时处理咳嗽

    C. 术后常规应用抗生素　　　　　　　D. 纠正蛋白血症

    E. 对虚弱病人加用全层腹壁减张缝合

6. 全身麻醉未醒的病人应取的卧位是（　　　　）。

    A. 半卧位　　　　　　　　　　　　　B. 平卧位

    C. 头高脚低位　　　　　　　　　　　D. 休克卧位

    E. 去枕平卧位，头转向另一侧

7. 围术期是指（　　　　）。

    A. 病人从入院到进入手术室接受手术前的这段时期

    B. 病人从入院到接受手术治疗结束后的这段时期

    C. 病人从入院到术后痊愈回家的这段时期

    D. 病人从到达手术室实施麻醉到接受预定的手术程序的这段时期

    E. 病人从接受手术后到完全康复痊愈的这段时期

8. 下列关于手术前准备的叙述，错误的是（　　　　）。

    A. 手术前晚可给镇静剂　　　　　　　B. 术日晨测体温

    C. 术前戒烟　　　　　　　　　　　　D. 急性必须灌肠

    E. 急性呼吸道感染的病人应控制后再手术

9. 下列关于术后切口裂开的处理，不妥的是（　　　　）。

    A. 安慰病人　　　　　　　　　　　　B. 立即在病床上将内脏还纳

    C. 立即用灭菌盐水纱布覆盖　　　　　D. 用腹带包扎

    E. 送手术室缝合

10. 手术后鼓励病人深呼吸和咳嗽的主要目的是（　　　　）。

    A. 促进伤口愈合　　　　　　　　　　B. 预防肺不张

    C. 减轻出血　　　　　　　　　　　　D. 避免产生气胸

    E. 预防肺栓塞

11. 腹部手术后给半卧位的目的，不包括（　　　　）。

    A. 利于呼吸和循环　　　　　　　　　B. 防止膈下脓肿

    C. 减轻腹壁张力　　　　　　　　　　D. 预防肺部并发症

    E. 防止切口裂开

12. 头面部的手术术后卧位是（　　　　）。

    A. 头部抬高 15°～30°　　　　　　　　B. 头低脚高位

    C. 平卧位　　　　　　　　　　　　　D. 低坡半卧位

    E. 脚高头低位

13. 防止术后肺不张的错误做法是（　　）。

　　A．术前锻炼深呼吸，咳出痰液

　　B．吸烟者术前戒烟

　　C．合并上呼吸道感染病人，术前先控制感染

　　D．防止术中或术后呕吐物吸入肺内

　　E．及时用镇咳剂，减轻咳嗽

14. 手术区皮肤准备的目的是（　　）。

　　A．防止术中出血　　　　　　　　B．防止术后切口感染

　　C．保持切口清洁　　　　　　　　D．确定切口长度

　　E．方便手术操作

15. 为判断胃肠手术病人手术后开始进流食的时间，护士应该评估病人（　　）。

　　A．引流液是否减少　　　　　　　B．生命体征是否平稳

　　C．麻醉反应是否消失　　　　　　D．腹部疼痛是否减轻

　　E．肠鸣音是否恢复，是否排气

16. 术后切口发生感染的时间是术后（　　）。

　　A．1～2 天　　　　　　　　　　B．3～4 天

　　C．5～7 天　　　　　　　　　　D．7～10 天

　　E．10～12 天

【A₂ 型题】

17. 女性，52 岁，胃切除术后 8 天，已拆线，突然发现伤口有淡红色液体渗出，不伴有肠曲脱出等。对该病人，应首先考虑的并发症为（　　）。

　　A．伤口感染　　　　　　　　　　B．切口缝合技术欠佳

　　C．伤口完全裂开　　　　　　　　D．伤口部分裂开

　　E．以上都不对

18. 男性，50 岁，腹部术后出现呼吸困难，体温 39℃，诉胸部疼痛、咳嗽等。对该病人，应首先考虑的并发症为（　　）。

　　A．术后切口疼痛　　　　　　　　B．伤口感染

　　C．切口缝线反应　　　　　　　　D．肺部感染

　　E．气胸

19. 某老年胃癌病人，行胃切除术后第 7 天，因咳嗽而自觉腹部有崩裂声，自觉有水流出，检查发现伤口裂开，有约 0.5 m 小肠脱出。对此，首先应采取的措施是（　　）。

　　A．立即将脱出肠管送回腹腔

　　B．立即报告医生，并协助医生消毒肠管后送回腹腔

C. 安慰病人，立即用无菌盐水纱布覆盖，加腹带包扎，送手术室处理

D. 立即用无菌盐水纱布覆盖，送换药室处理

E. 为防止肠管坏死，应就地消毒并还纳肠管，缝合切口

20. 男性，25 岁，在硬脊膜外腔麻醉下行右腹股沟斜疝修补术，术后回病室，应给予安置的体位是（　　）。

 A. 头高脚低卧位　　　　　　　　B. 半卧位

 C. 侧卧位　　　　　　　　　　　　D. 头低脚高卧位

 E. 平卧位

【A₃/A₄ 型题】

（21～22 题共用题干）

男性，50 岁，行剖腹探查术后 6 天，剧烈咳嗽后腹部切口全层裂开，小肠部分脱出，切口周围有脓性分泌物。

21. 护士在紧急处理中，正确的操作是（　　）。

 A. 立即将肠管还纳腹腔　　　　　　B. 立即紧急包扎、消毒

 C. 立即用无菌纱巾覆盖，腹带包扎　　D. 立即止痛，防休克

 E. 立即应用抗生素

22. 下列关于引起切口裂开的说法，不正确的是（　　）。

 A. 伤口感染　　　　　　　　　　　B. 切口过大

 C. 切口缝合不牢　　　　　　　　　D. 腹内压增高

 E. 病人营养不良

（23～24 题共用题干）

男性，32 岁，因腹部外伤行肠管吻合术，术后常规胃肠减压、禁食。

23. 该病人在一般情况下应禁食（　　）。

 A. 4～6 h　　　　　　　　　　　　B. 24 h

 C. 3～4 天　　　　　　　　　　　　D. 12 h

 E. 1～2 天

24. 该病人在（　　）的情况下，方可进流质食物。

 A. 腹胀消失　　　　　　　　　　　B. 术后 3 天以后

 C. 肛门排气后　　　　　　　　　　D. 切口愈合良好

 E. 无并发症发生

三、简答题

1. 简述术前胃肠道准备的内容。

2．术后应如何合理为病人安置体位？

3．外科术后并发症有哪些？

4．手术按期限可分为哪几类？

四、案例分析题

女性，45 岁，上腹部被汽车撞伤 3 h 后入院，急诊行剖腹探查术。现术后第 1 天，诉切口疼痛，腹胀；血压 120/90 mmHg，脉搏 96 次/min。

请问：

（1）如何处理该病人的切口疼痛？

（2）腹胀的处理措施有哪些？

第六章　外科感染病人的护理

【要点梳理】

> 本章重点为外科感染的特点、身体状况和治疗原则；本章难点为学会对常见外科感染病人进行护理评估，列出主要护理问题，并熟练地对病人实施整体护理。

一、概述

（一）定义及特点

外科感染是指需要外科治疗的感染。外科感染的特点：① 常为多种细菌引起的混合感染；② 大部分感染病人有明显而突出的局部症状和体征，严重时可有全身表现；③ 大多不能自愈或单靠抗生素治愈，常需清创、引流、切开等外科处理。

（二）护理评估

1. 身体状况

① 局部表现：急性感染有红、肿、热、痛和功能障碍的典型表现；② 全身表现：因感染轻重等因素而表现不一；③ 器官与系统功能障碍：感染直接侵及某一器官时，该器官功能发生异常或障碍；④ 特异性表现：可因致病菌不同而出现各自特殊的症状和体征。

2. 处理原则

（1）局部处理：① 保护感染部位：避免受压，适当限制活动或加以固定；② 局部用药；③ 物理治疗：局部热敷或采用超短波、红外线照射；④ 手术治疗：切开引流。

（2）全身治疗：① 支持治疗；② 抗生素治疗；③ 对症治疗。

（三）护理措施

① 疼痛的护理：局部制动，避免受压，肢体感染者，抬高患肢；疼痛严重者，遵医嘱给予镇痛剂。② 控制感染：早期局部热敷、超短波或红外线照射；切开引流者，每日更换敷料；对厌氧菌感染者，予以 3%过氧化氢溶液冲洗创面和湿敷。遵医嘱合理应用抗

菌药物。③ 高热的护理：当体温超过 38.5℃时应采取物理或药物降温，鼓励病人多饮水，必要时可静脉输液。

二、浅部软组织化脓性感染病人的护理

（一）定义

浅部软组织化脓性感染是指发生于皮肤、皮下组织、淋巴管、淋巴结、肌间隙及周围疏松结缔组织处，由化脓性致病菌引起的各种感染。常见的有疖、痈、急性蜂窝织炎、丹毒、急性淋巴管炎、脓肿。

（二）护理评估

1. **身体状况**

① 疖：指单个毛囊及其周围组织的急性化脓性感染。② 痈：指邻近的多个毛囊及其周围组织的急性化脓性感染，也可由多个疖融合而成。③ 急性蜂窝织炎：指皮下、筋膜下、肌间隙或深部疏松结缔组织的急性弥漫性化脓性感染。④ 丹毒：指皮肤网状淋巴管的急性非化脓性感染。⑤ 急性淋巴管炎和淋巴结炎。⑥ 脓肿：指急性感染后，病灶局部组织发生坏死、液化而形成的脓液积聚，周围有一完整的脓腔壁将其包绕。

2. **处理原则**

应用抗菌药物，休息和抬高患肢。形成脓肿或痈已破溃及颌下急性蜂窝织炎，应及早切开引流。

（三）护理措施

（1）颅内感染：避免对"危险三角区"的疖进行挤压。观察病人有无寒战、高热、头晕、头痛等症状，尽早发现并控制颅内化脓性感染等严重并发症。

（2）窒息：严密观察病人有无呼吸费力、呼吸困难，甚至窒息等症状，以便及时发现和处理，警惕突发喉头水肿或痉挛，做好气管插管或气管切开等急救准备。

（3）脓毒症：监测病人生命体征的变化，注意病人有无突发寒战、高热、头痛、意识障碍等，警惕脓毒症的发生。发生异常及时报告医生并配合抢救。

（4）健康指导：① 疖：避免挤压未成熟的疖，尤其是"危险三角区"的疖，以免感染扩散引起颅内化脓性海绵状静脉窦炎；② 丹毒：接触丹毒病人后要洗手，防止传染；与丹毒相关的足癣、溃疡、鼻窦炎等应积极治疗以避免复发。

三、手部急性化脓性感染病人的护理

临床上常见的手部急性化脓性感染有甲沟炎、脓性指头炎、急性化脓性腱鞘炎、滑囊炎和掌深间隙感染等。

（一）护理评估

1. 身体状况

① 甲沟炎：指甲沟及其周围组织的化脓性感染。② 指头炎：指手指末节掌面皮下组织的化脓性感染。③ 急性化脓性腱鞘炎：指手指屈肌腱鞘的急性化脓性感染。④ 急性化脓性滑囊炎：包括桡侧滑囊炎、尺侧滑囊炎。⑤ 手掌深部间隙感染：包括掌中间隙感染、鱼际间隙感染。

2. 处理原则

① 体位：早期应悬吊前臂、平置患手；② 物理疗法：肿胀不明显时可用热盐水多次浸泡，也可外敷药物；③ 切开减压：出现搏动性跳痛即应切开减压。

（二）护理措施

① 缓解疼痛：患处制动，抬高患肢；指头炎疼痛严重者，给予止痛药。② 病情观察：密切观察患手的局部肿胀、疼痛和肤色。警惕腱鞘组织坏死或感染扩散的发生。脓性指头炎时，应密切观察有无指骨坏死或骨髓炎等并发症。③ 控制感染：遵医嘱给予理疗、热敷、外用药物及全身应用抗生素等。

四、全身性感染病人的护理

全身性感染是指致病菌侵入人体血液循环，并在体内生长繁殖或产生毒素而引起的严重的全身性感染或中毒症状。

护理措施：

（1）控制感染，维持正常体温：① 病情观察：严密观察病人的面色和神志，监测生命体征等，及时发现病情变化；在病人寒战、高热发作时，采集标本，行细菌或真菌培养，以确定致病菌；② 医护配合：遵医嘱及时、准确地执行静脉输液和药物治疗，以维持正常血压、心排血量及控制感染；③ 对症护理：高热病人，给予物理降温或药物降温，纠正水、电解质失衡。

（2）营养支持：鼓励病人进食高蛋白、高热量及含丰富维生素、高碳水化合物的低脂肪饮食，对无法进食的病人可通过肠内或肠外途径提供足够的营养。

五、特异性感染病人的护理

（一）破伤风病人的护理

破伤风是指破伤风梭菌经皮肤或黏膜伤口侵入人体，在缺氧环境下生长繁殖、产生毒素而引起的一种特异性感染。

1. 护理评估

（1）身体状况：① 潜伏期：通常为7～8日，潜伏期越短，预后越差。② 前驱期：全身乏力、头晕、头痛、失眠、多汗、烦躁不安、打呵欠、咀嚼无力、局部肌肉发紧、扯痛，并感到舌和颈部发硬及反射亢进等，一般持续1～2日。③ 发作期：典型症状是肌肉在紧张性收缩的基础上，呈现阵发性强烈痉挛。通常最先受影响的是咀嚼肌，随后为面部表情及颈、背、腹、四肢肌，最后为膈肌。

（2）处理原则：① 清除毒素来源：清楚坏死组织和异物后，敞开伤口，充分引流，局部可用3%过氧化氢溶液冲洗；② 中和游离毒素：破伤风毒素与破伤风免疫球蛋白可中和血中的游离毒素，而不中和已与神经组织结合的毒素，故应早期使用；③ 控制和解除痉挛；④ 防止并发症。

2. 护理措施

① 保持呼吸道通畅。② 严密病情观察。③ 控制痉挛：遵医嘱使用镇静、解痉药物；减少外界刺激。④ 保护病人，防止受伤。⑤ 加强营养：争取在痉挛发作的间歇期，协助病人进高热量、高蛋白、高维生素饮食；病情严重不能经口进食者，予以鼻饲，但时间不宜过长；必要时予以 TPN。⑥ 防止交叉感染。⑦ 并发症的护理：遵医嘱使用抗生素，防止肺部感染等；加强心电监护，防治心力衰竭。⑧ 健康指导：a. 主动免疫，皮下注射破伤风类毒素；b. 被动免疫，皮下注射破伤风抗毒素或深部肌内注射人体破伤风免疫球蛋白；c. 加强劳动保护。

（二）气性坏疽病人的护理

气性坏疽通常指由梭状芽胞杆菌所致的以肌坏死或肌炎为特征的急性特异性感染。

1. 护理评估

（1）身体状况：① 潜伏期：一般1～4日，最短6～8 h，长可达5～6日。② 发作期：患部出现"肿裂样"剧痛，肿胀明显；可发生溶血性贫血、黄疸、血红蛋白尿、高热、脉速、呼吸急促、出冷汗等中毒症状；伤口中有恶臭的浆液性和血性渗出物；皮下组织积气，可有捻发音。

（2）处理原则：① 急症清创；② 应用抗生素；③ 高压氧治疗；④ 全身支持疗法。

2. 护理措施

① 疼痛护理：遵医嘱给予麻醉镇痛剂或采用自控镇痛泵。② 监测病情变化。③ 控制感染，维持正常体温：高热者给予物理或药物降温；遵医嘱应用抗菌药物。④ 伤口护理：对开放或截肢后敞开的伤口，应用 3%过氧化氢溶液冲洗、湿敷，及时更换伤口敷料。⑤ 防止交叉感染。

【习题精选】

一、名词解释

1. 外科感染 　　　　　　　　　　2. 浅部软组织化脓性感染
3. 疖 　　　　　　　　　　　　　　4. 痈
5. 急性蜂窝织炎 　　　　　　　　6. 甲沟炎
7. 指头炎 　　　　　　　　　　　　8. 全身性感染
9. 破伤风 　　　　　　　　　　　10. 气性坏疽

二、选择题

【A_1 型题】

1. 下列选项中，不符合外科感染特点的是（ 　　 ）。
   A. 多数由单一细菌引起感染　　　　B. 病变以局部炎症为主
   C. 常与创伤有关　　　　　　　　　D. 常需手术治疗
   E. 可分为特异性和非特异性感染

2. 急性感染一般指病程在（ 　　 ）以内。
   A. 1 周　　　　　　　　　　　　　B. 2 周
   C. 3 周　　　　　　　　　　　　　D. 1 个月
   E. 2 个月

3. 需要尽早切开引流的急性软组织感染是（ 　　 ）。
   A. 痈　　　　　　　　　　　　　　B. 疖
   C. 脓性指头炎　　　　　　　　　　D. 急性淋巴管炎
   E. 急性淋巴结炎

4. 危险三角区的疖，首要的护理诊断是（ 　　 ）。
   A. 潜在并发症：脓毒症　　　　　　B. 潜在并发症：菌血症

C．潜在并发症：毒血症　　　　　D．潜在并发症：休克

E．潜在并发症：颅内海绵状静脉窦炎

5．皮肤的多数相邻毛囊和皮脂腺的急性化脓性炎症是（　　　）。

A．痈　　　　　　　　　　　　　B．疖

C．丹毒　　　　　　　　　　　　D．急性淋巴管炎

E．急性蜂窝织炎

6．口底、颌下及颈部患蜂窝织炎的最严重后果是（　　　）。

A．全身性感染　　　　　　　　　B．发热

C．呼吸困难、窒息　　　　　　　D．吞咽困难

E．化脓性海绵状静脉窦炎

7．伤口或病灶近侧皮肤出现"红线"并有压痛的是（　　　）。

A．静脉炎　　　　　　　　　　　B．动脉炎

C．丹毒　　　　　　　　　　　　D．淋巴结炎

E．急性淋巴管炎

8．破伤风的潜伏期一般是（　　　）。

A．2～8日　　　　　　　　　　　B．4～6日

C．7～8日　　　　　　　　　　　D．15～30日

E．1～2月

9．破伤风病人最早发生强直性收缩的是（　　　）。

A．咀嚼肌　　　　　　　　　　　B．背腹肌

C．颈项肌　　　　　　　　　　　D．四肢肌群

E．膈肌

10．控制破伤风病人痉挛的最主要措施是（　　　）。

A．保持病室安静　　　　　　　　B．限制亲友探视

C．使用镇静及解痉剂　　　　　　D．护理措施要集中

E．静脉滴注破伤风抗毒素

11．下列关于气性坏疽的护理措施，不正确的是（　　　）。

A．在创面上进行多切口引流　　　B．用3%过氧化氢冲洗

C．冲洗后持续用过氧化氢溶液湿敷　D．用过的敷料焚烧

E．无须严格执行接触隔离原则

12．下列选项中，不属于非特异性感染致病菌的是（　　　）。

A．葡萄球菌　　　　　　　　　　B．结核杆菌

C．大肠杆菌　　　　　　　　　　D．变形杆菌

E．绿脓杆菌

13．特异性感染是指（　　　）。

    A．结核病　　　　　　　　　　　B．破伤风

    C．气性坏疽　　　　　　　　　　D．A、B、C 都是

    E．A、B、C 都不是

【A₂型题】

14．女性，19 岁，鼻部疖受挤压后，出现头痛、高热、昏迷、眼部红肿。对该病人，应首先考虑其患有（　　　）。

    A．面部蜂窝织炎　　　　　　　　B．菌血症

    C．毒血症　　　　　　　　　　　D．颅内海绵状静脉窦炎

    E．脓毒症

15．男性，62 岁，因颈部蜂窝织炎入院，颈部肿胀明显。对该病人，观察中应特别注意（　　　）。

    A．体温　　　　　　　　　　　　B．呼吸

    C．血压　　　　　　　　　　　　D．吞咽

    E．神志

16．男性，28 岁，因破伤风入院治疗，抽搐频繁，呼吸道分泌物多，有窒息的可能。对该病人，应首先采取的措施是（　　　）。

    A．肌注苯巴比妥钠　　　　　　　B．行水合氯醛保留灌肠

    C．静脉滴注 TAT　　　　　　　　D．气管切开

    E．应用大剂量青霉素

【A₃/A₄型题】

（17～21 题共用题干）

女性，35 岁，4 天前不慎刺伤中指末节指腹，当时仅有少量出血，未予特殊处理；前一日发现手指明显肿胀、皮肤苍白，自感有搏动性跳痛，尤以夜间为甚，全身不适。

17．目前应考虑该病人发生了（　　　）。

    A．甲沟炎　　　　　　　　　　　B．甲下脓肿

    C．脓性指头炎　　　　　　　　　D．急性化脓性腱鞘炎

    E．化脓性滑囊炎

18．对该病人，首先考虑的处理措施是（　　　）。

    A．鱼石脂软膏敷贴指头　　　　　B．拔除指甲

    C．脓肿切开引流　　　　　　　　D．应用抗生素

    E．局部热敷和理疗

19．若治疗不及时，该病人易发生（　　　）。

    A．指骨坏死　　　　　　　　　　　　B．肌腱坏死

    C．慢性甲沟炎　　　　　　　　　　　D．掌中间隙感染

    E．鱼际间隙感染

20．下列关于该病人的护理措施，不正确的是（　　　）。

    A．抬高患肢　　　　　　　　　　　　B．局部制动

    C．无菌生理盐水浸湿敷料后换药　　　D．换药前应用镇痛剂

    E．适当按摩手指促进炎症消散

21．对病人的健康指导不包括（　　　）。

    A．保持手清洁　　　　　　　　　　　B．预防手损伤

    C．伤后自行清洗、包扎　　　　　　　D．伤后及时消毒、清创

    E．手部感染后及时就诊

（22～27题共用题干）

男性，22岁，因"高处坠落伤、右下肢开放性骨折"2 h急诊入院治疗；3天后病人自述全身乏力，有伤肢包扎过紧、疼痛感；次日出现伤口"胀裂样"剧痛，难以忍受。查体：神志清醒、表情淡漠；体温39.5℃，脉搏122次/min，呼吸30次/min，血压96/65 mmHg，口唇苍白，大汗淋漓；伤口周围肿胀明显，有明显压痛，皮肤呈紫红色，压之有气泡从伤口逸出，并有稀薄、恶臭的浆液性或血液性液体流出。实验室检查：伤口渗出物涂片检出革兰染色阳性粗大杆菌；血常规检查显示白细胞计数 $19 \times 10^9/L$；X线检查提示伤口周围软组织间有积气。

22．据此，考虑该病人发生了（　　　）。

    A．破伤风　　　　　　　　　　　　　B．气性坏疽

    C．脓毒症　　　　　　　　　　　　　D．菌血症

    E．急性蜂窝织炎

23．对该病最有效的预防措施是（　　　）。

    A．对污染伤口做彻底清创　　　　　　B．注入人体免疫球蛋白

    C．高压氧治疗　　　　　　　　　　　D．输注新鲜血液

    E．大量应用青霉素

24．下列关于该病人下肢伤口的处理，不正确的是（　　　）。

    A．紧急手术清创　　　　　　　　　　B．广泛多处切开引流

    C．用3%过氧化氢溶液冲洗、湿敷　　　D．切口敞开、不予缝合

    E．切口缝合、加压包扎

25．对该病人进行药物治疗时，应首选（　　　）。

    A．青霉素　　　　　　　　　　　　　B．麦迪霉素

  C. 头孢霉素   D. 甲硝唑

  E. 琥乙红霉素

26. 若整个肢体广泛感染，病变不能控制，则应采取（ ）的措施挽救病人生命。

  A. 快速补充血容量   B. 快速输注新鲜全血

  C. 高压氧治疗   D. 截肢

  E. 大量应用抗生素

27. 下列关于病人的消毒隔离措施，错误的是（ ）。

  A. 所有器械须专用   B. 所有敷料须专用

  C. 用后器械予以灭菌处理   D. 用后敷料焚烧处理

  E. 严格执行床边隔离原则

三、简答题

1. 外科感染具有哪些特点？

2. 简述破伤风的护理措施。

3. 全身感染的处理原则是什么？

4. 手部急性化脓性感染病人的护理措施是什么？

四、案例分析题

  男性，46岁，因不慎刺伤足底，7天后出现头晕、头痛、咀嚼肌紧张、全身无力、打哈欠等，继之出现咀嚼不便、张口困难（牙关紧闭）、咧嘴"苦笑"、颈项强直、角弓反张等，急诊以"破伤风"收入院治疗。病人全身肌肉强直性收缩、阵发性痉挛，呼吸急促，呼吸道分泌物多。

  请问：

  （1）该病人目前可能出现的最危险的并发症是什么？

  （2）病人出现该并发症的主要原因有哪些？

  （3）为预防该并发症的发生，应采取哪些护理措施？

  （4）对于该病人发生的并发症，应遵循何种处理原则？

第七章 损伤病人的护理

【要点梳理】

本章重点为创伤、烧伤病人的护理措施，蛇咬伤、犬咬伤的急救原则；本章难点为学会为创伤、烧伤病人进行健康指导，能对病人实施整体护理。

一、创伤病人的护理

创伤是指机械性致伤因素作用于人体造成的组织结构完整性破坏或功能障碍。

（一）护理评估

1. 身体状况

（1）症状：① 疼痛：程度与创伤部位、性质、范围、炎症反应强弱有关；② 局部肿胀：局部出现瘀斑、肿胀或血肿，严重肿胀出现远端苍白、皮温降低等；③ 功能障碍；④ 伤口和出血：按伤口清洁度分为清洁伤口、污染伤口和感染伤口；⑤ 伤口并发症：伤口出血、伤口感染、伤口裂开。

（2）体征：① 体温升高；② 全身炎症反应综合征：脉搏和心率增快，血压稍高或下降，呼吸加深加快等；③ 并发症：常见有脓性感染和创伤性休克。

2. 处理原则

① 全身治疗：积极抗休克、保护器官功能、加强营养支持、预防继发性感染和破伤风等。② 局部治疗：闭合性损伤，如无内脏合并伤，多不需特殊处理；开放性损伤需及早清创缝合。

（二）护理措施

（1）急救：救治工作原则：① 保存生命；② 恢复功能；③ 顾全解剖完整性。

（2）软组织闭合性创伤的护理：① 病情观察：伤情较重者注意观察局部症状、体征的发展；密切观察生命体征的变化，注意有无深部组织器官损伤；对挤压伤病人应观察尿量、尿色、尿比重。② 局部制动：抬高患肢 15°～30°。③ 配合局部治疗：早期局部冷敷，24 h 后可温敷和理疗。④ 促进功能恢复：配合应用理疗、按摩和功能锻炼。

（3）软组织开放性创伤的护理：① 做好术前准备。② 配合医师进行清创手术。③ 术后护理：密切观察病情；加强支持疗法；预防感染；功能锻炼。

（4）深部组织或器官损伤的护理：疑有颅脑、胸部、腹部和骨关节等任何部位的损伤，除了局部处理外，还要兼顾其对全身影响，加强心、肺、肾、脑等重要器官功能的监测，防治休克后多器官功能不全。

（5）提供专业照顾及生活护理：提供专业照顾及生活护理，鼓励病人参与力所能及的自理活动。

（6）健康指导：① 指导病人及社区人群注意交通安全及劳动保护；② 调节心境，遵守社会公德，避免意外损伤；③ 讲解相关知识；④ 指导病人加强营养；⑤ 督促病人坚持身体各部位的功能锻炼。

二、清创术与更换敷料

（一）清创术

清创术是处理开放性损伤最重要、基本、有效的手段。应争取在伤后 6～8 h 内施行。步骤：① 清创前准备；② 清洗消毒伤口；③ 清创；④ 修复组织；⑤ 包扎。

（二）更换敷料法

更换敷料又称换药，是对经过初期治疗的伤口做进一步处理的总称。

1. 换药原则

① 严格遵守无菌操作原则。② 换药环境和时间：换药时要求室内空气清洁，光线明亮，温度适宜。③ 换药顺序：清洁伤口—污染伤口—感染伤口，特异性感染伤口应专人换药。④ 换药次数：按伤口情况和分泌物多少而定。

2. 不同伤口的处理

① 缝合伤口的处理。② 肉芽创面的处理：生长健康的肉芽创面用生理盐水棉球蘸吸除去分泌物，外敷等渗盐水纱布或凡士林纱布；肉芽生长过度创面应将其剪平，用棉球压迫止血或用硝酸银烧灼后生理盐水湿敷；肉芽水肿创面宜用 3%～5%高渗氯化钠液湿敷；伤面脓液量多而稀薄创面多用抗菌溶液的纱布湿敷；伤面脓液稠厚、坏死组织多的创面用含氯石灰硼酸溶液等湿敷。③ 脓肿伤口的处理：根据创面、伤口情况选用引流物。

三、烧伤病人的护理

烧伤是由热力、电流、放射线及某些化学物质作用于人体所引起的局部或全身损害。临床上将烧伤分为休克期、急性感染期、创面修复期和康复期。

（一）护理评估

1. 身体状况

（1）烧伤面积的计算方法：① 中国新九分法：适用于较大面积烧伤的评估。该法将体表面积分为 11 个 9%，另加会阴区的 1%。12 岁以下小儿头部面积较大，双下肢面积相对较小，测算方法应结合年龄进行计算。② 手掌法：以病人本人五指并拢的 1 个手掌面积约为 1% 计算，适用于估测较小面积的烧伤。

（2）烧伤深度：按组织损伤的层次，用三度四分法将烧伤分为Ⅰ度、浅Ⅱ度、深Ⅱ度和Ⅲ度烧伤。Ⅰ度、浅Ⅱ度属浅度烧伤；深Ⅱ度和Ⅲ度属深度烧伤。

（3）烧伤严重程度：① 轻度烧伤：Ⅱ度烧伤面积<10%；② 中度烧伤：Ⅱ度烧伤面积 11%～30%或Ⅲ度烧伤面积<10%；③ 重度烧伤：烧伤总面积 31%～50%或Ⅲ度烧伤面积 11%～20%，或Ⅱ度、Ⅲ度烧伤面积虽不够上述百分比，但并发休克、呼吸道烧伤或合并较重的复合伤；④ 特重烧伤：总面积>50%或Ⅲ度烧伤面积>20%。

2. 处理原则

① 早期及时输液，维持呼吸道通畅，积极纠正低血容量休克；② 深度烧伤组织是全身性感染的主要来源，应早期切除，自、异体皮移植覆盖；③ 及时纠正休克、控制感染的同时，维护重要脏器功能，防治多系统器官功能衰竭；④ 重视形态、功能的恢复。

（二）护理措施

1. 现场救护

使病人尽快消除致伤原因，脱离现场和进行必要的急救；对于轻症进行妥善的创面处理，对于重症做好转运前的准备并及时转送。

2. 静脉输液的护理

（1）早期补液方案：第一个 24 h 补液量＝体重（kg）×烧伤面积（%）×1.5 mL，另加每日生理需水量 2 000 mL（小儿按年龄或体重计算）；第二个 24 h 补液量为第一个 24 h 计算量的一半，日需量不变；第三个 24 h 补液量根据病情变化而定。

（2）液体的种类与安排：先晶后胶、先盐后糖、先快后慢、胶晶液体交替输入。

（3）观察指标：密切观察尿量、生命体征、精神状态等。

3. 创面护理

Ⅰ度烧伤创面保持清洁，浅Ⅱ度创面防止感染，深Ⅱ度创面保护残留上皮以减少瘢痕，Ⅲ度创面防止感染，有计划切痂。

（1）创面的早期处理：清创顺序一般自头部、四肢、胸腹部、背部和会阴部顺序进行。清创术后应注射破伤风抗毒素，必要时及时使用抗生素。

（2）包扎疗法的护理：适用于四肢Ⅰ度、Ⅱ度烧伤。每日检查有无松脱、臭味或疼痛，注意肢端末梢循环情况，敷料浸湿后及时更换，以防感染。注意抬高患肢，保持关节各部位尤其手部的功能位和髋关节外展位。

（3）暴露疗法的护理：适用于Ⅲ度烧伤、特殊部位（头面部、颈部或会阴）及特殊感染（如铜绿假单胞菌、真菌）的创面和大面积创面。病房应具备以下条件：室内清洁，有必要的消毒和隔离条件；室温控制在 28～32℃，相对湿度在 40%～60%。随时用灭菌敷料吸净创面渗液；保护创面，适当约束肢体，防止无意抓伤，用翻身床或定时翻身，防止创面因受压而加深。昏迷、休克、心肺功能不全及应用冬眠药物者忌用翻身床。

（4）去痂、植皮护理：Ⅲ度烧伤创面应早期采取切痂、削痂和植皮。

（5）感染创面的处理：加强烧伤创面的护理，及时清除脓液及坏死组织。

（6）特殊部位烧伤护理：① 呼吸道烧伤床旁备齐急救物品，保持呼吸道通畅，及时吸氧，积极预防肺部感染。② 头颈部烧伤：协助病人取半卧位，观察有无呼吸道烧伤；做好五官护理，及时拭去分泌物，保持清洁干净；双眼用抗生素眼药水或眼膏；耳廓创面防止受压；做好口腔护理。③ 会阴部烧伤保持局部干燥，将大腿外展，使创面充分暴露，避免大、小便污染，便后用生理盐水清洗肛门、会阴部，注意保持创面及周围的清洁。

4. 防治感染的护理

① 做好降温、保持呼吸道通畅及其他基础护理工作；② 护理中密切观察生命体征、意识变化、胃肠道反应，注意是否存在脓毒症的表现；③ 合理应用抗生素；④ 加强营养，补充高蛋白、高热量及多种维生素；⑤ 严格无菌原则，做好消毒隔离工作。

5. 康复护理

纠正不良的舒适体位，维持并固定肢体于功能位；鼓励病人尽早下床活动；肢体烧伤采用包扎疗法者，予以适当加压；保证营养素摄入。

四、蛇咬伤病人的护理

（一）处理原则

（1）急救处理：① 缚扎：立即在伤肢近心端缚扎，以减少蛇毒吸收；② 冲洗：用大量清水、肥皂水冲洗伤口及周围皮肤，以破坏蛇毒；③ 排毒：反复冲洗伤口，缓慢挤压伤肢，以促使毒液从伤口流出。

（2）伤口处理：① 伤口湿敷和外敷中草药；② 局部阻滞疗法。

（3）全身治疗：① 解毒治疗；② 防治感冒；③ 重症病人的治疗。

（二）护理措施

（1）现场急救：① 稳定病人情绪，做好病情解释。② 减少蛇毒吸收：在咬伤肢体近心端关节以上，或距创口 5～10 cm 处，用止血带或就地取材加以缚扎，用大量清水冲洗伤口，用手自上而下挤压伤肢排毒。③ 伤口排毒：用大量清水、肥皂水冲洗伤口及周围皮肤，再用 3% 过氧化氢、1∶5 000 高锰酸钾反复冲洗伤口，可通过抽吸促使毒液流出。④ 局部降温：将伤肢浸入冷水（4～7℃）3～4 h，后用冰袋，也可用 1∶5 000 冷高锰酸钾液浸泡或冲洗。⑤ 转运病人：转运途中应保持伤口与心脏部位持平，不宜抬高伤肢。

（2）病情观察：密切监测生命体征、神志、尿量改变。

（3）伤口处理：尽快处理残存在伤口的蛇毒。

（4）减轻机体中毒症状：① 早期应用破伤风抗毒素和抗生素防治感染；② 应用抗蛇毒血清，能中和毒素，缓解症状；③ 可注射呋塞米、甘露醇等，或选用中草药利尿排毒，缓解中毒症状。

（5）支持疗法：及时给予输血或其他抗休克治疗措施；呼吸微弱时给予兴奋剂及氧气吸入，必要时进行辅助呼吸；除抗过敏治疗外，禁用激素，以免促进毒素吸收；加强各器官功能的支持治疗。

【习题精选】

一、名词解释

1. 损伤　　　　　　　　　　　　2. 创伤
3. 开放性损伤　　　　　　　　　4. 闭合性损伤
5. 烧伤

二、选择题

【A₁ 型题】

1. 止血带止血应每隔 40～60 min 放松（　　）。
   A. 2～3 min
   B. 3～4 min
   C. 5～6 min
   D. 7～8 min
   E. 10 min

2. 伤口清创的最佳时机是（　　）。
   A. 伤后 12 h 内
   B. 伤后 12～24 h 内
   C. 伤后 6～8 h 内
   D. 伤后 10 h 内
   E. 伤后 18 h 内

3. 损伤后最常见的并发症是（　　）。

  A．感染   B．休克

  C．急性肾衰竭   D．应激性溃疡

  E．褥疮

4. 对严重挤压伤病人，护理时除严密观察生命体征外，还应特别注意（　　）。

  A．伤口肿胀程度   B．精神状态

  C．肢端温度   D．损伤部位疼痛情况

  E．尿量和尿色

5. 创伤急救中，首先应（　　）。

  A．解除窒息   B．开放静脉输液通道

  C．控制软组织渗血   D．固定骨折

  E．包扎伤口

6. 开放性损伤早期，最重要的处理是（　　）。

  A．清创缝合   B．应用抗菌药

  C．换药   D．止痛

  E．补液

7. 烧伤局部有水疱，但基底潮红并剧痛，属于（　　）烧伤。

  A．Ⅰ度   B．浅Ⅱ度

  C．深Ⅱ度   D．Ⅲ度

  E．Ⅱ度～Ⅲ度

8. 下列关于烧伤九分法的面积估算，错误的是（　　）。

  A．头颈面各分为3%   B．双上肢为18%

  C．躯干为27%   D．双下肢为44%

  E．会阴为1%

9. 烧伤后第二个24 h，补胶体、晶体总量为（　　）。

  A．第一个24 h总量的1/2   B．第一个24 h总量的1/4

  C．与第一个24 h同量   D．第一个24 h总量的2倍

  E．根据实际情况再定

10. 下列关于Ⅰ度烧伤的叙述，错误的是（　　）。

  A．伤及表皮浅层   B．红、痛

  C．无水疱   D．又称红斑性烧伤

  E．愈后形成瘢痕

11. 烧伤后48 h内发生休克，其主要治疗措施是（　　）。

  A．镇静止痛   B．应用抗休克药物

C．应用抗生素　　　　　　　　　　D．及时清创包扎

E．液体疗法

12．（　　）不属于深Ⅱ度烧伤的特点。

A．伤及真皮深层　　　　　　　　　B．水疱小、壁厚

C．痛觉迟钝　　　　　　　　　　　D．全皮层烧伤

E．愈后有瘢痕

13．烧伤休克期扩容量的计算公式是（　　）。

A．烧伤总面积×体重（kg）×1.5＋生理需要量 2 000 mL

B．烧伤总面积×体重（kg）×1＋生理需要量 2 000 mL

C．Ⅱ、Ⅲ度烧伤总面积和×体重（kg）×1.5＋生理需要量 2 000 mL

D．Ⅱ、Ⅲ度烧伤总面积和×体重（kg）×1＋生理需要量 2 000 mL

E．Ⅲ度烧伤总面积和×体重（kg）×1.5＋生理需要量 2 000 mL

14．（　　）病人适合用包扎疗法。

A．头部烧伤　　　　　　　　　　　B．颈部烧伤

C．躯干大面积烧伤　　　　　　　　D．四肢烧伤

E．会阴部烧伤

15．烧伤后，不正确的急救方法是（　　）。

A．火中救出的烧伤病人疼痛者应先给吗啡止痛

B．有呼吸困难者应及早行气管切开术

C．烧伤创面不做特殊处理，不涂任何药物

D．及早使用抗生素和破伤风抗毒素

E．大面积烧伤均应及早静脉输液

16．大面积烧伤早期出现的休克属于（　　）。

A．过敏性休克　　　　　　　　　　B．心源性休克

C．神经源性休克　　　　　　　　　D．低血容量性休克

E．感染性休克

17．头颈部及会阴部烧伤病人的创面适合用（　　）。

A．包扎方法　　　　　　　　　　　B．暴露疗法

C．药物湿敷　　　　　　　　　　　D．半暴露疗法

E．翻身床

18．下列关于烧伤暴露疗法的护理，说法错误的是（　　）。

A．适用于头、颈、会阴烧伤　　　　B．保持稳定室温

C．室内有消毒隔离设施　　　　　　D．采用翻身床定时翻身

E．用无菌等渗盐水覆盖

19. 观察烧伤休克病人的液量是否补足，简易而重要的指标是（　　）。

    A. 血压　　　　　　　　　　B. 心率

    C. 尿量　　　　　　　　　　D. 末梢循环

    E. 精神状态

20. 烧伤后易发生低血容量性休克的时间为（　　）。

    A. 伤后 6～8 h　　　　　　　B. 伤后 48 h 内

    C. 伤后 3～5 天　　　　　　D. 伤后 72 h 后

    E. 伤后 2 周

21. 烧伤病人补液时，胶体和电解质的一般比例为（　　）。

    A. 1∶1　　　　　　　　　　B. 0.5∶1

    C. 1∶0.5　　　　　　　　　D. 1.5∶1

    E. 1∶1.5

22. 浅Ⅱ度和深Ⅱ度烧伤的共同特点是（　　）。

    A. 都有疼痛感和水疱　　　　B. 基底红，均匀，潮湿

    C. 都有血管栓塞征　　　　　D. 2 周左右愈合

    E. 都有瘢痕增生

【A₂ 型题】

23. 男性，18 岁，头部被菜刀砍伤已 2 天余，伤口长 6 cm，裂开，脓性分泌物较多。对该病人，正确的处理方法是（　　）。

    A. 彻底清创并缝合　　　　　B. 清创处理伤口，不缝合

    C. 控制感染，定期更换敷料　D. 清创、缝合并放置引流

    E. 清创、湿敷、包扎

24. 男性，25 岁，因车祸造成多发性损伤，急救时发现有窒息现象，腹部内脏脱出，股骨开放性骨折，血压低，脉微弱。对该病人，首先要处理的情况是（　　）。

    A. 窒息　　　　　　　　　　B. 腹部外伤

    C. 股骨开放性骨折　　　　　D. 休克

    E. 脉搏微弱

25. 男性，38 岁，被开水烫伤右手和右下肢（未烫及臀部），右侧腹部也有 3 个手掌大小的烫伤创面，创面水肿明显，剧烈疼痛，局部有大小不等的水疱，其烧伤面积和深度分别为（　　）。

    A. 23%，浅Ⅱ度　　　　　　B. 25.5%，深Ⅱ度

    C. 26%，浅Ⅱ度　　　　　　D. 28.5%，深Ⅱ度

    E. 31%，浅Ⅱ度

26．女性，24 岁，烧伤面积为 50%，伤后 8 h 入院，转送过程中输液 1 250 mL，入院测血压 10.7/6 kPa（80/50 mmHg），尿量 20 mL/h，四肢厥冷、呼吸急促。以上征象提示病人（　　）。

  A．血容量不足   B．心功能不全

  C．肺功能不全   D．肾功能不全

  E．以上都不是

27．男性，35 岁，体重 60 kg，Ⅱ度烧伤面积为 50%，伤后第 1 天应补液总量为（　　）。

  A．6 500 mL   B．5 500 mL

  C．2 500 mL   D．5 000 mL

  E．3 000 mL

【A₃/A₄ 型题】

（28～30 题共用题干）

男性，30 岁，体重 70 kg，烧伤后 4 h 送至医院。右上肢水肿明显，剧烈疼痛，有较大水疱；双下肢（不包括臀部）无水疱，皮肤焦黄色，触之不痛，如皮革样。

28．该病人的烧伤深度为（　　）。

  A．右上肢浅Ⅱ度，双下肢Ⅲ度   B．右上肢深Ⅱ度，双下肢Ⅲ度

  C．右上肢浅Ⅱ度，双下肢深Ⅱ度   D．右上肢与双下肢均为深Ⅱ度

  E．右上肢Ⅲ度，双下肢深Ⅱ度

29．该病人伤后第一个 24 h 的补液总量大约是（　　）。

  A．4 500 mL   B．5 250 mL

  C．6 250 mL   D．7 250 mL

  E．7 500 mL

30．输液过程中简便而又可靠的观察指标是（　　）。

  A．收缩压＞12 kPa   B．脉搏＜120 次/min

  C．尿量＞30 mL/h   D．中心静脉压正常

  E．肢端温暖

（31～32 题共用题干）

女性，21 岁，行阑尾切除术后 3 天，体温正常，换药时发现伤口针眼处皮肤发红，稍肿胀。

31．该病人此时的伤口情况是（　　）。

  A．缝线反应   B．伤口浅层感染

  C．伤口深层感染   D．可能形成脓肿

  E．伤口可能裂开

32. 正确的处理方法是（   ）。

    A．拆除有关缝线   B．70%乙醇湿敷

    C．拆除缝线敞开引流   D．10%～20%鱼石脂外敷

    E．0.1%依沙丫啶湿敷

三、简答题

1．创伤后的现场救护原则是什么？

2．简述烧伤病人暴露疗法的护理要点。

3．简述蛇咬伤的急救原则。

四、案例分析题

男性，20 岁，左侧胸壁刀刺伤，1 h 后出现极度呼吸困难，发绀，出冷汗。查体：神志清，烦躁不安，血压 75/45 mmHg，脉搏 140 次/ min，左侧胸廓饱满，气管移向右侧，叩诊呈鼓音，呼吸音消失。颈和上胸部存在广泛皮下气肿。胸穿时，针芯被自动推出并有血性液体流出。

请问：

（1）该病人目前可能发生了什么紧急情况？

（2）对该病人，急诊室护士应采取哪些紧急处理措施？

（3）该病人可能存在哪些护理诊断？

第八章 肿瘤病人的护理

【要点梳理】

本章重点为肿瘤病人围术期的护理和三级预防措施；本章难点为掌握肿瘤的护理评估方法，能运用肿瘤护理的知识对肿瘤病人实施整体护理。

一、概要

肿瘤是机体细胞在不同始动与促进因素长期作用下，产生过度增殖或异常分化所形成的新生物。根据肿瘤的形态学和生物学行为，肿瘤分为良性与恶性两大类，还有少数肿瘤生物学行为介于良性与恶性之间，称为交界性肿瘤。

二、护理措施

（一）一般护理

① 鼓励病人进食高蛋白、高维生素、高碳水化合物、清淡、易消化饮食；必要时遵医嘱给予肠内、外营养。② 观察疼痛的位置、性质、特点、持续时间；提供减轻疼痛的方法和环境；遵医嘱合理及时给予止痛药。

（二）手术治疗的护理

术前应充分准备，并给病人解释手术的必要性及重要性；术后积极采取有效措施，减少并发症，促进康复，指导病人进行功能锻炼并介绍功能重建的可能及所需条件。

（三）放射疗法的护理

（1）感染的预防：① 保持病室每日通风2次，每日2次紫外线空气消毒；② 监测体温及白细胞计数；③ 放射前要做好定位标志，放疗前后病人应静卧30 min避免干扰。

（2）防止皮肤、黏膜损伤：① 保护照射野皮肤；② 穿棉质、柔软、宽松内衣并勤更换；③ 避免各种刺激及使用粘贴胶布；④ 放疗期间加强局部黏膜清洁。

（3）脏器功能障碍的预防和护理：观察照射器官的功能状态变化，若发现严重不良反应时，应暂停放疗。

（四）化学疗法的护理

（1）组织坏死的预防及护理：掌握正确的给药方法；妥善固定针头。一旦发现药液漏出，应立即停止用药，尽量向外抽吸药液，局部皮下注入解毒药物，冷敷 24 h。

（2）栓塞性静脉炎的预防：选择合适的给药途径和方法。若为静脉给药，应根据药性选用适当的溶媒稀释至规定浓度，合理选择静脉并安排给药顺序，提高一针见血的成功率。

（3）胃肠道反应的护理：进食前用温盐水漱口，必要时给予镇痛止吐剂。口腔炎或溃疡剧痛者，可用 2%利多卡因喷雾，改用吸管吸取流质饮食，必要时行肠外营养；合并真菌感染时，用 3%碳酸氢钠液和制霉菌素液含漱；溃疡创面涂布 0.5%金霉素甘油。

（4）骨髓抑制的护理：常规监测血象变化每周 1～2 次。红细胞降低时给予必要的支持治疗；血小板降低时需注意安全、避免受伤；白细胞降低时要加强病室空气消毒，减少探视，预防医源性感染。对大剂量强化化疗者实施严密的保护性隔离或置于层流室。

（5）肾脏毒性反应的护理：鼓励病人大量饮水，对入量已足而尿少者酌情利尿。

（6）口腔黏膜反应的护理：保持口腔清洁，出现口腔溃疡可用相应漱口水含漱。

（7）皮肤反应的护理：防止皮肤破损；甲氨蝶呤、巯基嘌呤常引起皮肤干燥、全身瘙痒，可用炉甘石洗剂止痒，严重的病人出现剥脱性皮炎，需用无菌单行保护性隔离。

（8）脱发的护理：化疗时用冰帽局部降温、预防脱发。若脱发严重可戴发套。

（五）心理护理

① 震惊否认期：不阻止其发泄情绪，但要小心预防意外事件发生。医护人员的态度要保持一致性，肯定回答病人的疑问，减少病人怀疑及逃避现实的机会。② 愤怒期：应在病人面前表现出严肃且关心的态度，切忌谈笑风生。同时向家属说明病人愤怒的原因，让家属理解病人的行为。③ 磋商期：护士应加强对病人及家属的健康指导，维护病人的自尊、尊重病人的隐私，增强病人对治疗的信心，从而减少病人病急乱投医的不良后果。④ 抑郁期：鼓励病人发泄情绪，减轻心理压力反应。鼓励其家人陪伴，预防意外事故发生。⑤ 接受期：尊重病人意愿，替其限制访客，主动发现病人的需要并尽量满足需要。

（六）健康指导

① 保持心情舒畅；② 均衡饮食；③ 早期进行功能锻炼；④ 提高自理能力及自我保护意识；⑤ 按时接受各项后续治疗；⑥ 放、化疗病人应坚持血常规及重要脏器功能检查，每周 1～2 次；⑦ 肿瘤病人的随访应在恶性肿瘤治疗后最初 3 年内至少每 3 个月随访 1 次，以后每半年复查 1 次，5 年后每年复查 1 次；⑧ 动员社会支持系统的力量。

【习题精选】

一、名词解释

1. 肿瘤　　　　　　　　　　　　2. 交界性肿瘤

二、选择题

【A₁型题】

1. 下列选项中，（　　）属于肿瘤发生的内源性因素。
   A. 化学因素　　　　　　　　　B. 物理因素
   C. 遗传因素　　　　　　　　　D. 长期慢性刺激
   E. 生物性因素

2. 恶性肿瘤 TNM 分类中 M 表示（　　）。
   A. 原发肿瘤　　　　　　　　　B. 恶性程度
   C. 区域淋巴结　　　　　　　　D. 远处转移
   E. 预后情况

3. 诊断恶性肿瘤最可靠的检查是（　　）。
   A. 实验室检查　　　　　　　　B. B 超
   C. 放射性核素检查　　　　　　D. 病理检查
   E. X 线造影检查

4. 下列关于良性肿瘤特点的描述，错误的是（　　）。
   A. 肿块表面光滑　　　　　　　B. 边界清楚
   C. 为膨胀性生长　　　　　　　D. 为浸润性生长
   E. 生长缓慢

5. 下列关于恶性肿瘤的概念，描述正确的是（　　）。
   A. 间叶组织发生的称癌　　　　B. 上皮组织发生的称肉瘤
   C. 为浸润性生长　　　　　　　D. 早期即有全身症状
   E. 界限明显

6. 当前对多数早期肿瘤最好的治疗方法是（　　）。
   A. 手术疗法　　　　　　　　　B. 放射疗法
   C. 化学药物疗法　　　　　　　D. 中医中药疗法

E. 免疫疗法

7. 下列选项中，属于肿瘤二级预防的是（   ）。

    A. 教育高发区和高危人群定期体检   B. 控制环境污染

    C. 防止日光暴晒   D. 戒烟

    E. 不食霉变食物

8. 恶性肿瘤最早出现的症状是（   ）。

    A. 疼痛   B. 肿块

    C. 出血   D. 溃疡

    E. 梗阻

【A₂型题】

9. 李护士为一位癌症病人静脉注射氮芥，病人感到局部明显疼痛、肿胀，回抽无回血，立即拔出针头，但局部仍感疼痛。对此，正确的处理是（   ）。

    A. 给止痛药   B. 给热水袋热敷

    C. 10%硫代硫酸钠局部封闭   D. 外敷止痛膏

    E. 局部以 50%硫酸镁湿热敷

10. 男性，54 岁，刺激性干咳，痰中带血丝 3 个月，初步诊断为肺癌。下列属于该疾病的外源性因素的是（   ）。

    A. 家族史   B. 内分泌异常

    C. 长期使用免疫抑制剂   D. 长期吸烟

    E. 精神刺激

【A₃/A₄型题】

（11～12 题共用题干）

女性，40 岁，因乳房肿块入院。当病人得知患乳房癌并需要手术治疗后，表现为紧张不安、抑郁、脉快、精力不集中、失眠、不思饮食和暗自流泪。与其交谈时，该病人说："想得很多，担心治疗效果、孩子没人照顾和调换工作岗位等。"

11. 该病人目前最恰当的护理诊断是（   ）。

    A. 绝望   B. 预感性悲哀

    C. 焦虑   D. 恐惧

    E. 营养失调

12. 目前，最适合该病人的护理措施是（   ）。

    A. 教育、安慰   B. 提供饮食

    C. 同情、体贴   D. 经常巡视

    E. 用镇静剂

三、简答题

1. 静脉注射肿瘤化疗药物发生药液外漏时，应如何处理？
2. 简述肿瘤三级预防的内容及意义。

四、案例分析题

男性，55岁，有慢性肝炎史20年，肝区隐痛3个月，食欲减退，消瘦乏力。查体：贫血貌，肝右肋下缘触及，质硬，轻度压痛。实验室检查：甲胎蛋白阳性，B超和CT检查发现肝右叶5 cm占位，肝肾功能基本正常。

请问：

（1）对该病人最可能的诊断是什么？
（2）该疾病应该采取何种治疗方法？
（3）该病人主要的护理诊断有哪些？
（4）对该病人，主要应提供哪些护理措施？

第九章 颅脑疾病病人的护理

【要点梳理】

本章重点为颅内压增高、脑疝、颅脑损伤、颅内肿瘤等病人的护理评估和护理措施，脑疝的急救；本章难点为运用所学知识评估颅脑疾病病人病情的异常变化，并及时采取护理措施。

一、颅内压增高病人的护理

（一）概要

颅内压增高是因颅内容物体积或量的增加（包括脑体积增加、脑脊液过多、脑血流增加、颅内占位性病变等）和颅腔容量缩减，导致颅内压持续在 200 mmH$_2$O 以上，并出现头痛、呕吐、视盘水肿等临床表现的一种综合征。

脑疝是颅内压增高的严重并发症，指当颅腔某分腔有占位性病变时，该分腔的压力大于邻近分腔的压力，脑组织从压力高处向压力低处移位，压迫脑干、血管和神经而产生的一系列严重临床症状和体征。

（二）护理措施

（1）一般护理：① 抬高床头 15°～30°斜坡位；② 持续或间断吸氧；③ 每日输入量不超过 1 500～2 000 mL，输液速度不宜过快，24 h 尿量不少于 600 mL 即可；④ 维持正常体温；⑤ 加强基础护理。

（2）密切观察病人意识、瞳孔变化、生命体征、肢体活动和癫痫发作情况。

（3）防止颅内压骤升：安静休息，保持呼吸道通畅，避免剧烈咳嗽和便秘，及时控制癫痫发作。

（4）对症护理：① 高热：及时采取降温措施，必要时应用冬眠低温疗法；② 头痛：最好的方法是应用高渗性脱水剂，适当应用止痛剂，但禁用吗啡和哌替啶，避免咳嗽、打喷嚏、弯腰、低头等使头痛加重的因素；③ 躁动：寻找原因，并及时处理，慎用镇静剂，禁忌强制约束；④ 呕吐：及时清除呕吐物，防止误吸，观察并记录呕吐物的量和性状。

（5）用药护理：① 脱水治疗的护理：使用 20%甘露醇 250 mL，15～30 min 内快速滴完，脱水期间注意观察血压、脉搏、尿量变化；② 激素治疗的护理：使用肾上腺皮质激素应加强观察有无消化道应激性溃疡和感染发生。

（6）脑疝的急救与护理：快速静脉输注 20%甘露醇 200～400 mL，保持呼吸道通畅并给氧，密切观察病情变化，做好紧急手术的准备。

（7）脑室外引流的护理：① 妥善固定，引流管开口需高于侧脑室平面 10～15 cm；② 保持引流通畅；③ 每日引流量以不超过 500 mL 为宜；④ 每天更换引流袋，更换时先夹闭引流管，以防脑脊液逆流；⑤ 观察和记录脑脊液性状、量，引流管放置一般不宜超过 5～7 天，开颅术后脑室引流管一般放置 3～4 天，拔管前行夹管试验。

（8）冬眠低温疗法的护理：① 安置于单人房间，室温 18～20℃；② 用药前测量体温、脉搏、呼吸、血压；③ 用药半小时内不能搬动病人或为病人翻身，按医嘱给冬眠药物，待病人进入冬眠状态，方可加用物理降温，降温速度以每小时下降 1℃为宜，保持肛温 32～34℃为宜；④ 密切观察生命体征；⑤ 每日液体输入量不宜超过 1 500 mL；⑥ 预防肺部、泌尿系感染，防止冻疮和压疮等；⑦ 冬眠低温治疗时间一般为 3～5 天，终止冬眠疗法时先停止物理降温，然后停冬眠药物。

二、颅脑损伤病人的护理

（一）头皮损伤病人的护理

头皮损伤是因外力作用使头皮完整性或皮内发生改变，是最常见的颅脑损伤。

护理措施：① 密切监测生命体征、尿量及神志变化；② 注意观察伤口情况，保持敷料清洁和干燥；③ 预防感染；④ 必要时给予镇静剂和镇痛剂；⑤ 给予精神和心理上的支持。

（二）颅骨骨折病人的护理

颅骨骨折是指颅骨受暴力作用致颅骨结构改变。

护理措施：① 密切观察病人病情变化。② 协助病人做好辅助检查，明确诊断。③ 脑脊液外漏的护理：床头抬高 15°～30°，维持到脑脊液漏停止后 5～7 天；保持外耳道、鼻腔、口腔清洁；严禁从鼻腔吸痰和放置胃管，禁止耳鼻滴药、冲洗和堵塞，禁忌腰穿；避免用力咳嗽、打喷嚏、擤鼻涕及用力排便；观察有无颅内感染的迹象；按医嘱应用抗生素和破伤风抗毒素。

（三）脑损伤病人的护理

脑损伤是指脑膜、脑组织、脑血管及脑神经的损伤。

护理措施：

（1）现场急救：保持呼吸道通畅；妥善处理伤口；防治休克；做好护理记录。

（2）病情观察：每15～30 min观察记录1次，稳定后可适当延长。① 伤后一侧瞳孔散大、对侧肢体瘫痪，提示脑受压或脑疝；双侧瞳孔散大、对光反应消失、眼球固定，多为原发性脑干损伤或临终状态；双侧瞳孔缩小，对光反应迟钝，可能为脑桥损伤或蛛网膜下腔出血；双侧瞳孔大小多变，对光反射消失伴眼球分离，提示中脑损伤。② 先测呼吸，再测脉搏，最后测血压。若创伤累及脑干，可出现体温不升或中枢性高热；伤后数日后体温升高，常提示有感染存在。③ 原发性脑损伤引起的局灶症状，伤后立即出现，不再继续加重；继发性脑损伤的症状，在伤后逐渐出现，多呈进行性加重。

（3）一般护理：减轻脑水肿、降低颅内压，避免颅内压突然升高等因素。

（4）对症护理：做好高热、躁动、便秘等护理。

（5）并发症护理：做好颅内压增高、脑疝、外伤性癫痫、应激性溃疡等护理。

三、脑脓肿病人的护理

脑脓肿是化脓性细菌侵入脑组织引起化脓性炎症，并形成局限性脓肿。

护理措施：① 密切观察病情变化；② 遵医嘱使用有效抗生素控制感染；③ 避免颅内压增高因素，防止意外发生；④ 加强营养，增强抵抗力；⑤ 引流管置于脓腔中心，引流高度至少低于脓腔30 cm，保持引流管固定和通畅，每日更换引流袋，术后24 h方可进行脓腔冲洗，脓腔闭合后及时拔管；⑥ 加强心理护理和健康指导。

四、颅内和椎管内肿瘤病人的护理

（一）颅内肿瘤病人的护理

颅内肿瘤是指颅内占位性新生物。

护理措施：

（1）一般护理：保持头高足低位，均衡饮食，保持呼吸道畅通，控制癫痫发作，加强生活护理和心理护理。

（2）术前护理：做好术前常规准备；消除引起颅内压增高的因素，及时施行降低颅内压的措施；做好皮肤准备；术前应用阿托品，以减少呼吸道分泌和抑制迷走神经。

（3）术后护理：① 一般护理：幕上开颅术后应卧向健侧，幕下开颅术后早期取去枕侧卧或侧俯卧位；注意颅内压增高症状的评估；一般颅脑手术后，次日即可进流质，因颅脑手术后均有脑水肿反应，控制输液量以每日1 500～2 000 mL为宜；保持呼吸道畅通、吸氧；加强引流管的护理、疼痛护理、癫痫护理及生活护理。② 并发症的预防和护理：

颅内出血是脑手术后最危险的并发症，及时报告医师并做好再次手术准备；严格无菌操作，加强营养和基础护理及使用抗生素等，防治切口感染；对于中枢性高热，一般物理降温效果较差，需采用冬眠低温疗法；其他并发症包括尿崩症、胃出血、顽固性呃逆、癫痫发作等，应注意观察，及时发现和处理。③ 做好化疗、放疗的护理。④ 加强健康指导。

（二）椎管内肿瘤病人的护理

椎管内肿瘤又称脊髓肿瘤，指发生于脊髓本身和椎管内与脊髓邻近组织的原发性或转移性肿瘤。

护理措施：① 一般护理：卧硬板床，翻身时要呈直线；术后取俯卧位或侧卧位，必须使头部和脊柱的轴线保持一致。② 密切观察病情变化。③ 及时清除呼吸道分泌物并保持通畅。④ 防止腹胀；防止大、小便失禁或便秘和尿潴留。⑤ 防止意外伤害。⑥ 加强心理护理；尽早功能锻炼。

五、脑血管病变病人的护理

（一）颅内动脉瘤病人的护理

颅内动脉瘤是颅内动脉壁的囊性膨出，是造成蛛网膜下腔出血的首位原因。

护理措施：

（1）预防出血或再次出血：① 卧床休息，抬高床头 15°～30°，保持情绪稳定，保证充足睡眠；② 维持颅内压在 100 mmH$_2$O，避免颅内压骤降或增高；③ 维持血压稳定，一旦出现血压升高，遵医嘱使用降压药物，使血压下降10%即可。

（2）术前护理：除术前常规准备外，介入治疗者做好腹股沟区皮肤准备；大脑动脉环前部的颅内动脉瘤病人行封闭治疗，进行颈动脉压迫试验及练习。

（3）术后护理：① 脑血管痉挛：表现为一过性神经功能障碍，术后常用尼莫地平治疗。② 脑梗死：表现为一侧肢体无力、偏瘫、失语，甚至出现意识障碍等症状，病人若处于高凝状态，应用肝素预防。发生脑梗死时，绝对卧床休息，保持平卧位，遵医嘱给予扩血管、扩容、溶栓治疗。③ 穿刺部位局部血肿：介入治疗后病人绝对卧床休息 24 h，术侧下肢制动 8～12 h，穿刺点加压包扎，并用沙袋压迫 8～10 h。

（二）颅内动静脉畸形病人的护理

颅内动静脉畸形是先天性脑血管发育异常，由一支或数支弯曲扩张的动脉和静脉形成的血管团。

护理措施：规律生活，避免情绪激动和剧烈运动；合理饮食，保持大便通畅，避免暴饮暴食和酗酒；对于高血压和癫痫发作者，遵医嘱服用降压药及抗癫痫药。

（三）脑卒中病人的护理

脑卒中是各种原因引起的脑血管疾病的急性发作，造成脑的供应动脉狭窄或闭塞及非外伤性的脑实质出血。

护理措施：① 术前护理：除术前常规护理外，注意控制血压、降低颅内压。在溶栓、抗凝治疗期间，注意观察药物疗效及不良反应。② 术后护理：参考颅内肿瘤病人的护理。③ 加强健康指导。

【习题精选】

一、名词解释

1. 颅内压   2. 颅内压增高

3. 脑疝   4. 库欣反应

5. 小脑幕切迹疝   6. 枕骨大孔疝

二、选择题

【A₁ 型题】

1. 正常成人的颅内压范围是（   ）。

    A. $50\sim100\,mmH_2O$　　　　　　　　B. $70\sim200\,mmH_2O$

    C. $100\sim200\,mmH_2O$　　　　　　　D. $70\sim180\,mmH_2O$

    E. $20\sim30\,mmH_2O$

2. 颅内压增高病人宜采取的体位是（   ）。

    A. 床头抬高 15°～30°　　　　　　　B. 床尾抬高 15°～30°

    C. 平卧位　　　　　　　　　　　　D. 床头、床尾均抬高 15°

    E. 俯卧位

3. 颅内压增高时颅内压的调节主要通过（   ）。

    A. 脑组织从高压区向低压区部分移位　　B. 脑静脉血被排挤到颅腔外

    C. 颅腔内脑脊液量的减少　　　　　　D. 脑血管的自动调节

    E. 脑组织被压缩

4. 颅内压增高的"三主征"是指（   ）。

    A. 偏瘫、偏盲、偏身感觉缺损　　　　B. 头痛、呕吐、偏瘫

C．头痛、抽搐、偏瘫　　　　　　　D．头痛、呕吐、血压增高

E．头痛、呕吐、视盘水肿

5．下列关于颅内压增高病人的治疗措施，不正确的是（　　）。

A．症状较重者采用静脉快速滴入 20% 甘露醇液

B．症状较轻的老年病人可口服利尿剂

C．症状明显者可行腰椎穿刺放液减压疗法

D．脑水肿明显者可使用较大剂量激素治疗

E．补液量＜2 000 mL

6．临床上应用 20% 甘露醇降低颅内压，正确的输液方法是（　　）。

A．快速静推　　　　　　　　　　　B．缓慢静滴，防止高渗液产生静脉炎

C．1～2 h 滴完 250 mL　　　　　　D．15～30 min 内滴完 250 mL

E．输液速度控制在 60～80 滴/min

7．颅内压增高的原因不包括（　　）。

A．颅内占位性病变　　　　　　　　B．脑体积增加

C．严重休克　　　　　　　　　　　D．颅腔狭小

E．脑脊液分泌和吸收失调

8．颅内压增高病人头痛时可适当应用止痛剂，但禁用（　　）。

A．吗啡、哌替啶　　　　　　　　　B．鲁米那

C．强痛定　　　　　　　　　　　　D．氨酚待因片

E．去痛片

9．急性颅内压增高病人早期典型的生命体征变化是（　　）。

A．脉快，呼吸急促　　　　　　　　B．脉快，血压降低

C．脉快，血压高　　　　　　　　　D．脉慢，呼吸慢，血压高

E．脉慢，血压低

10．通过改善毛细血管通透性降低颅内压的治疗方法是（　　）。

A．脱水治疗　　　　　　　　　　　B．过度换气

C．激素治疗　　　　　　　　　　　D．冬眠低温治疗

E．脑室穿刺外引流术

11．颅内压高所致头痛的最典型特征是（　　）。

A．清晨醒来发作较多　　　　　　　B．与颅内高压不成正比

C．与病灶部位不完全一致　　　　　D．咳嗽喷嚏时较重

E．儿童往往不明显

【A₂ 型题】

12. 女性，43 岁，被汽车撞倒，头部受伤，唤之睁眼，回答问题错误，检查时躲避刺痛，其格拉斯哥昏迷评分为（　　）。

    A. 15 分　　　　　　　　　　　B. 12 分

    C. 11 分　　　　　　　　　　　D. 8 分

    E. 5 分

13. 女性，68 岁，因颅内压增高，头痛逐渐加重。该病人在行腰椎穿刺脑脊液检查后突然停止呼吸，双侧瞳孔直径 2 mm，而后逐渐散大，血压下降。该病人最可能出现了（　　）。

    A. 小脑幕切迹疝　　　　　　　　B. 枕骨大孔疝

    C. 大脑镰下疝　　　　　　　　　D. 脑干缺血

    E. 脑血管意外

【A₃/A₄ 型题】

（14～15 题共用题干）

男性，35 岁，近半年来额部及两颞部疼痛，用力时加重，晨起及傍晚时较重；常伴有恶心，有时呕吐。查体：神志清楚，视盘边缘模糊，静脉充盈迂曲，视盘略隆起，肢体运动正常。

14. 对该病人可能的诊断是（　　）。

    A. 视神经炎　　　　　　　　　　B. 颅内压增高

    C. 神经性头痛　　　　　　　　　D. 血管性头痛

    E. 脑膜炎

15. 为确定病变性质，可进行（　　）。

    A. 腰椎穿刺　　　　　　　　　　B. 脑血管造影

    C. CT 扫描　　　　　　　　　　D. 颅脑超声波检查

    E. 颅骨 X 线摄片

（16～17 题共用题干）

男性，45 岁，3 天前因车祸伤及头部，头痛、呕吐逐渐加重，用力咳嗽后突然不省人事。查体：病人呈昏迷状态，左侧瞳孔散大，对光反应消失，眼底视盘水肿，右侧肢体瘫痪，呼吸血压不稳。

16. 该病人最可能出现了（　　）。

    A. 枕骨大孔疝　　　　　　　　　B. 右侧颞叶疝

    C. 左侧颞叶疝　　　　　　　　　D. 大脑镰下疝

　　E．原发性脑干损伤

17．对该病人，应立即采取的急救措施为（　　　）。

　　A．立即开颅减压　　　　　　　　B．立即行脑脊液体外引流

　　C．行冬眠低温疗法　　　　　　　D．行脑脊液分流术

　　E．静脉输注高渗性利尿剂

三、简答题

　　1．简述颅内压增高的临床表现。

　　2．简述脑疝的急救措施。

　　3．简述颅内肿瘤病人的护理措施。

四、案例分析题

　　男性，45 岁，头痛 8 个月，用力时加重，多见于清晨及晚间，常伴有恶心，有时呕吐。经 CT 检查诊断为颅内占位性病变、颅内压增高，为行手术治疗入院。入院后第 3天，因用力排便，突然出现剧烈头痛、呕吐，右侧肢体瘫痪，随即意识丧失。查体：血压 150/88 mmHg，呼吸 16 次/min，脉搏 56 次/min；左侧瞳孔散大，对光反应消失。

　　请问：

　　（1）该病人目前出现了何种问题？依据是什么？

　　（2）对该病人，目前的急救护理措施有哪些？

第十章 颈部疾病病人的护理

【要点梳理】

> 本章重点为甲状腺疾病的症状、体征和护理措施；本章难点为掌握常见甲状腺疾病的护理评估方法，能运用甲状腺疾病的护理知识对甲状腺疾病病人实施整体护理。

一、单纯性甲状腺肿病人的护理

（一）概要

单纯性甲状腺肿是指由多种原因引起的非炎症性或非肿瘤性甲状腺肿大，一般不伴有甲状腺功能异常的临床表现。甲状腺功能和基础代谢率除了结节性甲状腺肿可继发甲状腺功能亢进外，大多数正常。早期，甲状腺呈对称弥漫性肿大，表面光滑、无压痛，随吞咽上下移动。甲状腺显著肿大时可引起压迫症状。

（二）护理措施

（1）非手术治疗病人的护理：① 病情观察：观察病人甲状腺肿大的程度、质地，有无结节及压痛，颈部增粗的进展情况。② 用药护理：观察药物疗效和不良反应。如出现甲状腺功能亢进症表现，应及时汇报医师处理。③ 心理护理。

（2）手术治疗病人的护理：见甲状腺功能亢进病人的护理。

（3）健康指导：① 指导病人多进食含碘丰富的食物，并食用碘盐，避免大量摄入阻碍 TH 合成的食物。② 应坚持长期服药，以免停药后复发。学会观察药物疗效及不良反应。③ 妊娠、哺乳、青春发育期应增加碘的摄入，预防本病的发生。

二、甲状腺功能亢进病人的护理

（一）概要

甲状腺功能亢进是由各种原因导致甲状腺素分泌过多而引起的以全身代谢亢进为主要特征的疾病总称，主要表现为甲状腺肿大、交感神经功能亢进（多语、急躁、易激动、失眠、怕热、多汗）、突眼、心血管功能改变（心悸、脉率常在 100 次/min 以上）、基础代谢率增高。

（二）护理措施

1. 术前护理

（1）完善术前检查：完善术前常规检查和必要的化验检查。

（2）一般护理：① 饮食护理：可进高热量、高蛋白质、富含维生素的食物，禁止饮用浓茶、咖啡等刺激性饮料；② 体位训练：术前教会病人头低肩高体位。

（3）用药护理：① 单用碘剂：常用复方碘化钾溶液，每日 3 次，口服，第 1 日每次 3 滴，第 2 日每次 4 滴，以后逐日每次增加 1 滴至每次 16 滴止，然后维持此剂量；② 先服用硫脲类药物，待甲亢症状基本控制后停药，再单独服用碘剂 1~2 周，再行手术；③ 少数病人服碘剂 2 周后症状改善不明显，可同服硫脲类药物，待甲亢症状基本控制后停服硫脲类药物，再继续单独服用碘剂 1~2 周后手术。服药期间严密观察药物的反应与效果。

（4）眼睛护理：对突眼病人可戴黑眼罩或用油纱布遮盖。

（5）术前准备：教会病人正确深呼吸、有效咳嗽及咳痰的方法。术前 12 h 禁食，4 h 禁水。术日晨准备麻醉床，床旁备引流装置、无菌手套、拆线包及气管切开包等急救物品。

2. 术后护理

（1）一般护理：① 饮食护理：病人全麻清醒后，即可饮用少量温水或凉水。若无不适，逐渐给予微温流质饮食，逐步过渡到普食。② 体位和活动：病人全麻清醒后，血压平稳取半坐卧位。在床上变换体位，起身活动、咳嗽时可用手固定颈部。

（2）病情观察：① 监测生命体征：病人出现脉率过快，体温升高，应警惕甲状腺危象的发生；② 注意观察切口渗血情况；③ 观察并记录引流液量、颜色和性状；④ 注意病人的发音情况；⑤ 观察病人进食流质饮食后有无呛咳或误咽；⑥ 观察病人有无面部、唇部或手足部的针刺样麻木感或强直感。

（3）疼痛护理：遵医嘱及时应用止痛药。

（4）保持呼吸道调畅：协助病人有效咳嗽，必要时行超声雾化吸入。

（5）用药护理：甲亢病人术后遵医嘱继续服用复方碘化钾溶液，年轻病人术后常口服甲状腺素。

（6）并发症的观察与护理：注意观察有无呼吸困难和窒息、喉返神经损伤、喉上神经损伤、甲状旁腺损伤、甲状腺危象等并发症的表现，并遵医嘱做出相应的处理。

三、甲状腺肿瘤病人的护理

（一）概要

（1）甲状腺腺瘤：最常见的甲状腺良性肿瘤。病人颈部出现圆形或椭圆形结节，多为单发。结节质地稍硬，表面光滑，边界清楚，无压痛，随吞咽上下移动。

（2）甲状腺癌：最常见的甲状腺恶性肿瘤。可分为乳头状癌、泡状腺癌、未分化癌和髓样癌。腺体内肿块质硬而固定、表面不平是各种病理类型甲状腺癌的共同表现。

（二）护理措施

1. 术前护理

① 术前指导并督促病人练习颈过伸体位；② 保证病人术前晚充分休息和睡眠；③ 做好心理护理。

2. 术后护理

（1）一般护理：① 病情平稳后，可少量饮水。若病人无不适感，鼓励其进食或经吸管吸入流质饮食，逐步过渡为半流质饮食及软食。② 病人血压平稳后，给予半卧位，鼓励床上活动；保证病人充足的休息和睡眠，适当应用镇静止痛药物。

（2）病情观察：监测生命体征，了解病人的发音和吞咽情况，注意切口及引流管引流情况。

（3）对于甲状腺手术，尤其是行颈淋巴结清扫术的病人，床旁必备气管切开包。

（4）根据病人术后病理结果，指导病人调整心态，配合后续治疗。

（5）健康指导：① 指导病人头颈部制动一段时间后，开始逐步练习活动，促进颈部的功能恢复；② 指导病人出院后定期复诊，教会病人自行检查颈部，若出现颈部肿块或淋巴结肿大等，及时就诊。

【习题精选】

一、名词解释

1. 甲状腺功能亢进

2. 甲状腺危象

二、选择题

【A₁型题】

1. 某病人甲状腺功能亢进症术后切口出血,颈部迅速肿大,呼吸困难。此时应（   ）。
   A. 立即吸氧,拆线止血   B. 立即拆线,消除血肿止血
   C. 立即在颈部置冰袋,止血   D. 立即口服复方碘剂 1～2 mL
   E. 立即应用呼吸兴奋剂,止血

2. 甲状腺大部切除术后,并发手足抽搐。此时应（   ）。
   A. 限制肉、乳、蛋类食品   B. 给予镇静剂
   C. 口服葡萄糖酸钙   D. 静脉注射葡萄糖酸钙
   E. 口服乳酸钙

3. 甲亢病人术后出现甲状腺危象,其表现不包括（   ）。
   A. 谵妄   B. 烦躁不安
   C. 心率加快   D. 手足抽搐
   E. 高热

4. 甲状腺功能亢进症术后最危急的并发症是（   ）。
   A. 术后呼吸困难和窒息   B. 甲状旁腺损伤
   C. 喉返神经损伤   D. 喉上神经损伤
   E. 甲状腺危象

5. 预防甲亢病人术后甲状腺危象的关键在于（   ）。
   A. 术后使用镇静剂   B. 加强术后护理
   C. 术前使基础代谢率降至正常范围 D. 术后使用镇痛剂
   E. 术时选用全身麻醉

6. 甲状腺危象的好发时间为（   ）。
   A. 术后 36～72 h   B. 术后 12～36 h
   C. 术后 48 h   D. 术后 24～48 h
   E. 术后 6 h

7. 原发性甲亢的特有表现是（   ）。
   A. 双手震颤   B. 脉率大于 100 次/min
   C. 脉压增大   D. 突眼症
   E. 多汗

8. 甲亢术后发生手足搐搦的原因是（   ）。
   A. 术后出血   B. 喉头水肿

C．喉返神经损伤　　　　　　　　　　D．甲状旁腺损伤

E．喉上神经损伤

9．喉上神经内支损伤的临床表现为（　　　）。

A．饮水呛咳　　　　　　　　　　　　B．音调降低

C．声音嘶哑　　　　　　　　　　　　D．吞咽困难

E．呼吸困难

10．基础代谢率 BMR 的计算公式为（　　　）。

A．$BMR=$（脉率＋舒张压）-111　　　B．$BMR=$（脉率＋收缩压）-111

C．$BMR=$（脉率＋脉压）-111　　　　D．$BMR=$脉率＋脉压

E．$BMR=$脉率＋收缩压

11．甲亢病人术前服用复方碘化钾溶液不会产生的作用是（　　　）。

A．抑制甲状腺激素的释放　　　　　　B．减少甲状腺血运

C．使腺体变小变硬　　　　　　　　　D．促使手足抽搐的发生

E．利于手术的进行

12．甲状腺术后喉上神经外支损伤可出现（　　　）。

A．呼吸困难　　　　　　　　　　　　B．误咽

C．音调降低　　　　　　　　　　　　D．声音嘶哑

E．失音

【A₂型题】

13．女性，30 岁，甲状腺手术后声音嘶哑。这是由（　　　）引起的。

A．喉上神经损伤　　　　　　　　　　B．喉返神经损伤

C．甲状旁腺误切　　　　　　　　　　D．气管误伤

E．甲状腺切除过多

14．女性，42 岁，行单侧甲状腺大部分切除术，术后 12 h，发现颈部肿大、呼吸困难，应立即（　　　）。

A．吸氧　　　　　　　　　　　　　　B．气管切开

C．拆除缝线，清除血肿　　　　　　　D．蒸气吸入

E．吸痰

15．男性，35 岁，于甲状腺癌术后第 2 天出现手足抽搐。对此，有效的治疗方法是（　　　）。

A．给予肉类和蛋类饮食　　　　　　　B．静脉输入高渗葡萄糖

C．吸氧　　　　　　　　　　　　　　D．静脉注射 10%葡萄糖酸钙溶液

E．给予镇静剂

【A₃/A₄ 型题】

（16～18 题共用题干）

男性，32 岁，甲状腺大部分切除术后，出现进行性呼吸困难、烦躁不安、发绀。体检发现其颈部增粗，切口有血性渗出。

16. 该并发症的病因为（　　）。

　　A．气管塌陷　　　　　　　　　B．痰液阻塞

　　C．神经损伤　　　　　　　　　D．切口内血肿压迫

　　E．喉头水肿

17. 该并发症多发生在术后（　　）。

　　A．48 h 内　　　　　　　　　B．72 h 内

　　C．96 h 内　　　　　　　　　D．一周以内

　　E．以上均不是

18. 发生上述并发症后，首选的处理方法是（　　）。

　　A．气管插管　　　　　　　　　B．吸氧

　　C．压迫止血　　　　　　　　　D．气管切开

　　E．拆除切口缝线，敞开伤口，去除血块

（19～21 题共用题干）

女性，35 岁，原发性甲状腺功能亢进。入院后在清晨起床前测得脉率为 110 次/min，血压为 140/80 mmHg，拟在服用复方碘化钾溶液等术前准备后，择期行甲状腺大部分切除术。

19. 按简便公式计算，该病人的基础代谢率（BMR）为（　　）。

　　A．50%　　　　　　　　　　　B．59%

　　C．109%　　　　　　　　　　D．139%

　　E．170%

20. 术前服用碘剂的作用是（　　）。

　　A．抑制甲状腺合成　　　　　　B．对抗甲状腺素作用

　　C．促进甲状腺素合成　　　　　D．抑制甲状腺素释放

　　E．减少促甲状腺激素分泌

21. 该病人经药物治疗后，未达到手术标准的指标有（　　）。

　　A．脉率大于 100 次/min　　　　B．BMR 小于＋20%

　　C．情绪稳定，睡眠好转　　　　D．体重增加

　　E．甲状腺腺体缩小变硬

（22～24题共用题干）

女性，38岁，诊断为巨大结节性甲状腺肿，在颈丛麻醉下行一侧甲状腺次全切除术，术后第2天突然发生手足持续性痉挛。

22．此时的首要处理原则为（　　　）。

  A．检查引流管通畅与否   B．气管切开

  C．立即行喉镜检查   D．立即静脉注射10%氯化钙20 mL

  E．拆除颈部伤口缝线，检查有无积血

23．该病人需进一步做的检查是（　　　）。

  A．查血清T_3和T_4 B．查肝功能

  C．查血糖   D．查血气分析

  E．查血清钙、磷浓度

24．该病人发生手足持续性痉挛的可能原因为（　　　）。

  A．切口内出血压迫气管   B．喉头水肿

  C．气管塌陷   D．双侧喉返神经损伤

  E．甲状旁腺被误切或误伤

三、简答题

1．甲亢术后最危急的并发症是什么？该如何处理？

2．如何对甲亢病人进行术后护理？

四、案例分析题

男性，42岁，2周前无意中发现颈前区有一肿块，无任何不适。体检：颈前区偏左有一3 cm×2 cm肿块，质中等，边界不清，随吞咽活动，无触痛；放射性核素扫描见左甲状腺有一冷结节。临床拟诊"甲状腺占位性病变"收入院，完善术前准备后行手术治疗；术中病理证实为"甲状腺乳头状腺癌"，即行左侧甲状腺全切、右侧甲状腺次全切除术。术后4 h，病人先主诉胸闷、气急，随后出现颈部增粗、呼吸困难、发绀。

请问：

（1）该病人出现呼吸困难的原因是什么？

（2）甲状腺术后出现呼吸困难的常见原因有哪些？

第十一章　胸部疾病病人的护理

【要点梳理】

> 本章重点为胸部损伤、肺癌、食管癌、二尖瓣狭窄和冠心病病人的护理措施；本章难点为熟练掌握胸部损伤、肺癌、食管癌、二尖瓣狭窄和冠心病病人的护理评估方法，能对胸部损伤、肺癌、食管癌、二尖瓣狭窄和冠心病病人实施整体护理。

一、胸部损伤病人的护理

（一）肋骨骨折病人的护理

肋骨骨折是指肋骨的完整性和连续性中断。

护理措施：

（1）维持有效气体交换：① 保持呼吸道通畅；② 吸氧；③ 病情稳定者可取半卧位，以使膈肌下降，有利于呼吸；④ 胸带固定胸廓的病人，注意调整胸带的松紧。

（2）缓解疼痛：① 妥善固定胸部；② 遵医嘱镇痛；③ 病人咳嗽、咳痰时，协助或指导病人及家属用双手按压患侧胸壁，以减轻伤口震动产生的疼痛。

（3）病情观察：密切观察生命体征及神志的变化，观察胸部活动情况，及时发现有无呼吸困难或反常呼吸，发现异常及时通知医师并协助处理。

（4）防治感染：① 监测体温变化，若体温超过 38.5℃，及时通知医师并配合处理；② 及时更换创面敷料，保持敷料清洁、干燥和引流通畅；③ 对开放性损伤者，遵医嘱肌注破伤风抗毒素及合理使用抗生素。

（5）健康指导：① 向病人说明深呼吸、有效咳嗽的意义，鼓励病人在胸痛的情况下积极配合治疗；② 需要做胸腔穿刺、胸腔闭式引流者，操作前向病人或家属说明治疗的目的，以取得配合；③ 告知病人损伤恢复期间胸部仍有轻微疼痛，活动不适时疼痛可能会加重，但不影响患侧肩关节锻炼及活动；④ 肋骨骨折后 3 个月应复查胸部 X 线，了解骨折愈合情况。

（二）气胸与血胸病人的护理

胸膜腔内积气称为气胸。根据胸膜腔内压力情况，可分为闭合性气胸、开放性气胸和张力性气胸。胸膜腔内积血称为血胸。血胸常与气胸同时存在，称为血气胸。

护理措施：

（1）维持有效气体交换：参见本节肋骨骨折病人的护理。

（2）补充血容量：迅速建立静脉通路，按医嘱补充血容量。

（3）病情观察：监测生命体征，尤其注意呼吸型态、频率及呼吸音的变化；观察病人神志、瞳孔、尿量等变化；遵医嘱行血常规和生化检查；观察胸腔引流液的量、颜色和性质。

（4）胸腔闭式引流的护理：① 保持胸腔闭式引流系统的密闭：引流管周围用油纱布严密包盖，随时检查整个引流装置是否密闭。② 严格无菌操作，防止逆行感染。③ 保持引流管通畅。④ 观察引流液的量、性质、颜色，并准确记录。⑤ 妥善固定。⑥ 适时拔管：24 h 引流液少于 50 mL，或脓液少于 10 mL，无气体溢出，病人无呼吸困难，听诊呼吸音恢复，胸部 X 线显示肺膨胀良好，可考虑拔管。

（5）并发症的观察与护理：① 切口感染：保持切口敷料清洁、干燥，观察切口有无红、肿、热、痛等炎症表现，如有异常，及时通知医师处理。② 肺部和胸腔感染：监测体温变化及痰液性质，如病人出现畏寒、高热或咳脓痰等感染征象，及时通知医师并配合处理。

（三）心脏损伤病人的护理

心脏损伤分为钝性心脏损伤和穿透性心脏损伤。

护理措施：

（1）急救：对怀疑有心脏压塞者，立即配合医师行心包腔穿刺减压术，并尽快做好开胸探查准备。

（2）补充血容量：① 迅速建立至少 2 条以上静脉通路，并监测中心静脉压；② 经急救及抗休克处理后，病情无明显改善且出现胸腔内活动性出血者，立即做好开胸探查止血的准备。

（3）病情观察：① 严密观察病人的生命体征变化；② 观察病人神志、瞳孔、中心静脉压、尿量及有无心脏压塞等表现。

（4）缓解疼痛：遵医嘱给予镇痛药物。

（5）预防感染：① 遵医嘱合理、足量、有效应用抗生素；② 监测体温变化，出现畏寒、发热等及时通知医师并配合处理。

（6）术后护理：参见气胸与血胸病人的护理相关内容。

（四）膈肌损伤病人的护理

膈肌损伤分为钝性膈肌损伤和穿透性膈肌损伤。下胸、上腹部损伤病人，注意胸腹腔脏器有无损伤，诊断未明确前病人禁饮食、留置胃管行胃肠减压，观察胸腔引流管中有无胃肠液，并做好术前准备。

二、肺癌病人的护理

肺癌多数起源于支气管黏膜上皮，也称支气管肺癌。根据癌肿发生的部位，可分为中心型肺癌和周围型肺癌；根据细胞分化程度和形态特征，临床常见的肺癌可分为非小细胞肺癌和小细胞肺癌，非小细胞癌主要包括鳞状细胞癌（鳞癌）、腺癌、大细胞癌。

护理措施：

1. 术前护理

（1）改善呼吸功能，预防术后感染：① 术前应戒烟 2 周以上；② 保持呼吸道通畅；③ 控制感染；④ 腹式呼吸与有效咳嗽训练。

（2）改善营养状况：指导病人进食高热量、高蛋白、高维生素饮食；遵医嘱给予肠内或肠外营养。

2. 术后护理

（1）采取合适体位：① 病人未清醒前取平卧位，头偏向一侧，麻醉清醒、血压平稳后改为半坐卧位。② 特殊情况下病人体位：楔形切除术或肺段切除术者，尽量选择健侧卧位；一侧肺叶切除术者，呼吸功能尚可者可取健侧卧位，呼吸功能差者避免健侧肺受压；全肺切除者，避免过度侧卧，可取 1/4 侧卧位；血痰和支气管瘘者，取患侧卧位。

（2）病情观察：术后 2～3 h 内，每 15 min 测量生命体征一次，稳定后改为 30 min 至 1 h 测量一次。定时观察呼吸并呼唤病人；严密观察肢端温度，甲床、口唇及皮肤颜色，周围静脉充盈情况等。

（3）呼吸道护理：① 给予鼻塞或面罩吸氧；② 密切观察呼吸的频率、幅度及节律，有无气促、发绀、血氧饱和度等，听诊肺部呼吸音，有无痰鸣音；③ 协助病人进行深呼吸和有效咳嗽；④ 呼吸道分泌物黏稠者，给予超声雾化；⑤ 对于咳痰无力，呼吸道分泌物滞留者予以吸痰。

（4）胸腔闭式引流护理：全肺切除术后病人的胸腔引流管一般呈钳闭状态，随时观察病人的气管是否居中，如出现呼吸困难、烦躁不安、出冷汗等情况，立即通知医师。

（5）维持液体平衡和补充营养：① 严格控制输液的量和速度；② 补充营养。

（6）减轻疼痛：① 遵医嘱应用镇痛药；② 胸带约束；③ 咳嗽时协助固定胸廓。

（7）活动与休息：① 协助并鼓励病人早期活动；② 指导病人进行手臂和肩关节的运动。

（8）并发症的观察与护理：① 出血：密切观察病人的生命体征，定时检查伤口敷料及引流管周围的渗血情况，观察胸腔引流液的量、颜色和性质；② 肺部并发症：常见有肺不张、肺感染、急性肺水肿、呼吸衰竭等；③ 心律失常：多发生于术后 4 日内，术后应严密心电监测，遵医嘱应用抗心律失常药，控制静脉输液量和速度；④ 支气管胸膜瘘：多发生于术后 1～2 周，一旦发生，立即通知医师，让病人取患侧卧位，以防漏液流向健侧，遵医嘱应用抗生素，继续行胸腔闭式引流。

3．健康指导

① 告知病人出院后数周内，仍需进行腹式呼吸及有效咳嗽，逐渐增加活动量，以不出现心悸、气短、乏力为宜，半年不得从事重体力活动。② 告知病人预防呼吸道感染的重要性。③ 保持良好的营养状况，保证充分的休息与活动。④ 术后需要化疗或放疗时，应使病人了解治疗的意义，并按时接受治疗。⑤ 若出现伤口疼痛、剧烈咳嗽及咯血等症状时，应及时返院复查。

三、食管癌病人的护理

食管癌是发生在食管黏膜上皮的恶性肿瘤。胸中段食管癌较多见，下段次之，上段较少。鳞癌在食管癌中最常见，其次是腺癌。

护理措施：

1．术前护理

（1）改善营养状况：指导病人进食高热量、高蛋白、高维生素的流质或半流质饮食，避免刺激性饮食。还可遵医嘱补充液体、电解质或提供肠内、外营养。

（2）术前准备：① 呼吸道准备：术前 2 周严格戒烟，指导病人进行有效咳嗽和腹式深呼吸训练，必要时使用抗生素控制呼吸道感染。② 胃肠道准备：术前 3 天改流质饮食，术前 1 日禁食；拟行结肠代食管手术者术前 3 天进少渣饮食，并口服抗生素。术前晚行清洁灌肠或全肠道灌洗后禁食水。术日晨常规留置胃管，行胃肠减压。

2．术后护理

（1）病情观察：术后 2～3 h 内，严密监测病人的心率、血压、呼吸、血氧饱和度的变化，稳定后改为 30 min 至 1 h 测量一次，如有异常及时通知医师。

（2）呼吸道护理。

（3）胃肠道护理：① 术后胃肠减压的护理：术后 3～4 日内持续胃肠减压，妥善固定胃管；严密观察引流液的量、颜色、性状、气味并准确记录；经常挤压胃管，防止堵塞；胃管脱出后应立即通知医师，密切观察病情。② 结肠代食管术后护理：保持结肠袢内的减压管通畅；注意观察腹部体征；若从减压管内吸出大量血性液或呕吐大量咖啡色液，并伴有全身中毒症状，应考虑代食管的结肠袢坏死，应立即通知医生并配合抢救；向病人解释术后大便气味的原因，指导其注意口腔卫生，一般半年后会逐步缓解。

（4）胸腔闭式引流护理。

（5）饮食护理：① 术后需禁饮、禁食 3～4 日，禁食期间持续胃肠减压，同时经静脉补充营养。② 术后第 4～5 日待肛门排气、胃肠减压引流量减少、引流液颜色正常后，停止胃肠减压。③ 停止胃肠减压 24 h 后，病人无吻合口瘘的症状，可开始进食。先试饮少量水，无特殊不适进全清流质饮食，以水为主，每次不超过 100 mL，每 2 h 一次，每日 6 次。④ 逐渐加入半流质饮食，以清淡、易消化的食物为主。⑤ 术后 2 周改为软食。⑥ 术后 3 周如无特殊不适可进普食，注意少食多餐。术后饮食原则是循序渐进，由稀到干，少食多餐，避免进食生、冷、硬、刺激性食物。

（6）减轻疼痛。

（7）并发症的观察与护理：① 出血、肺不张、肺感染。② 吻合口瘘：是食管癌术后极为严重的并发症，多发生于术后 5～10 日。嘱病人立即禁食；行胸腔闭式引流；遵医嘱予抗感染治疗，同时提供静脉营养支持；严密观察生命体征，积极抗休克治疗；需再次手术的，应积极配合医师完善术前准备。③ 乳糜胸：多发生于术后 2～10 日。应加强观察，注意病人有无胸闷、气促、心悸，甚至血压下降；若诊断成立，应迅速处理，留置胸腔闭式引流；嘱病人禁饮食，并给予肠外营养支持；保守治疗无效者，手术结扎胸导管。

3. 健康指导

（1）饮食指导：解释术前、术后禁食的目的；术后指导病人遵循饮食原则；避免进食刺激性食物与碳酸饮料，避免进食过快、过量；质硬的药片碾碎后服用，避免进食花生、豆类等；嘱病人餐后 2 h 内勿平卧，以防食物反流，反流症状严重者，睡眠时最好取半卧位，并用减少胃酸分泌的药物。

（2）活动指导：指导病人术后早期活动，逐渐增加活动量。

（3）加强自我观察：告知病人术后进干、硬食物时可能会出现轻微哽噎症状，与吻合口扩张程度差有关，若术后 3～4 周再次出现吞咽困难，而且进半流食仍有咽下困难可能为吻合口狭窄，应来院复诊。

（4）定期复查，坚持后续治疗。

四、心脏疾病病人的护理

（一）二尖瓣狭窄病人的护理

二尖瓣狭窄指二尖瓣瓣膜受损、瓣膜结构和功能异常所导致的瓣口狭窄。

护理措施：

（1）术前护理：① 注意休息，限制活动量，避免情绪激动。② 改善循环功能：注意观察心率和血压的变化；吸氧，改善缺氧情况；限制液体摄入；遵医嘱应用强心、利尿、补钾药物。③ 加强营养：指导病人进食高热量、高蛋白、高维生素饮食，限制钠盐摄入；

低蛋白血症和贫血者，遵医嘱给予白蛋白、新鲜血的输入。④ 预防感染：指导病人戒烟；避免皮肤和黏膜损伤；预防呼吸道和肺部感染。

（2）术后护理：① 加强呼吸道管理：注意观察气管插管的位置，防止脱出，及时吸痰和湿化气道；气管插管拔出后定时协助病人翻身、拍背、咳痰，保持呼吸道通畅。② 改善心功能和维持有效循环血量。③ 抗凝治疗：施行瓣膜置换术的病人，术后 24～48 h，即应开始口服华法林抗凝治疗，使凝血酶原时间活动度国际标准比值保持在 2.0～2.5 为宜。④ 并发症的观察、预防与护理：主要并发症有出血、动脉栓塞。

（二）冠状动脉粥样硬化性心脏病病人的护理

冠状动脉粥样硬化性心脏病简称冠心病，是由于冠状动脉粥样硬化使管腔狭窄或阻塞，引起冠状动脉供血不足，导致心肌缺血、缺氧或坏死的一种心脏病。

护理措施：

（1）术前护理：① 减轻心脏负担。② 术前 3～5 日停服抗凝剂、利尿剂、洋地黄、奎尼丁等药物，以防止术中出血不止、洋地黄毒性反应等。常规给予硝酸甘油、氯化钾等药物。③ 指导病人深呼吸、有效咳嗽，训练床上大小便，床上腿部肌肉锻炼等。

（2）术后护理：① 严密观察病情。② 加强呼吸道管理。③ 低心排血量综合征的护理：监测心输出量、心排指数、体循环阻力、肺循环阻力等数值的变化，及早发现低心排血量，及时通知医师；重视血容量的补充，水、电解质及酸碱平衡紊乱和低氧血症的纠正；及时、合理、有效地使用正性肌力药物；在药物治疗效果不佳或反复发作室性心律失常等情况下，可经皮主动脉球囊反搏。④ 术后功能锻炼：术后 2 h，取血管侧肢体可以进行下肢、脚掌和脚趾的被动功能锻炼；坐位时，注意抬高患肢，避免足下垂；术后 24 h 根据病情鼓励其下床活动，站立时持续时间不宜过久；根据病人耐受程度，逐渐进行肌肉压缩运动或股四头肌训练。⑤ 并发症的观察、预防与护理：主要有出血、肾衰竭。

【习题精选】

一、名词解释

1. 肋骨骨折
3. 周围型肺癌
5. 冠心病

2. 中心型肺癌
4. 二尖瓣狭窄

二、选择题

【A₁ 型题】

1. 开放性气胸的特点是（　　）。
   A. 胸腔内有气体
   B. 肺萎陷
   C. 呼吸困难
   D. 呼吸时空气经伤口自由出入
   E. 纵隔移位

2. 发现开放性气胸，应采取的急救措施是（　　）。
   A. 立即封闭伤口，使其成闭合性气胸
   B. 彻底清创
   C. 剖胸探查
   D. 纠正休克
   E. 做闭式胸腔引流

3. 张力性气胸的临床表现不包括（　　）。
   A. 气管向伤侧显著移位
   B. 严重呼吸困难
   C. 发绀、休克
   D. 伤侧胸廓饱满，肋间隙变宽
   E. 气管向健侧显著移位

4. 现场急救张力性气胸病人时，首先应（　　）。
   A. 气管内插管辅助呼吸
   B. 输血、输液治疗休克
   C. 立即排气解除胸膜腔的高压状态
   D. 开胸探查
   E. 气管切开

5. 肺癌的病理类型中，最常见的为（　　）。
   A. 鳞癌
   B. 腺癌
   C. 未分化小细胞癌
   D. 大细胞癌
   E. 细支气管肺泡癌

6. 在早期肺癌的综合治疗中，主要的治疗方法是（　　）。
   A. 手术治疗
   B. 放疗
   C. 化疗
   D. 免疫治疗
   E. 中医中药治疗

7. 各型肺癌中对放疗最敏感的为（　　）。
   A. 鳞癌
   B. 腺癌
   C. 未分化小细胞癌
   D. 大细胞癌
   E. 细支气管肺泡癌

8. 下列关于胸部手术后的护理，错误的是（　　）。
   A. 应用抗生素
   B. 禁止病人深呼吸

C. 常规供氧   D. 半卧位

E. 协助排痰

9. 肺癌最常见的早期症状是（　　　）。

    A. 刺激性咳嗽   B. 咯血

    C. 脓痰   D. 胸背疼痛

    E. 胸闷

10. 肺癌手术前后，不正确的护理是（　　　）。

    A. 术前留取痰液送细胞学检查   B. 指导胸式深呼吸和有效咳嗽

    C. 术后观察有无皮下气肿和气管移位   D. 术后常规给氧

    E. 术后指导肩臂功能锻炼

11. 指导全肺切除术后病人应避免的体位是（　　　）。

    A. 过度侧卧位   B. 半卧位

    C. 1/4 侧卧位   D. 坐位

    E. 仰卧位

12. 食管癌的早期表现是（　　　）。

    A. 声音嘶哑   B. 锁骨上淋巴结肿大

    C. 进行性吞咽困难   D. 大口进食时有哽噎感

    E. 呕血

13. 食管癌术后若无并发症，一般进流食的时间为（　　　）。

    A. 肠蠕动恢复，肛门排气后循序进食   B. 疼痛消失，体温正常后

    C. 伤口拆线后   D. 术后 10～12 天

    E. 术后 3 天

14. 下列关于食管癌病人的护理措施，错误的是（　　　）。

    A. 术前教会病人深呼吸、咳嗽   B. 手术前后做好口腔护理

    C. 术后保持胃肠减压通畅   D. 术后 3 天可以进食

    E. 指导病人行呼吸功能锻炼

15. 食管癌首选的治疗方法是（　　　）。

    A. 手术治疗   B. 放射疗法

    C. 化学疗法   D. 综合治疗

    E. 中医治疗

16. 食管癌切除术后最严重的并发症是（　　　）。

    A. 乳糜胸   B. 吻合口瘘

    C. 吻合口狭窄   D. 心律失常

    E. 肺不张

17. 食管癌根治术后胃管保留时间为（　　　）。

  A．1～2 天　　　　　　　　　　　B．3～4 天

  C．4～5 天　　　　　　　　　　　D．5～6 天

  E．9～10 天

18. 下列有关食管癌术后护理，错误的一项是（　　　）。

  A．病情平稳给半卧位　　　　　　　B．鼓励病人咳嗽排痰

  C．保持各引流管通畅　　　　　　　D．术后 1 周即可进食

  E．术后 4～5 天肠功能恢复可拔胃管

【A₂型题】

19. 男性，22 岁，右胸刺伤 2 h，创口与胸腔相通，极度呼吸困难，急救措施是（　　　）。

  A．迅速封闭胸壁伤口　　　　　　　B．立即手术

  C．输血、输液　　　　　　　　　　D．胸腔闭式引流

  E．吸氧

20. 某病人胸部被撞伤后，出现呼吸困难且进行性加重，气管明显右移，左胸叩诊鼓音，呼吸音消失，心率 120 次/min，血压 80/60 mmHg，诊断应考虑为（　　　）。

  A．心包填塞　　　　　　　　　　　B．张力性气胸

  C．进行性血胸　　　　　　　　　　D．胸壁软化

  E．胸部爆震伤

21. 某病人家属向护士询问患食管癌后其治疗及预后与什么有关，护士回答与下列因素有关，但（　　　）除外。

  A．病程的长短　　　　　　　　　　B．病变的长度

  C．吞咽困难的程度　　　　　　　　D．有无远处转移

  E．肿瘤侵犯的深度及有无局部淋巴结转移

【A₃/A₄型题】

（22～24 题共用题干）

程女士，35 岁，胸部创伤后出现休克和呼吸困难，经诊断为损伤性血胸，即行胸腔闭式引流，同时快速输血、输液。

22. 造成病人呼吸困难的主要原因是（　　　）。

  A．伤侧肺受压　　　　　　　　　　B．纵隔向健侧移位

  C．静脉血液回流受阻　　　　　　　D．伤侧胸腔压力增高

  E．缺氧

23．护士在巡视病房时，发现病人引流管衔接处脱节，应立即做出的处理是（　　）。

    A．更换引流管　　　　　　　　　　B．重新连接引流管

    C．夹闭引流管近端　　　　　　　　D．拔除引流管

    E．通知医生，等待处理

24．经快速输血、输液后，病人第 1 个小时引流出血胸液体 250 mL，第 2 个小时引流出 200 mL，病人仍面色苍白，血压不稳，脉搏细弱，应考虑为（　　）。

    A．损伤性气胸　　　　　　　　　　B．进行性血胸

    C．凝固性血胸　　　　　　　　　　D．机化性血胸

    E．脓胸

三、简答题

1．如何现场急救气胸病人？

2．简述胸腔闭式引流的护理措施。

3．如何保持肺癌术后病人的呼吸道通畅？

4．食管癌术后病人何时开始进食？进食的先后顺序如何？

四、案例分析题

男性，60 岁，进行性吞咽困难 1 年，以食管癌收入院。经充分的术前准备，行食管癌根治术，术后留置胃肠减压。

请问：

（1）该病人可能的护理诊断有哪些？

（2）术后留置胃肠减压的目的是什么？

第十二章　乳房疾病病人的护理

【要点梳理】

> 本章重点为乳房疾病病人的护理措施。本章难点为学会正确的乳房自查方法，能正确指导病人进行自我检查；能运用乳房疾病的护理知识对乳房疾病病人实施整体护理。

一、急性乳房炎病人的护理

急性乳房炎是乳房的急性化脓性炎症，常发生在产后 3～4 周的哺乳期妇女。急性乳房炎的主要病因是乳汁淤积和细菌入侵。金黄色葡萄球菌或链球菌是主要致病菌。

护理措施：

（1）非手术治疗的护理：① 产妇生活护理：保持室内清洁，关注个人卫生，充分休息，观察产后恢复情况。② 缓解疼痛：疏通积乳；托起患乳；炎症早期热敷。③ 控制感染和高热。④ 健侧乳房允许哺乳时，注意保持乳头清洁，观察乳汁颜色。

（2）脓肿引流术后护理：注意观察脓汁的量、色泽及气味变化，纱布浸湿及时更换。

（3）健康指导：包括正确哺乳、排空乳汁、注意卫生、积极预防。

二、乳腺囊性增生病病人的护理

乳腺囊性增生病是乳腺组织的良性增生，也称为慢性囊性乳腺病（简称乳腺病）。

护理措施：① 托起乳房：戴乳罩，托起乳房，可减轻疼痛；② 心理护理：告知乳房周期性胀痛的原因，消除病人的担忧情绪；③ 指导病人遵医嘱服药；④ 指导病人学会自我乳房检查方法，如有异常，尽早诊治。

三、乳房良性肿瘤病人的护理

乳房良性肿瘤中以纤维腺瘤最多见，其次为乳管内乳头状瘤。乳房纤维腺瘤有恶性变可能，应尽早手术切除。乳管内乳头状瘤恶变率为 6%～8%，明确诊断者应妥善手术治疗。手术病人多不需要住院，术后保持切口敷料干燥、清洁。

四、乳腺癌病人的护理

乳腺癌是女性最常见的恶性肿瘤，好发于更年期和绝经期前后的女性。可分为非浸润性癌、早期浸润性癌、浸润性特殊癌、浸润性非特殊癌、其他罕见癌。

（一）身体状况

（1）症状：无痛性单发乳房肿块是最常见的症状。

（2）体征：① 乳房肿块：多位于乳房外上象限，肿块表面不光滑，质硬且与周围组织分界不清楚，活动度差。② 乳房外形改变：癌肿较大时局部凸起；癌肿侵及 Cooper 韧带，表面皮肤凹陷，呈"酒窝征"；癌肿表面皮肤因皮内和皮下淋巴管被癌细胞阻塞，皮肤出现"橘皮样"改变；乳头深部癌肿侵及乳管可使乳头内陷；晚期癌肿处皮肤破溃呈菜花状，有恶臭，易出血。炎性乳癌的特征为乳房明显增大，类似急性炎症改变，但无明显肿块；乳头湿疹样乳腺癌在乳头和乳晕区呈现湿疹样改变，病变继续发展，可扪及肿块。③ 淋巴结肿大：乳腺癌淋巴结转移最初多见于同侧腋窝，早期为散在、质硬、无痛、活动的结节，后期相互粘连、融合。

（二）护理措施

1. 术前护理

① 立即终止妊娠或停止哺乳；② 保持病灶局部清洁，应用抗生素控制感染；③ 做好备皮，需植皮的病人，做好供皮区的准备；④ 有针对性地进行心理护理，解除病人和家属对切除乳房后的忧虑。

2. 术后护理

（1）体位：术后麻醉清醒、生命体征平稳后取半卧位，以利呼吸和引流。

（2）严密观察病情。

（3）伤口护理：① 妥善包扎：松紧度以能容纳一手指、呼吸无压迫感为宜。② 更换敷料时注意观察皮瓣是否红润、是否紧贴胸壁，皮瓣下有无积液积气。③ 观察术侧上肢远端血液循环，及时调整胸带或绷带的松紧度。④ 保护伤口：创面愈合后，可轻柔清洗局部，以柔软毛巾轻轻吸干皮肤上的水分，用护肤软膏轻轻涂于皮肤表面。

（4）引流管护理：① 妥善固定；② 通畅引流；③ 术后 1～2 日引流血性液体每日 50～200 mL，后颜色逐渐变淡、量减少；④ 术后 4～5 日，引流液量少于每日 10～15 mL，无感染征象，无皮下积液，皮瓣生长良好，可考虑拔管。

（5）术侧上肢功能锻炼：① 手术后 24 h 内鼓励病人做手指和腕部的屈曲和伸展运动。② 术后 1～3 日进行上肢肌肉等长收缩训练。③ 术后 4～7 日鼓励病人用术侧上肢进行自我照顾。④ 术后 1 周皮瓣基本愈合后可开始活动肩关节。⑤ 每日锻炼 3～4 次，以每次 20～30 min 为宜，循序渐进地增加锻炼范围。⑥ 术侧肩关节术后 7 日内不上举、10 日内不外展，不得以术侧上肢支撑身体，需他人扶持时不要扶持术侧。

（6）并发症防治与护理：① 皮下积液：术后注意引流通畅，包扎胸带松紧度适宜，避免过早外展术侧上肢，发现积液要及时引流。② 皮瓣坏死：术后注意观察胸部勿加压包扎过紧，及时处理皮瓣下积液。③ 上肢水肿：禁止在术侧上肢静脉穿刺、测量血压，及时处理皮瓣下积液；平卧时将术侧上肢垫枕抬高 10°～15°，肘关节轻度屈曲，半卧位时屈肘 90° 置于胸腹部。

（7）乳房外观矫正与护理：选择与健侧乳房大小相似的义乳，固定在内衣上。当癌症复发概率很小时，可实施乳房重建术。

3．健康指导

（1）乳房自我检查：① 自查时间：停经前的妇女最好选在月经周期的第 7～10 日或月经结束后 2～3 日进行检查，每个月自我检查乳房 1 次，绝经期妇女每月固定 1 日检查。② 自查方法：将示指、中指、环指并拢，用指腹在对侧乳房上触压，从乳房外上象限开始，顺时针环形移动，依次检查，最后查乳头乳晕处。

（2）钼靶 X 线摄片：乳腺癌术后病人应每年定期行钼靶 X 线摄片。

（3）鼓励坚持放疗或化疗。

（4）康复训练：坚持术侧上肢的康复训练。

（5）术后 5 年内避免妊娠，以防乳腺癌复发。

【习题精选】

一、名词解释

1．急性乳房炎　　　　　　　　　　2．乳腺囊性增生病

二、选择题

【A₁型题】

1．急性乳房炎的主要病因是（　　）。

A．产后首次哺乳时间推迟　　　　B．乳汁淤积和细菌入侵

C．过早终止哺乳　　　　　　　　D．每次哺乳时间太短

E．乳汁经常溢出

2. 下列不属于急性乳房炎临床特点的是（　　　）。

    A. 局部红、肿、热、痛　　　　　　　　B. 乳头血性溢液

    C. 局部有压痛性肿块　　　　　　　　　D. 患侧腋窝淋巴结肿大

    E. 白细胞计数增高

3. 急性乳房炎伴脓肿形成时，最重要的处理措施是（　　　）。

    A. 及时用吸乳器吸净乳汁　　　　　　　B. 大剂量应用抗生素

    C. 局部用硫酸镁湿热敷　　　　　　　　D. 中药治疗

    E. 脓肿切开引流

4. 下列关于急性乳房炎的预防措施，不正确的是（　　　）。

    A. 孕妇经常擦洗乳头　　　　　　　　　B. 产前矫正乳头内陷

    C. 每次哺乳后排净乳汁　　　　　　　　D. 哺乳期避免乳头破损

    E. 哺乳期应用抗生素

5. 乳腺癌最易发生于乳腺的部位是（　　　）。

    A. 内上象限　　　　　　　　　　　　　B. 外上象限

    C. 内下象限　　　　　　　　　　　　　D. 外下象限

    E. 乳头

6. 乳腺癌病人乳房皮肤出现"橘皮样"改变的原因是（　　　）。

    A. 癌细胞堵塞皮下淋巴管　　　　　　　B. 癌肿侵犯乳房

    C. 癌肿与胸肌粘连　　　　　　　　　　D. 癌肿与皮肤粘连

    E. 癌肿侵犯乳管

7. 进行乳房触诊的最合适时间是（　　　）。

    A. 月经前 3 天　　　　　　　　　　　　B. 月经前 1 天

    C. 月经期间　　　　　　　　　　　　　D. 月经期的 7～10 天

    E. 月经期的 5～7 天

8. 乳房纤维腺瘤的主要临床表现是（　　　）。

    A. 乳房胀痛　　　　　　　　　　　　　B. 乳头溢液

    C. 乳房肿块　　　　　　　　　　　　　D. 乳头凹陷

    E. 双侧乳房不对称

9. 乳房癌根治术后，开始患侧上肢肘部功能锻炼的时间是（　　　）。

    A. 术后 1～3 天　　　　　　　　　　　B. 术后 2～3 天

    C. 术后 3～5 天　　　　　　　　　　　D. 术后 1 周

    E. 术后 1 周以上

【A₂型题】

10．女性，40岁，近2个月来间断出现左侧乳头血性溢液，局部乳房无明显红、肿，乳头时有血性溢液增多，乳房内未扪及肿块。对该病人，首先考虑的疾病是（　　）。

A．纤维腺瘤　　　　　　　　B．乳腺囊性增生病

C．乳管内乳头状瘤　　　　　D．乳腺癌

E．急性乳房炎

11．女性，35岁，近1年来右侧乳房经常出现胀痛，于月经前疼痛加重，月经期间右侧乳房可扪及多个大小不一的结节状和片状肿块，质韧而不硬，与周围无明显粘连，并随月经周期而变化。对该病人，首先考虑的疾病是（　　）。

A．乳腺癌　　　　　　　　　B．乳房纤维腺瘤

C．急性乳房炎　　　　　　　D．乳管内乳头状瘤

E．乳腺囊性增生病

12．女性，29岁，产后30天出现右侧乳房疼痛，全身畏寒、发热、脉快。体检：右侧乳房可扪及一压痛性硬块，同侧腋窝淋巴结肿大。下列处理措施中，不正确的是（　　）。

A．患乳停止哺乳　　　　　　B．局部用硫酸镁溶液湿敷

C．按医嘱应用抗菌药　　　　D．局部理疗

E．局部行切开引流

【A₃/A₄型题】

（13～15题共用题干）

女性，28岁，产后24天出现右侧乳房胀痛，全身畏寒、发热。体检：右侧乳房皮肤红肿明显，局部可扪及一压痛性硬块，同侧腋窝淋巴结肿大。

13．对该病人，首先考虑的疾病是（　　）。

A．炎性乳房癌　　　　　　　B．乳房纤维腺瘤

C．急性淋巴结炎　　　　　　D．急性乳房炎

E．乳腺囊性增生病

14．该病常见于（　　）。

A．未婚女性　　　　　　　　B．妊娠妇女

C．产后3～4周的哺乳期妇女　D．产后7～8周的哺乳期妇女

E．产后未哺乳妇女

15．预防该病的关键在于（　　）。

A．防止乳房皮肤破损　　　　B．保持乳房皮肤清洁

C．预防性使用抗生素　　　　D．避免乳汁淤积

E. 尽量采用人工喂养

（16～18 题共用题干）

女性，47 岁，发现右侧乳房内无痛性肿块 2 个月。体检：右侧乳房外上象限可扪及直径约为 4 cm 的肿块，表面不甚光滑，边界不清，质地硬；局部乳房皮肤凹陷呈"酒窝征"；同侧腋窝可扪及 2 个肿大的淋巴结，可被推动。经活组织病理学检查证实为乳腺癌，拟行乳腺癌改良根治术。

16. 乳腺癌病人乳房皮肤出现"酒窝征"是由于（　　　）。

A. 癌细胞堵塞皮下淋巴管　　　　　B. 癌肿侵犯 Cooper 韧带

C. 癌肿与胸肌粘连　　　　　　　　D. 癌肿与皮肤粘连

E. 癌肿侵犯乳管

17. 乳房癌根治术后，预防皮下积液的主要措施是（　　　）。

A. 半卧位　　　　　　　　　　　　B. 高蛋白饮食

C. 患肢制动　　　　　　　　　　　D. 切口用沙袋压迫

E. 皮瓣下置管引流

18. 若该病人为乳房癌根治术后第 3 天，右侧手臂出现皮肤发绀、手指发麻、皮温低、脉搏不能扪及。对该病人，正确的处理方法是（　　　）。

A. 继续观察，不需特殊处理　　　　B. 及时调整包扎胸带的松紧度

C. 立即拆除患处包扎胸带　　　　　D. 给予吸氧

E. 患处用沙袋加压

三、简答题

1. 简述急性乳房炎的处理原则。

2. 乳腺癌术后如何指导病人进行术侧上肢功能锻炼？

3. 乳腺癌病人术后如何防止术侧上肢水肿？

四、案例分析题

1. 女性，30 岁，产后 20 天出现右侧乳房胀痛，全身寒战、发热、脉快。体检：体温 39.1℃，脉搏 110 次/min；右侧乳房皮肤红肿明显，可扪及一压痛性硬块，同侧腋窝淋巴结肿大并有触痛；血常规检查示白细胞计数及中性粒细胞比例升高。考虑该病人为急性乳房炎，为做进一步的治疗收治入院。

请问：

（1）该病人目前主要的护理诊断/问题及相应的护理措施有哪些？

（2）若该病人乳房局部有脓肿形成，该如何护理？

2．女性，51岁，4个月前无意中发现左侧乳房内有无痛性肿块，肿块初起时较小，近1个月来生长较快。体检：两侧乳房大小对称，外形无改变，无乳头溢液，左侧乳房外上象限可扪及一5 cm×3 cm的质硬肿块，边界不清，表面不光滑，活动度尚可，同侧腋窝可扪及多个散在、可推动的淋巴结。考虑为乳房癌，拟行手术治疗收治入院。

请问：

（1）对该病人，护理评估的主要内容有哪些？

（2）该病人术后主要存在哪些护理诊断？

第十三章 化脓性腹膜炎病人的护理

【要点梳理】

> 本章重点为急性腹膜炎的症状、体征和护理措施；本章难点为掌握急性腹膜炎的护理，能运用急性腹膜炎的护理知识对病人实施整体护理。

一、急性化脓性腹膜炎病人的护理

（一）概要

急性化脓性腹膜炎是指由化脓性细菌包括需氧菌和厌氧菌或两者混合引起的腹膜的急性炎症。临床表现：① 腹痛：最主要的症状，为持续性、剧烈腹痛；② 恶心、呕吐：最初为反射性，发生麻痹性肠梗阻时可出现持续性呕吐；③ 体温升高、脉搏加速；④ 感染中毒症状；⑤ 腹部压痛、反跳痛、腹肌紧张，是腹膜炎的标志性体征，称为腹膜刺激征。

（二）护理措施

（1）非手术治疗病人的护理：① 病情观察：定时测量生命体征等指标，记录液体出入量；观察病人腹部症状和体征的变化。② 体位：一般取半卧位，休克病人取平卧位或头、躯干和下肢均抬高20°。③ 禁食、胃肠减压。④ 营养支持：迅速建立静脉输液通道，遵医嘱补液，纠正水、电解质及酸碱失衡，保持病人尿量30 mL 以上。⑤ 控制感染。⑥ 对症护理：高热病人，给予物理降温。已确诊的病人，可用哌替啶类止痛剂，减轻病人的痛苦与恐惧。诊断不明或病情观察期间，暂不用止痛药物，以免掩盖。

（2）手术后病人的护理：① 病情观察。② 体位：给予平卧位，全麻未清醒者头偏向一侧。全麻清醒或硬膜外麻醉病人平卧6 h，血压、脉搏平稳后改为半卧位。③ 饮食护理：术后继续禁食、胃肠减压，待肠蠕动恢复，拔除胃管后，逐步恢复经口饮食。④ 维持体液平衡。⑤ 控制感染。⑥ 切口护理：观察切口敷料是否干燥，有渗血、渗液时及时更换敷料；观察切口愈合情况，及早发现切口感染的征象。⑦ 引流管护理。

二、腹腔脓肿病人的护理

腹腔内脓液积聚在某一部位，由肠袢、内脏、肠壁、网膜或肠系膜等粘连包裹，与游离腹腔隔开而形成腹腔脓肿。

护理措施：① 严密观察病情。② 遵医嘱给予抗生素，实施各项支持治疗措施。③ 指导病人进行促进炎症消散的各种物理治疗，以及给予坐浴、保留灌肠等非手术治疗措施。

【习题精选】

一、名词解释

1. 急性化脓性腹膜炎　　　　　　　2. 腹膜刺激征
3. 腹腔脓肿

二、选择题

【A₁型题】

1. 急性腹膜炎术后，护理过程中应特别注意（　　）。
   A. 各种管道的护理　　　　　　B. 严密观察病情变化
   C. 有无腹腔脓肿症状　　　　　D. 心理护理
   E. 营养支持

2. 急性腹膜炎的最主要体征是（　　）。
   A. 肠鸣音减弱或消失　　　　　B. 压痛和反跳痛
   C. 腹肌紧张　　　　　　　　　D. 肝浊音界缩小或消失
   E. 腹式呼吸减弱或消失

3. 下列选项中，关于急性腹膜炎术后腹腔安置引流管的护理，错误的做法是（　　）。
   A. 术后 6 h 后接通引流管　　　B. 妥善固定
   C. 保持引流管通畅　　　　　　D. 观察引流液性状
   E. 记录出入量

4. 腹膜炎术后腹腔引流管的拔管指征不包括（　　）。
   A. 一般情况好转　　　　　　　B. 腹部症状缓解
   C. 引流液减少　　　　　　　　D. 引流液为稠脓
   E. 腹部体征好转

5. 急性腹膜炎病人病情稳定时的卧位为（　　　）。

    A. 半卧位
        B. 侧卧位

    C. 上半身及下腹各抬高 10°～30°
    D. 平卧位

    E. 侧卧位

6. 继发性腹膜炎的腹痛特点是（　　　）。

    A. 阵发性全腹绞痛

    B. 逐渐加重的阵发性腹痛

    C. 剧烈持续性全腹痛，原发部位显著

    D. 高热后全腹痛

    E. 疼痛与进食有关

7. 下列关于急性腹膜炎的非手术治疗措施，不正确的是（　　　）。

    A. 一般取半卧位
        B. 禁食、胃肠减压

    C. 静脉补液
        D. 禁止应用止疼剂

    E. 应用抗生素

8. 治疗腹膜炎的最重要原则是（　　　）。

    A. 引流、排出脓性渗出物
        B. 消除引起腹膜炎的病因

    C. 禁食、胃肠减压
        D. 解除腹痛

    E. 减轻中毒症状

【A_2 型题】

9. 男性，32 岁，与朋友聚餐后，突发上腹部剧烈疼痛。体检：腹部膨隆，上腹压痛明显，有反跳痛和腹肌紧张。下列处理不正确的是（　　　）。

    A. 禁食
        B. 肠内外营养支持

    C. 应用抗生素控制感染
    D. 静脉输液

    E. 半卧体位

10. 女性，58 岁，急性化脓性腹膜炎术后第 1 天，病人对留置胃管的作用不理解，要求拔除。下列护士对胃管作用的解释不妥的是（　　　）。

    A. 可以预防胃出血

    B. 有利于胃肠功能的恢复

    C. 可以减轻腹胀

    D. 避免胃肠内积气、积液

    E. 有利于胃肠吻合口的愈合

【A₃/A₄型题】

（11～14题共用题干）

男性，55岁，胃溃疡病史20年，10 h前突发上腹部刀割样疼痛。现病人出现腹部压痛、反跳痛和肌紧张，X线显示膈下游离气体，叩诊肝浊音界缩小。

11．考虑该病人所患疾病为（　　）。

    A．原发性腹膜炎　　　　　　　　B．实质脏器破裂

    C．继发性腹膜炎　　　　　　　　D．急性胰腺炎

    E．急性肠梗阻

12．下列护理措施不正确的是（　　）。

    A．禁饮食　　　　　　　　　　　B．胃肠减压

    C．静脉输液　　　　　　　　　　D．静脉滴注抗生素

    E．肥皂水灌肠通便

13．护理胃肠减压的病人时，错误的做法是（　　）。

    A．及时更换引流瓶　　　　　　　B．口服药物后持续胃肠减压

    C．观察并记录引流液的量及性状　D．注意口腔护理

    E．维持水和电解质平衡

14．若需要拔除胃肠减压管，最可靠的拔管指征是（　　）。

    A．体温正常　　　　　　　　　　B．腹胀消失

    C．肠鸣音恢复　　　　　　　　　D．食欲增加

    E．肛门排气

三、简答题

1．简述急性腹膜炎的主要临床表现。

2．简述急性腹膜炎术后护理措施。

四、案例分析题

男性，28岁，1 h前突发上腹部剧痛，并迅速波及全腹，伴恶心、呕吐。体检：痛苦病容、大汗，体温38.5℃、脉搏108次/min、血压83/68 mmHg，腹肌紧张，全腹有压痛、反跳痛，叩诊肝浊音界缩小，心肺正常。

请问：

（1）该病例最可能的诊断是什么？应采取什么方法确诊？

（2）对该病人，最适宜的治疗方法是什么？

（3）该病人可能出现的主要护理诊断或护理问题有哪些？

第十四章　腹部损伤病人的护理

【要点梳理】

> 本章重点为腹部损伤的症状、体征和护理措施；本章难点为熟练掌握腹部损伤病人的护理，能运用腹部损伤的护理知识对病人实施整体护理。

根据腹壁有无伤口可将腹部损伤分为开放性和闭合性两大类。

一、护理评估

（一）身体状况

（1）实质脏器损伤：① 休克；② 腹痛：程度一般较轻，呈持续性；③ 其他：恶心、呕吐等。

（2）空腔脏器损伤：① 腹痛：持续性剧痛，一般以受伤处最明显；② 胃肠道症状：恶心、呕吐等；③ 感染中毒症状；④ 体征以腹膜炎为主要表现，最突出的是腹膜刺激征。

（二）处理原则

对于不能确定有无腹腔内脏器损伤或已明确腹内脏器损伤轻微，且病人生命体征平稳、无腹膜刺激征者，可暂予非手术治疗，严密观察病情变化，必要时及时改为手术治疗，手术方法主要为剖腹探查术。

二、护理措施

（一）现场急救

急救时应分清轻重缓急。首先检查呼吸情况，保持呼吸道通畅；包扎伤口，控制外出血，将伤肢妥善外固定；有休克表现者应尽快建立静脉通路，快速输液。开放性腹部损伤者，妥善处理，伴有肠管脱出者，可用消毒碗覆盖保护，勿予强行回纳。

（二）非手术治疗病人的护理

（1）严密观察病情：每 15～30 min 监测一次生命体征。有下列情况之一者，考虑有腹内脏器损伤：① 受伤后短时间内即出现明显的失血性休克表现者；② 腹部持续性剧痛且进行性加重伴恶心、呕吐者；③ 腹部压痛、反跳痛、肌紧张明显且有加重的趋势者；④ 肝浊音界缩小或消失，有气腹表现者；⑤ 腹部出现移动性浊音者；⑥ 有便血、呕血或尿血者；⑦ 直肠指检盆腔触痛明显、波动感阳性，或指套染血者。

（2）一般护理：① 绝对卧床休息，若病情稳定，可取半卧位；② 禁食，防止加重腹腔污染。怀疑空腔脏器破裂或腹胀明显者应进行胃肠减压。

（3）用药护理：遵医嘱应用广谱抗生素防治腹腔感染，注射破伤风抗毒素。必要时，进行肠外营养支持。

（4）术前准备：除常规准备外，还应包括交叉配血试验。

（三）手术治疗病人的护理

监测生命体征，观察病情变化，禁食、胃肠减压，口腔护理，遵医嘱静脉补液、应用抗生素和进行营养支持，保持腹腔引流通畅，积极防治并发症。

【习题精选】

一、选择题

【A₁型题】

1. 对疑有腹腔内脏损伤和生命体征不稳定的病人，观察期间不妥的措施是（　　）。
   A．禁食、禁水　　　　　　　B．观察病情
   C．用吗啡暂时止痛　　　　　D．做好手术准备
   E．不随意搬动病人

2. 疑有空腔脏器损伤时，首选的影像学检查是（　　）。
   A．B 超　　　　　　　　　　B．CT 检查
   C．MRI 检查　　　　　　　　D．介入检查
   E．X 线

3. 最有助于诊断实质性脏器损伤的依据是（　　）。
   A．腹膜刺激征　　　　　　　B．肠鸣音亢进

C. 呕血

D. B 超检查

E. 腹腔穿刺抽出不凝固血液

4. 腹部损伤合并失血性休克的处理原则是（　　）。

A. 给予止血药物

B. 快速补充液体

C. 应用抗生素控制感染

D. 输新鲜血

E. 治疗休克的同时手术探查止血

5. 腹部损伤伴有少量肠管脱出时，首选的急救措施是（　　）。

A. 迅速将肠管还纳腹腔

B. 用消毒纱布覆盖并包扎

C. 用凡士林纱布覆盖并包扎

D. 用盐水纱布覆盖并包扎

E. 用消毒器皿覆盖并包扎

6. 腹部损伤合并（　　）时应优先处理。

A. 窒息

B. 气胸

C. 昏迷

D. 出血

E. 休克

【A₂型题】

7. 男生，32岁，上腹部被汽车撞伤3 h后，面色苍白，四肢厥冷，血压60/40 mmHg，脉搏140次/min，全腹轻度压痛、反跳痛与肌紧张。对该病人，首先应考虑（　　）。

A. 胃破裂

B. 十二指肠破裂

C. 肝、脾破裂

D. 严重腹壁软组织挫伤

E. 腹膜后血肿

8. 女性，42岁，因交通事故致全身多发性损伤。对该病人的急救措施不包括（　　）。

A. 首先处理危及生命的损伤

B. 及时还纳脱出的肠管

C. 置病人于恰当的体位

D. 及时包扎损伤部位

E. 若腹腔内脏破裂出血，应在抗休克的同时手术止血

【A₃/A₄型题】

（9～12题共用题干）

男性，48岁，餐后1 h，被马踢中中上腹，突感上腹部剧烈疼痛，呈持续性刀割样，短时间内腹痛逐渐扩至全腹，左上腹明显压痛、反跳痛、肌紧张，X线检查示膈下有游离气体。

9. 对该病人的诊断，应首先考虑（　　）。

A. 胃穿孔

B. 肾破裂

  C. 脾破裂　　　　　　　　　　　D. 结肠破裂

  E. 肝破裂

10. 为进一步明确诊断，宜选用的辅助检查是（ ）。

  A. B 超　　　　　　　　　　　　B. 实验室检查

  C. 腹腔穿刺　　　　　　　　　　D. MRI 检查

  E. CT 检查

11. 该病人目前最主要的护理诊断为（ ）。

  A. 体液不足　　　　　　　　　　B. 焦虑

  C. 体液过多　　　　　　　　　　D. 疼痛

  E. 躯体移动障碍

12. 为了尽快减少消化液的刺激，应（ ）。

  A. 禁食和胃肠减压　　　　　　　B. 避免随意搬动病人

  C. 禁灌肠　　　　　　　　　　　D. 慎用止痛剂

  E. 取仰卧屈膝位

二、简答题

1. 如何对腹部损伤病人进行现场急救？

2. 如何对腹部损伤非手术治疗的病人进行护理？

三、案例分析题

  男性，30 岁，司机，不慎发生交通事故，伤后有一过性神志不清，受伤经过不详，清醒后感右上腹部剧烈疼痛，呈持续性、刀割样，短时间内腹痛逐渐扩至全腹，并出现头晕、心悸，面色苍白，肢端发凉现象；恶心、呕吐 2 次，呕吐物为咖啡样液体，量不多，被急送到医院。体检：体温 36.5℃，脉搏 110 次/min，血压 105/75 mmHg，呼吸 22 次/min；腹略胀，腹式呼吸弱；全腹压痛，反跳痛，肌紧张；肝区叩痛阳性，移动性浊音阳性，肠鸣音消失。腹部穿刺抽出不凝固血并混有胆汁，诊断为肝破裂。

  请问：

  （1）诊断为肝破裂的依据包括哪些？

  （2）对此病人进行急诊手术止血前应做哪些准备？

第十五章　腹外疝病人的护理

【要点梳理】

> 本章重点为腹股沟疝、股疝的症状、体征、治疗原则和手术前后的护理措施；本章难点为熟练掌握腹外疝的护理评估方法，能运用腹外疝的护理知识对腹外疝病人实施整体护理。

腹外疝是由腹腔内的脏器或组织连同腹膜壁层，经腹壁薄弱点或孔隙，向体表突出所形成。常见的有腹股沟疝、股疝、脐疝、切口疝等。典型的腹外疝由疝环、疝囊、疝内容物和疝外被盖等组成。临床分型有易复性、难复性、嵌顿性、绞窄性等类型。

一、腹股沟疝病人的护理

（一）概要

腹股沟疝可分为斜疝和直疝两种，以腹股沟斜疝最多见。

表 15-1　斜疝和直疝的临床特点区别

临床表现	斜疝	直疝
发病年龄	多见于儿童及青壮年	多见于老年
突出途径	经腹股沟管突出，可进阴囊	由直疝三角突出，不进阴囊
疝块外形	椭圆或梨形，上部呈蒂柄状	半球形，基底较宽
回纳疝块压住深环	疝块不再突出	疝块仍可突出
精索与疝囊的关系	精索在疝囊后方	精索在疝囊前外方
疝囊颈与腹壁下动脉的关系	疝囊颈在腹壁下动脉外侧	精索在疝囊前外方
嵌顿机会	较多	极少

（二）护理措施

1. 术前护理

（1）休息与活动：疝块较大者多卧床休息。

（2）病情观察：应高度警惕嵌顿疝发生的可能，立即报告医生，并配合紧急处理。

（3）消除引起腹内压升高的因素：指导病人注意保暖，预防呼吸道感染；多饮水、多吃蔬菜等粗纤维食物，保持排便通畅。吸烟者应在术前 2 周戒烟。

（4）术前训练：加强腹壁肌肉锻炼，练习卧床排便、使用便器等。

（5）术前准备：① 做好术前备皮；② 便秘者术前晚灌肠；③ 术前嘱病人排尿，以防术中误伤膀胱；④ 嵌顿性疝及绞窄性疝病人多需急诊手术，除上述护理外，应予禁食、输液、抗感染，纠正水、电解质及酸碱平衡失调，必要时胃肠减压、备血。

2．术后护理

（1）休息与活动：取平卧位，膝下垫一软枕，使髋关节微屈，次日可改为半卧位。术后 1～2 日卧床期间鼓励床上翻身及两上肢活动，术后 3～5 天可考虑离床活动。

（2）饮食护理：术后 6～12 h，病人进流食，逐步改为半流、软食及普食。

（3）病情观察：观察切口有无红、肿、疼痛，阴囊部有无出血、血肿。

（4）伤口护理：如有切口血肿，适当加压；保持切口敷料清洁、干燥，不被污染。

（5）预防腹内压升高：防止受凉引起咳嗽；指导病人咳嗽时用手掌保护切口，稍加压于切口；保持排便通畅；尿潴留可肌内注射卡巴胆碱或针灸，必要时导尿。

（6）预防并发症：可用丁字带托起阴囊，预防阴囊水肿；术后须应用抗生素，及时更换污染或脱落的敷料，一旦发现切口感染征象，应尽早处理。

3．健康指导

① 3 个月内应避免重体力劳动或提举重物等；② 避免增加腹内压的动作；③ 调整饮食习惯，保持排便通畅；④ 定期随访。

二、其他腹外疝病人的护理

其他腹外疝常见的有股疝、脐疝和切口疝。股疝一经发现，均需及早手术。切口疝原则上是手术修补。小儿 2 岁前若脐疝无嵌顿发生，选择非手术治疗，常采取绷带压迫法治疗；2 岁以上若脐环直径仍大于 1.5 cm 或 5 岁以上儿童选择手术治疗。

【习题精选】

一、名词解释

1．腹外疝   2．易复性疝

3．难复性疝   4．嵌顿性疝

5. 绞窄性疝

二、选择题

【A₁型题】

1. 腹外疝最重要的发病原因是（　　）。

    A. 腹壁薄弱　　　　　　　　　　B. 慢性便秘

    C. 慢性咳嗽　　　　　　　　　　D. 排尿困难

    E. 腹腔积液

2. 腹外疝最常见的疝内容物是（　　）。

    A. 大网膜　　　　　　　　　　　B. 小肠

    C. 结肠　　　　　　　　　　　　D. 膀胱

    E. 阑尾

3. 嵌顿性疝与绞窄性疝的区别是（　　）。

    A. 疝囊有无压痛　　　　　　　　B. 疝内容物能不能回纳

    C. 疝内容物有无血运障碍　　　　D. 是否有休克

    E. 是否有机械性肠梗阻的表现

4. 最常见的腹外疝是（　　）。

    A. 脐疝　　　　　　　　　　　　B. 股疝

    C. 切口疝　　　　　　　　　　　D. 腹股沟斜疝

    E. 腹股沟直疝

5. 护理疝修补术后的病人时，下列做法错误的是（　　）。

    A. 及时处理便秘　　　　　　　　B. 切口部位压沙袋

    C. 嘱病人咳嗽时注意保护切口　　D. 嘱病人术后3个月内避免重体力劳动

    E. 鼓励病人早期下床活动

6. 发生腹部切口疝的最主要原因是（　　）。

    A. 腹壁肌被切断　　　　　　　　B. 缝线滑脱

    C. 切口感染　　　　　　　　　　D. 切口过长

    E. 缝合时强行拉拢创缘

7. 疝内容物嵌顿时间过久，发生血循环障碍而坏死称为（　　）。

    A. 难复性疝　　　　　　　　　　B. 嵌顿性疝

    C. 绞窄性疝　　　　　　　　　　D. 滑动性疝

    E. 易复性疝

8. 疝修补术后，下列预防腹内压升高的措施中不妥的是（　　）。

　　A. 预防上呼吸道感染　　　　　　　B. 保持大便通畅

　　C. 加强锻炼如跑步、练气功等　　　D. 及时治疗咳嗽、便秘等症状

　　E. 避免剧烈运动

【A₂型题】

9. 男性，68 岁，右侧腹股沟区存在可复性肿块 7 年，肿块有时可进入阴囊。体检：右侧腹股沟区肿块，可还纳，外环口容 2 指，压迫内环口后，肿块不再出现。鉴别该病人为腹股沟斜疝还是直疝时，最有意义的鉴别点是（　　）。

　　A. 发病年龄　　　　　　　　　　　B. 突出途径

　　C. 疝块外形　　　　　　　　　　　D. 疝内容物是否进入阴囊

　　E. 还纳疝内容物、压迫深环后疝内容物是否再突出

10. 患儿，女性，3 个月，脐部可复性肿块，在哭闹、咳嗽时疝块脱出，安静平卧时消失，诊断为脐疝。下列关于脐疝的叙述，不正确的是（　　）。

　　A. 婴儿脐疝比成人多见

　　B. 婴儿脐疝多为易复性疝

　　C. 婴儿脐疝可自行愈合

　　D. 对该患儿应积极采取手术疗法

　　E. 多因脐环闭锁不全或脐部组织不够坚强所致

【A₃/A₄型题】

（11～13 题共用题干）

男性，28 岁，8 年来站立或腹压增高时反复出现右阴囊肿块，平卧、安静时肿块明显缩小或消失；10 h 前因提重物，肿块又出现，伴腹痛、呕吐，肛门停止排气和排便。体检显示右阴囊红肿，可见·梨状肿块，平卧后肿块不消失。

11. 对该病人，最有可能的诊断是（　　）。

　　A. 嵌顿性腹股沟斜疝　　　　　　　B. 嵌顿性腹股沟直疝

　　C. 绞窄性股疝　　　　　　　　　　D. 睾丸鞘膜积液

　　E. 睾丸扭转

12. 对该病人，最有效的治疗措施是（　　）。

　　A. 试行手法复位　　　　　　　　　B. 应用止痛剂

　　C. 静脉补液纠正酸碱失衡　　　　　D. 紧急手术

　　E. 热敷、抗生素治疗

13. 腹外疝术后，对该病人的正确要求是（　　）。

A．24 h 后可床边活动　　　　　B．2 天后可户外散步

C．半月后可恢复轻工作　　　　D．不从事体力劳动

E．3 个月内不宜从事重体力劳动

三、简答题

1．简述腹股沟斜疝和直疝的区别。

2．对腹外疝术后的病人，应如何进行护理？

3．简述腹外疝术后的健康指导内容。

四、案例分析题

男性，65 岁，农民，小学文化程度，长期便秘。5 年前发现右腹股沟区肿块，约 3 cm×3 cm，2 年来渐增大至 10 cm×5 cm，可坠入阴囊；肿块突出时感下腹坠胀、隐痛。体检：腹股沟区有约 10 cm×5 cm 肿块，质软，无压痛，回纳后压迫内环，不再出现。

请问：

（1）该病人最可能的诊断是什么？请列出诊断依据。

（2）该病人存在哪些主要护理诊断或护理问题？

（3）对该病人，应给予的主要护理措施有哪些？

第十六章　胃十二指肠疾病病人的护理

【要点梳理】

> 本章重点为胃十二指肠溃疡、胃癌病人手术前后的护理措施；本章难点为学会认知胃十二指肠疾病与生活方式的相关性，指导病人养成健康的生活习惯，能运用胃十二指肠疾病护理知识对病人实施整体护理。

一、胃十二指肠溃疡病人的护理

胃十二指肠溃疡是指胃、十二指肠局限性圆形或椭圆形的全层黏膜缺损，也称消化性溃疡。十二指肠溃疡穿孔好发于十二指肠球部前壁，而胃溃疡穿孔好发于胃小弯。胃溃疡大出血好发于胃小弯，十二指肠溃疡大出血好发于球部后壁。

（一）身体状况

（1）胃十二指肠溃疡急性穿孔：多突然发生于夜间空腹或饱食后，上腹部刀割样剧痛；全腹压痛、反跳痛，肌紧张呈"板样"强直；叩诊肝浊音界缩小或消失，可有移动性浊音；听诊肠鸣音减弱或消失；可出现发热、脉快，甚至肠麻痹、感染性休克。

（2）胃十二指肠溃疡大出血：主要症状为呕血和解柏油样黑便，若短时间内失血量超过 800 mL，可出现休克症状。腹部体征不明显，腹痛严重者应注意伴发穿孔。

（3）胃十二指肠溃疡瘢痕性幽门梗阻：① 呕吐宿食与腹部胀痛是主要表现。呕吐量大，一次可达 1 000～2 000 mL，呕吐物含大量宿食，有腐败酸臭味，但不含胆汁。② 常有少尿、消瘦、便秘、贫血等慢性消耗表现，以及合并有脱水、低钾低氯性碱中毒。

（二）护理措施

（1）术前护理：① 饮食护理：给予高蛋白、高热量、富含维生素、易消化、无刺激的食物。② 用药护理：按时应用减少胃酸分泌、解痉及抗酸的药物，并观察药物疗效。③ 急性穿孔病人的护理：禁食、水，胃肠减压；监测生命体征、腹痛、腹膜刺激征及肠鸣音等变化。若有休克症状应平卧。根据医嘱及时补充液体和应用抗生素，维持水、电解质平衡和抗感染治疗；做好急症手术前的准备工作。④ 溃疡大出血病人的护理：严密观察呕血、便血情况，记录出血量；监测生命体征变化；观察循环血量不足的表现；病人取平卧位；禁食、水；过度紧张给予镇静剂；遵医嘱及时输血、补液、应用止血药物；做好急症手术前的准备工作。⑤ 幽门梗阻病人的护理：完全性梗阻病人禁食、水，不完全性梗阻者给予无渣半流质；遵医嘱输血补液；术前 3 天，每晚用 300～500 mL 温生理盐水洗胃。

（2）术后护理：① 术后取平卧位，血压平稳后取低半卧位。② 禁食期间应维持水、电解质平衡；及时应用抗生素；准确记录 24 h 出入水量。③ 拔除胃管当日可饮少量水或米汤；第 2 日进半量流质饮食，第 3 日进全量流质，第 4 日可进半流质饮食，第 10～14 日可进软食。进食应少量多餐，循序渐进，每日 5～6 餐，逐渐过渡到正常饮食。④ 监测生命体征，每 30 min 1 次，病情平稳后延长间隔时间。⑤ 妥善固定胃肠减压管和引流管，保持通畅。观察并记录胃管和引流管引流情况。⑥ 早期并发症的观察和护理：常见术后胃出血、胃排空障碍、吻合口破裂或瘘、十二指肠残端破裂、术后梗阻。⑦ 远期并发症的观察和护理：常见倾倒综合征、碱性反流性胃炎、溃疡复发、营养性并发症、残胃癌。

二、胃癌病人的护理

胃癌在我国各种恶性肿瘤中居首位。早期胃癌是指癌组织仅限于黏膜和黏膜下层；癌组织超过黏膜下层侵入胃壁肌层，为中期胃癌；病灶达浆膜下层或超过浆膜向外浸润至邻近脏器或有转移，为晚期胃癌。中、晚期胃癌统称为进展期胃癌。

早期多无明显症状，少数有类似溃疡病的上消化道症状，无特异性。进展期胃癌最常见的临床症状是疼痛和体重减轻，常有明显的上消化道症状。

护理措施：

（1）术前护理：少量多餐，进食高蛋白、高热量、富含维生素、易消化的食物，营养状态差的病人术前应予以纠正。术前 1 日进流质饮食。做好术前各种检查及术前常规准备。做好病人的心理护理。

（2）术后护理：① 体位与活动：病人全麻清醒后，血压平稳后取低半卧位。鼓励早期活动。② 饮食护理：术后暂禁食，遵医嘱静脉补充液体；拔除胃管后由试验饮水或米汤，逐渐过渡到半量流质饮食、全量流质饮食、半流质饮食、软食至正常饮食。③ 病情观察。④ 胃管与引流管的护理。⑤ 疼痛护理：适当应用止痛药物。⑥ 并发症的观察和护理：主要有出血、胃排空障碍、吻合口破裂或瘘、十二指肠残端破裂和术后梗阻。

【习题精选】

一、名词解释

1. 胃十二指肠溃疡　　　　　　　　2. 中期胃癌

3. 晚期胃癌　　　　　　　　　　　4. 进展期胃癌

二、选择题

【A₁型题】

1. 下列选项中，不属于胃癌根治术后早期并发症的是（　　　）。

    A. 胃出血　　　　　　　　　　　B. 吻合口瘘

    C. 倾倒综合征　　　　　　　　　D. 吻合口梗阻

    E. 十二指肠残端破裂

2. 瘢痕性幽门梗阻最突出的表现是（　　　）。

    A. 上腹部胀痛　　　　　　　　　B. 大量呕吐宿食

    C. 上腹部膨隆　　　　　　　　　D. 营养不良

    E. 便秘

3. 胃、十二指肠溃疡大出血的主要表现为（　　　）。

    A. 恶心、呕吐　　　　　　　　　B. 上腹部胀痛

    C. 有便意感　　　　　　　　　　D. 头晕、心悸、出冷汗

    E. 呕血和排柏油样便

4. 十二指肠溃疡的好发部位是（　　　）。

    A. 十二指肠球部　　　　　　　　B. 十二指肠水平部

    C. 十二指肠降部　　　　　　　　D. 十二指肠升部

    E. 十二指肠与空肠交界处

5. 十二指肠溃疡疼痛的特点是（　　　）。

    A. 上腹部刀割样绞痛　　　　　　B. 阵发性腹部绞痛

    C. 餐后痛　　　　　　　　　　　D. 饥饿痛

    E. 饱胀痛

6. 下列关于瘢痕性幽门梗阻病人的术前准备，最重要的是（　　　）。

    A. 心理护理　　　　　　　　　　B. 皮肤准备

C. 补碱性药 　　　　　　　　　D. 连续 3 个晚上用温盐水洗胃

E. 备血、皮试

7. 下列关于倾倒综合征病人的饮食指导,不正确的是（　　　）。

　　A. 少食多餐 　　　　　　　　　B. 餐后散步

　　C. 高蛋白饮食 　　　　　　　　D. 餐时限制饮水

　　E. 避免过甜、过咸食物

8. 毕Ⅱ式胃大部切除术后若伴有输出袢梗阻,则呕吐物是（　　　）。

　　A. 食物和胆汁 　　　　　　　　B. 食物,无胆汁

　　C. 粪臭性呕吐物 　　　　　　　D. 血性呕吐物

　　E. 胆汁,无食物

9. 下列关于倾倒综合征的表现,说法错误的是（　　　）。

　　A. 发生于饮食后 10～30 min 　　B. 上腹胀痛,心悸,出汗,恶心,呕吐

　　C. 重者可有肠鸣腹泻 　　　　　D. 平卧 10～20 min 可缓解

　　E. 严重者可引起休克

【A₂ 型题】

10. 女性,62 岁,胃溃疡伴瘢痕性幽门梗阻,行毕Ⅱ式胃大部切除术后 1 周,进食后上腹部饱胀,恶心、呕吐,呕吐物含胆汁和食物。对该病人,首先考虑的并发症是（　　　）。

　　A. 吻合口梗阻 　　　　　　　　B. 急性输入袢梗阻

　　C. 输出袢梗阻 　　　　　　　　D. 倾倒综合征

　　E. 十二指肠残端破裂

11. 女性,47 岁,十二指肠溃疡急性穿孔,行毕Ⅱ式胃大部切除术后第 1 天,护士查房时见胃管内吸出咖啡色胃液约 280 mL。对该病人,正确的处理是（　　　）。

　　A. 继续观察,不需特殊处理 　　 B. 加快静脉输液速度

　　C. 应用止血药 　　　　　　　　D. 胃管内灌注冰盐水

　　E. 马上做好手术止血的准备

12. 男性,59 岁,患胃溃疡 5 年余。近日晨起突然排出大量柏油样黑便,并出现心悸、头晕、无力,由家人送至医院急诊。体检:体温 36.1℃,血压 95/55 mmHg,脉搏 105 次/min;病人面色苍白、出冷汗、四肢湿冷等。急查血常规显示红细胞计数、血红蛋白值、血细胞比容明显下降。据此,考虑该病人的并发症是（　　　）。

　　A. 急性穿孔 　　　　　　　　　B. 胃溃疡大出血

　　C. 瘢痕性幽门梗阻 　　　　　　D. 胃溃疡恶性变

　　E. 胃溃疡伴溃疡性结肠炎

13．男性，62 岁，患十二指肠溃疡 8 年余，行迷走神经干切断术，术后第 5 日，已拔除胃管，当日晨进食后出现上腹不适、饱胀，呕吐胆汁和食物；X 线造影见胃扩张，大量潴留、无排空。据此，考虑该病人的并发症是（　　　）。

    A．腹泻　　　　　　　　　　　　　B．胃潴留

    C．输出袢梗阻　　　　　　　　　　D．胃小弯坏死穿孔

    E．吻合口梗阻

【A₃/A₄ 型题】

（14～16 题共用题干）

女性，58 岁，患十二指肠溃疡 6 年，今晨起突然排出大量柏油样黑便，并出现恶心、头晕、心悸、无力，由家人送至医院急诊。体查：体温 36.2℃，血压 85/50 mmHg，脉搏 115 次/min；病人面色苍白、出冷汗、四肢湿冷等；腹部稍胀，上腹部有轻度压痛，肠鸣音亢进。初步考虑该病人有十二指肠溃疡大出血。

14．考虑该病人有十二直肠溃疡大出血的主要依据是（　　　）。

    A．恶心　　　　　　　　　　　　　B．头晕、心悸、无力

    C．血压下降、脉搏细速　　　　　　D．排大量柏油样便

    E．面色苍白、出冷汗、四肢湿冷

15．十二指肠溃疡大出血的常见部位是（　　　）。

    A．十二指肠球部　　　　　　　　　B．十二指肠水平部

    C．十二指肠降部　　　　　　　　　D．十二指肠升部

    E．十二指肠与空肠交界处

16．目前该病人最主要的护理问题是（　　　）。

    A．焦虑、恐惧　　　　　　　　　　B．体液不足

    C．疼痛　　　　　　　　　　　　　D．有感染的危险

    E．营养障碍

（17～20 题共用题干）

男性，45 岁，1 个月前觉上腹不适，疼痛，食欲减退，并有反酸、嗳气，服抗酸药未见好转，3 天前出现黑便。近 1 个月来体重下降 4 kg。

17．对该病人，初步考虑最可能的诊断是（　　　）。

    A．胃溃疡　　　　　　　　　　　　B．胃出血

    C．胃癌　　　　　　　　　　　　　D．胃息肉

    E．萎缩性胃炎

18．为尽快明确诊断，首选检查为（　　　）。

    A．胃酸测定　　　　　　　　　　　B．胃镜检查

C．X 线钡餐　　　　　　　　　　D．B 超

E．粪便隐血试验

19．该病的发生与下列因素无关的是（　　）。

A．进食腌制食物　　　　　　　　B．胃溃疡

C．遗传　　　　　　　　　　　　D．内分泌紊乱

E．幽门螺旋杆菌感染

20．若行手术治疗，术前准备不包括（　　）。

A．备皮　　　　　　　　　　　　B．配血

C．洗胃　　　　　　　　　　　　D．肠道清洁

E．口服肠道不吸收的抗菌药

三、简答题

1．简述胃十二指肠溃疡瘢痕性幽门梗阻的临床特征。

2．胃十二指肠溃疡大出血考虑紧急手术止血的指征有哪些？

3．病人术后出现倾倒综合征，应如何处理？

4．如何对胃癌病人进行术后护理？

四、案例分析题

1．男性，55 岁，呕吐 3 天入院，反复上腹部疼痛 12 年，疼痛好发于夜间，有黑便史 2 次，曾被诊断为"十二指肠溃疡"，药物治疗效果欠佳，症状加重；入院前 4 天的夜间，出现无明显诱因的上腹部胀痛不适，进食后加重，次日下午出现呕吐，呕吐物量大，为宿食，近 3 天下午出现呕吐。

请问：

（1）该病人的临床诊断是什么？

（2）该病人术前的主要护理诊断是什么？

（3）对该病人，术前的主要护理措施有哪些？

2．男性，36 岁，因十二指肠溃疡入院后，行毕Ⅱ式胃大部切除术，术后第 5 日进果汁 300 mL，15 min 后突发剑突下不适、心悸、乏力、出汗、头晕，伴恶心呕吐，经平卧、吸氧、补液治疗后好转。

请问：

（1）该病人可能出现了哪种并发症？

（2）对上述状况应如何进行预防？

第十七章　急性阑尾炎病人的护理

【要点梳理】

> 本章重点为急性阑尾炎病人的护理措施;本章难点为熟练掌握对急性阑尾炎病人的护理评估方法,能对急性阑尾炎病人实施整体护理。

急性阑尾炎是外科最多见的急腹症之一,主要症状是转移性右下腹痛,早期可伴有胃肠道症状,炎症重时可出现中毒症状。右下腹固定性压痛是最常见的重要体征,压痛点常位于麦氏点。阑尾炎加重时可出现腹膜刺激征。

护理措施:

(1)术前护理:① 病情观察:高热则提示阑尾穿孔;若腹痛加剧,出现腹膜刺激征,应及时通知医师。② 对症处理:禁食;输液;应用抗生素控制感染;取半卧位以减轻疼痛;禁服泻药及灌肠;诊断未明确之前禁用镇静止痛剂如吗啡等,以免掩盖病情。③ 术前准备:做好术前常规检查;做好备皮准备;做好药物过敏试验并记录;嘱病人术前禁食12 h,禁水4 h。

(2)术后护理:① 一般护理:术后6 h,血压、脉搏平稳者改为半卧位,利于呼吸和引流;鼓励病人早期活动。手术当天禁食,经静脉补液。待肠蠕动恢复后,逐步恢复经口饮食。密切监测生命体征及病情变化。② 切口和引流管的护理。③ 遵医嘱术后应用有效抗生素。④ 并发症的预防和护理:密切观察有无切口感染及粘连性肠梗阻发生。

【习题精选】

一、名词解释

1. 麦氏点
2. 结肠充气试验
3. 腰大肌试验
4. 闭孔内肌试验

二、选择题

【A₁型题】

1. 急性阑尾炎术后给予半卧位的主要目的不包括（ ）。
  - A. 利于呼吸
  - B. 减轻切口张力
  - C. 预防肠粘连
  - D. 利于腹腔引流
  - E. 腹腔渗液积聚于盆腔

2. 急性阑尾炎最典型的症状为（ ）。
  - A. 转移性脐周疼痛
  - B. 转移性右下腹痛
  - C. 固定性脐周疼痛
  - D. 固定性右下腹痛
  - E. 腹痛位置无规律

3. 急性阑尾炎的基本病因是（ ）。
  - A. 阑尾腔阻塞后并发感染
  - B. 阑尾管腔阻塞
  - C. 细菌感染
  - D. 阑尾管腔狭小
  - E. 急性肠炎

4. 阑尾腔梗阻最常见的病因是（ ）。
  - A. 粪石
  - B. 淋巴滤泡增生
  - C. 异物
  - D. 炎性狭窄
  - E. 食物残渣

【A₂型题】

5. 男，40 岁，因急性阑尾炎入院，入院后腹痛曾有短暂的缓解，以后又呈持续性加剧，应考虑（ ）。
  - A. 单纯性阑尾炎
  - B. 化脓性阑尾炎
  - C. 坏疽性阑尾炎
  - D. 穿孔性阑尾炎
  - E. 阑尾周围脓肿

6. 男，35 岁，诊断为"阑尾周围脓肿"。对该病人行阑尾切除术的时间应为其体温正常（ ）。
  - A. 1 个月后
  - B. 2 个月后
  - C. 3 个月后
  - D. 4 个月后
  - E. 5 个月后

【A₃/A₄ 型题】

（7～8 题共用题干）

男性，27 岁，转移性右下腹痛 24 h 来诊。查体：体温 38.6℃，右下腹有固定压痛，有明显的肌紧张和反跳痛，白细胞 15×10^9/L，中性粒细胞 90%。诊断为急性阑尾炎，准备急症手术治疗。

7．该病人的病情应判断为（　　）。

A．急性单纯性阑尾炎并局限性腹膜炎

B．急性化脓性阑尾炎并局限性腹膜炎

C．急性化脓性阑尾炎并弥漫性腹膜炎

D．急性坏疽性阑尾炎并门静脉炎

E．急性化脓性阑尾炎并阑尾脓肿

8．对该病人，术前护理措施不包括（　　）。

A．备皮　　　　　　　　　　B．半卧位

C．应用抗生素　　　　　　　D．给麻醉前药物

E．腹痛时用止痛药

（9～11 题共用题干）

男性，22 岁，转移性右下腹痛 8 h，右下腹有固定的压痛点。临床诊断为急性阑尾炎，准备手术治疗。

9．提示急性炎症的阑尾后位特殊体征是（　　）。

A．右下腹有触痛的包块　　　B．闭孔内肌试验阳性

C．腰大肌试验阳性　　　　　D．直肠指检右上方有触痛

E．结肠充气试验阳性

10．下列关于急症手术前的护理措施，正确的是（　　）。

A．禁食 12 h，禁饮 4 h　　　B．半卧位，应用抗生素

C．肌内注射哌替啶止痛　　　D．肥皂水灌肠通便

E．右下腹皮肤准备

11．手术后 24 h 内最常见的并发症是（　　）。

A．切口感染　　　　　　　　B．盆腔脓肿

C．门静脉炎　　　　　　　　D．腹腔内出血

E．切口裂开

三、简答题

1．简述急性阑尾炎的典型症状和重要体征。

2．对阑尾炎术后病人，应如何进行护理？

四、案例分析题

男，23 岁，主诉上腹部疼痛，伴恶心、呕吐 6 h，现右下腹有压痛，查白细胞 $12 \times 10^9/L$，中性粒细胞 85%。

请问：

（1）该病人的诊断可能是什么？请说出诊断要点。

（2）对该病人，主要护理要点有哪些？

第十八章　肠梗阻病人的护理

【要点梳理】

> 本章重点为肠梗阻病人的护理措施；本章难点为熟练掌握肠梗阻病人的护理评估方法，能运用肠梗阻的护理知识对肠梗阻病人实施整体护理。

肠内容物不能正常运行、顺利通过肠道，称为肠梗阻，是外科常见的急腹症。根据肠梗阻发生的原因可以分为机械性肠梗阻（最常见）、动力性肠梗阻、血运性肠梗阻；根据肠壁有无血运障碍可分为单纯性肠梗阻和绞窄性肠梗阻。

护理措施：

1. 非手术治疗病人的护理

（1）一般护理：① 休息和体位：生命体征稳定者给予半卧位；② 禁食、胃肠减压：观察记录胃液的性质和量；梗阻缓解、肠功能恢复，可逐步进流质饮食。

（2）病情观察：出现下列情况考虑绞窄性梗阻：① 病情发展迅速，早期出现休克，抗休克治疗后改善不显著。② 腹痛发作急骤，起始即为持续性剧烈疼痛，或在阵发性加重之间仍有持续性疼痛。呕吐出现早、剧烈而频繁。③ 有明显腹膜刺激征，体温上升、脉率增快、白细胞计数增高。④ 腹胀不均匀，腹部局部隆起或触及有压痛的肿块。⑤ 呕吐物、胃肠减压抽出液、肛门排出物为血性，或腹腔穿刺抽出血性液体。⑥ 经积极的非手术治疗而症状体征无明显改善。⑦ 腹部 X 线见孤立、突出胀大的肠袢，不因时间而改变位置，或有假肿瘤状阴影；或肠间隙增宽，提示有腹腔积液。

（3）维持体液平衡。

（4）呕吐的护理：呕吐时嘱病人坐起或头侧向一边，及时清除口腔内呕吐物，观察记录呕吐物的颜色、性状和量。

（5）用药护理：遵医嘱应用抗生素防治感染；给予解痉剂等药物治疗。

（6）术前准备：除常规术前准备外，酌情备血。

2. 手术后病人的护理

（1）一般护理：① 体位：麻醉清醒、生命体征平稳后取半卧位。② 禁食与胃肠减压：保持胃肠减压通畅，观察和记录引流液的颜色、性状及量。③ 饮食护理：胃管拔除、肠蠕动恢复后逐步进食。④ 活动：鼓励病人早期下床活动。

（2）病情观察：注意观察神志、生命体征，准确记录 24 h 出入量；观察有无腹胀及腹痛，肛门排气、排便、粪便性质等情况；做好腹腔引流的护理。

（3）输液护理：禁食期间给予静脉补液，遵医嘱应用抗生素。

（4）并发症的观察与护理：警惕腹腔内感染、切口感染及肠瘘。

【习题精选】

一、名词解释

1. 肠梗阻　　　　　　　　　　　2. 绞窄性肠梗阻

3. 肠扭转　　　　　　　　　　　4. 肠套叠

二、选择题

【A₁ 型题】

1. 下列关于肠梗阻病人的术前护理，正确的做法是（　　　）。

　　A. 给予流质饮食，以促进肠蠕动　　　B. 给予止痛剂，以缓解腹痛症状

　　C. 给予缓泻剂，以解除梗阻　　　　　D. 禁食、胃肠减压

　　E. 给予腹部热敷，以缓解腹痛

2. 下列不属于肠梗阻的基本处理措施的是（　　　）。

　　A. 禁食　　　　　　　　　　　　　B. 使用抗菌药

　　C. 灌肠　　　　　　　　　　　　　D. 胃肠减压

　　E. 补液、纠正水电解质及酸碱失衡

3. 肠梗阻病人共同的临床特征是（　　　）。

　　A. 腹痛、腹胀、呕吐、便秘

　　B. 腹痛、呕吐、肠鸣音亢进、腹胀

　　C. 腹部阵发性绞痛、排黏液血便、肠型、恶心

　　D. 腹部胀痛、肠鸣音消失、肌紧张

　　E. 腹胀、恶心呕吐、肠型、停止排便排气

4. 下列选项中，不属于机械性肠梗阻的是（　　　）。

　　A. 肠麻痹　　　　　　　　　　　　B. 肠内肿瘤

　　C. 肠外肿瘤　　　　　　　　　　　D. 肠蛔虫团

　　E. 肠扭转

5. 单纯性肠梗阻的病理特点是（　　）。

    A. 肠壁血循环供血不足　　　　　　　B. 肠壁供血基本正常

    C. 肠壁供血完全停止　　　　　　　　D. 肠壁穿孔

    E. 肠壁坏死

6. 粘连性肠梗阻最多见于（　　）。

    A. 肠道畸形　　　　　　　　　　　　B. 腹部外伤后

    C. 腹腔手术后　　　　　　　　　　　D. 胎粪性腹膜炎

    E. 结核性腹膜炎

7. 对肠梗阻病人，最主要的非手术治疗措施是（　　）。

    A. 抗感染　　　　　　　　　　　　　B. 纠正水和电解质的失衡

    C. 胃肠减压　　　　　　　　　　　　D. 针灸

    E. 中医中药

【A₂型题】

8. 小儿，男，1岁半。阵发性哭闹半天，1 h前排果酱样大便1次，分诊护士考虑该患儿可能的诊断为（　　）。

    A. 急性阑尾炎　　　　　　　　　　　B. 肠扭转

    C. 粘连性肠梗阻　　　　　　　　　　D. 肠套叠

    E. 肠蛔虫症

9. 男，67岁。有长期便秘史，突然腹痛、腹胀2天，未吐，少量黏液便1次，查体可见全腹部膨胀，左下腹有轻度压痛、反跳痛，肠鸣音亢进。为明确诊断，应做（　　）。

    A. CT　　　　　　　　　　　　　　　B. B超

    C. 腹部立位X线平片　　　　　　　　D. 纤维结肠镜检查

    E. 直肠指检

10. 女，30岁。饱餐后出现上腹阵发性疼痛，并伴有腹胀，恶心、呕吐，停止肛门排气，6个月前曾做阑尾切除术。体检：腹胀，见肠型，腹软，轻度压痛，肠鸣音亢进。下列护理措施错误的是（　　）。

    A. 抗感染　　　　　　　　　　　　　B. 取半卧位

    C. 胃肠减压　　　　　　　　　　　　D. 给予吗啡止痛

    E. 禁食

【A₃/A₄型题】

（11～14题共用题干）

男性，45岁，暴饮暴食后出现上腹阵发性疼痛，并伴有腹胀、恶心、呕吐，呕吐物为宿食，停止肛门排气；该病人半年前曾做阑尾切除术。体检：腹胀，见肠型。

11. 对该病人，最有意义的检查是（ ）。

A. 腹部 CT
B. 腹部穿刺
C. 钡剂灌肠
D. 腹部 X 线平片
E. 纤维结肠镜检查

12. 若该病人出现肠梗阻，则最可能的原因是（ ）。

A. 肠粘连
B. 肿瘤
C. 粪块堵塞
D. 肠扭转
E. 肠麻痹

13. 目前该病人发生的肠梗阻类型不可能是（ ）。

A. 急性肠梗阻
B. 完全性肠梗阻
C. 绞窄性肠梗阻
D. 单纯性肠梗阻
E. 机械性肠梗阻

14. 下列关于该病人的护理措施，错误的是（ ）。

A. 取半卧位
B. 胃肠减压
C. 禁饮食
D. 可给予吗啡止痛
E. 防治感染和中毒

三、简答题

1. 简述肠梗阻的症状和体征。
2. 简述肠梗阻非手术治疗的护理。

四、案例分析题

男性，36 岁，因腹痛、腹胀，以及停止排气、排便 2 天而入院；曾于 5 年前行胃大部切除术。查体：心肺无异常，腹膨隆，可见肠型，全腹轻度压痛、无反跳痛、肌紧张，叩鼓音，肠鸣音亢进，偶可闻气过水声；立位腹平片，可见多个液平面。

请问：

（1）该病人可能患有什么疾病？诊断依据是什么？

（2）对该病人进行治疗时，应遵循什么治疗原则？

（3）该病人可能出现的护理诊断或护理问题有哪些？

（4）该病人出院时，应如何对其进行健康指导？

第十九章 结、直肠和肛管疾病病人的护理

【要点梳理】

> 本章重点为结、直肠和肛管疾病病人的护理措施；本章难点为熟练掌握结、直肠和肛管疾病的护理评估方法，列出主要护理问题，能对结、直肠和肛管疾病病人实施整体护理。

一、结直肠癌病人的护理

结肠癌和直肠癌是消化道常见的恶性肿瘤。根据肿瘤的大体形态分为肿块型、浸润型、溃疡型（结肠癌最常见类型）。

（一）身体状况

（1）结肠癌：早期多无明显症状，随着病程的发展可出现一系列症状：① 排便习惯与粪便性状的改变：最早出现。排便次数增多，腹泻，便秘，便中带血、脓或黏液。② 腹痛：持续性定位不清的隐痛，或为腹部不适或腹胀感。③ 腹部肿块：多坚硬呈结节状。④ 肠梗阻：多为慢性低位不完全性肠梗阻。⑤ 全身表现：贫血、消瘦、乏力、低热等，晚期可出现恶病质。一般右侧结肠癌以全身症状、贫血、腹部肿块为主要表现；左侧结肠癌则以肠梗阻、腹泻、便秘、便血等症状为显著。

（2）直肠癌：早期多无明显症状，随病情进展，可出现：① 直肠刺激症状；② 肠腔狭窄症状；③ 黏液血便；④ 其他症状：癌肿侵犯前列腺、膀胱，骶前神经，可出现相应症状，晚期出现肝转移时，可出现腹腔积液、肝大、黄疸、贫血、消瘦、水肿、恶病质等。

（二）护理措施

1. 术前护理

（1）一般护理：术前补充高蛋白、高热量、丰富维生素、易消化的少渣饮食。

（2）肠道准备：① 传统肠道准备法：术前 3 日进少渣半流质饮食，术前 2 日起进流质饮食。术前 3 日番泻叶泡茶饮用或术前 2 日口服泻剂硫酸镁 15～20 g 或蓖麻油 30 mL，每日上午服用。术前 2 日每晚用 1%～2%肥皂水灌肠 1 次，术前 1 日晚清洁灌肠。口服抗生素，抑制肠道细菌。因控制饮食及服用肠道杀菌剂，使维生素 K 的合成及吸收减少，故病人术前应补充维生素 K。② 全肠道灌洗法：病人术前 12～14 h 开始服用 37℃左右等渗平衡电解质液，造成容量性腹泻，以达到清洁肠道目的。一般 3～4 h 完成灌洗全过程，灌洗液量不少于 6 000 mL。③ 口服甘露醇肠道准备法：病人术前 1 日午餐后 0.5～2 h 内口服 5%～10%的甘露醇 1 500 mL 左右。年老体弱及心、肾功能不全者禁用。

2．术后护理

（1）一般护理：① 病情平稳者取半卧位；② 术后禁食水、胃肠减压，肛门排气或造口开放后即可拔除胃肠减压，进流质饮食。

（2）病情观察：每半小时监测生命体征 1 次；观察腹部及会阴部切口敷料情况。

（3）引流管的护理：保持引流管通畅，观察记录引流液的情况，及时更换敷料。骶前引流管一般保持 5～7 天，引流液量减少、色变淡，方考虑拔除。

（4）结肠造口的护理：① 造口开放前应外敷凡士林或生理盐水纱布，及时更换敷料，注意观察有无肠段回缩、出血、坏死等。② 一般于术后 2～3 天，肠蠕动恢复后开放。观察有无肠黏膜颜色变暗、发紫、发黑等异常，防止造口肠管坏死、感染。③ 造口开放，病人应取造口侧卧位，防止造口流出物污染腹部切口。用塑料薄膜隔开造口与腹壁切口，保护腹壁切口。④ 造口开放初期，保持造口周围皮肤清洁、干燥。⑤ 正确使用人工肛门袋。⑥ 必须注意饮食卫生，防止腹泻；避免进食胀气性、刺激性气味、腐败及易引起便秘的食物。⑦ 造口并发症的观察与预防：常见造口狭窄、肠梗阻、便秘。

（5）并发症的预防和护理：常见切口感染、吻合口瘘。

二、直肠肛管疾病病人的护理

（一）肛裂病人的护理

肛裂是齿状线以下肛管皮肤全层裂伤后形成的小溃疡。典型临床表现为疼痛、便秘和出血。肛裂、"前哨痔"、肥大乳头常同时存在，称肛裂"三联征"。

护理措施：

（1）非手术治疗病人的护理：① 保持大便通畅；② 坐浴：每次排便后坐浴，水温40～46℃，每日 2～3 次，每次 20～30 min；③ 止痛。

（2）手术治疗病人的护理：① 肠道准备：术前 3 日少渣饮食，术前 1 日流质饮食，术前日晚灌肠；② 术后观察：有无出血、血肿、肛瘘、脓肿、痔脱垂和尿潴留并发症。

（3）健康指导：保持大便通畅；术后 5～10 日内可行扩肛治疗；肛门括约肌松弛者，

术后 3 日作肛门收缩舒张运动。

（二）直肠肛管周围脓肿病人的护理

直肠肛管周围脓肿是指直肠肛管周围软组织内或其周围间隙发生的急性化脓性感染，并形成脓肿。

护理措施：① 协助病人采取舒适体位，急性炎症期应卧床休息。② 告知病人忌食辛辣食物，多食蔬菜、水果、蜂蜜等。③ 应用抗生素控制感染。④ 保持大便通畅。⑤ 控制体温。⑥ 肛周护理：有脓液形成时，及时切开引流；及时更换敷料；放置引流管者应观察引流液性质、量；排便后先坐浴再换药；避免皮肤早期愈合形成肛瘘。

（三）肛瘘病人的护理

肛瘘是肛管或直肠下部与肛周皮肤相通的肉芽肿性管道，由内口、瘘管、外口三部分组成。

护理措施：① 保持大便通畅：术前 2～3 天行肠道准备，术后 3 日内控制饮食、排便。② 应用抗生素防治感染。③ 坐浴：术前每日 1 次，急性炎症期每日 2～3 次，术后每次排便后先坐浴再换药。④ 术后注意观察敷料渗湿及出血情况。⑤ 通过诱导、针刺或导尿等方法及时处理尿潴留。⑥ 轻度肛门失禁者，手术 3 日后做肛门收缩舒张运动；严重失禁者，行肛门成形术。

（四）痔病人的护理

痔是直肠下段黏膜下或（和）肛管皮肤下静脉丛淤血、扩张和迂曲所形成的静脉团。按痔发生部位分内痔（最多见）、外痔和混合痔。

护理措施：

（1）非手术病人的护理：① 增加饮水，多进食新鲜蔬菜、水果、粗纤维性食物。② 观察病人便血情况。③ 缓解疼痛。④ 坐浴：水温 40～46℃，每日 2～3 次，每次 20～30 min。⑤ 内痔脱出的护理：用温水洗净，涂润滑油后用手轻轻将其还纳入肛管。

（2）手术治疗病人的护理：① 术前准备：术前 1 日半流质饮食，可给予缓泻剂，必要时清洁灌肠；② 术后护理：保持局部清洁；术后服阿片酊，3 日内尽量不排大便；每次排便后先清洗后坐浴，再换药；对急性尿潴留，可通过诱导等促进排尿，必要时可行导尿处理；排便困难、大便变细者，术后 5～10 日内可行扩肛；肛门括约肌松弛者，术后 3 日进行肛门肌肉收缩舒张运动。

【习题精选】

一、名词解释

1. 肛裂　　　　　　　　　　　　2. 肛裂"三联征"

3. 直肠肛管周围脓肿　　　　　　4. 肛瘘

5. 痔

二、选择题

【A₁ 型题】

1. 下列关于结肠癌病人术前肠道准备的说法，正确的是（　　）。

   A. 全身应用抗生素

   B. 术前晚肥皂水灌肠

   C. 术前禁食 3 天

   D. 无论是否合并肠梗阻均需清洁灌肠

   E. 术前口服维生素 K

2. 结肠癌最早出现的临床表现多为（　　）。

   A. 排便习惯及粪便性状改变　　　　B. 腹痛

   C. 腹部肿块　　　　　　　　　　　D. 肠梗阻

   E. 黏液血便

3. 下列选项中，不属于肛瘘临床特征的是（　　）。

   A. 反复形成脓肿　　　　　　　　　B. 肛门瘙痒

   C. 排便后肛门剧烈疼痛　　　　　　D. 肛周外口时有少量分泌物排出

   E. 呈红色乳头状突起外口

4. 应慎用直肠指检的疾病是（　　）。

   A. 内痔　　　　　　　　　　　　　B. 外痔

   C. 肛瘘　　　　　　　　　　　　　D. 肛裂

   E. 直肠癌

5. 内痔的早期症状为（　　）。

   A. 痔核脱出　　　　　　　　　　　B. 大便出血

   C. 大便疼痛　　　　　　　　　　　D. 里急后重

    E．肛门周围瘙痒

6．最常见的直肠肛管周围脓肿是（　　）。

    A．肛周皮下脓肿　　　　　　　　　　B．直肠后间隙脓肿

    C．骨盆直肠间隙脓肿　　　　　　　　D．坐骨肛管间隙脓肿

    E．直肠黏膜下脓肿

7．直肠肛管疾病病人非手术治疗期间宜采用的饮食为（　　）。

    A．流质　　　　　　　　　　　　　　B．少渣半流质

    C．富含膳食纤维的普食　　　　　　　D．普食

    E．禁食

8．下列关于肛门坐浴的说法，正确的是（　　）。

    A．1∶1000 高锰酸钾　　　　　　　　B．溶液量约 1 000 mL

    C．水温 60℃　　　　　　　　　　　　D．便前坐浴，以解痉、促进排便

    E．坐浴时间 20～30 min

9．肛裂最突出的临床表现（　　）。

    A．排便时及排便后肛门剧烈疼痛　　　B．反复便秘

    C．便血　　　　　　　　　　　　　　D．肛门瘙痒

    E．反复脓肿形成

10．肛裂"三联征"是指同时存在（　　）。

    A．肛裂、"前哨痔"及肛乳头肥大

    B．肛裂、肛瘘及痔

    C．肛裂、直肠肛管周围脓肿及肛瘘

    D．肛裂、混合痔及肛乳头肥大

    E．肛裂、肛瘘及肛乳头肥大

【A₂型题】

11．男性，57 岁，直肠癌行 Milex 手术，术后 10 天，病人出现腹部胀痛，恶心。腹壁造口检查:肠壁浅红色，弹性差，可伸入一小指。该病人可能出现的术后并发症是（　　）。

    A．造口肠段血运障碍　　　　　　　　B．吻合口瘘

    C．肠粘连　　　　　　　　　　　　　D．造口狭窄

    E．便秘

12．女性，30 岁，肛门胀痛、排尿困难 6 天，畏寒、高热，肛门外未见明显异常。直肠指检:肛管左壁局限性隆起，压痛明显。下列关于对该病人的护理，错误的是（　　）。

    A．物理降温　　　　　　　　　　　　B．控制排便

    C．1∶5000 高锰酸钾坐浴　　　　　　D．遵医嘱应用抗生素

E. 嘱病人多饮水

13. 女性，30岁，近3个月经常排便后滴少量鲜血，肛门指检无异常发现，肛门镜检查截石位见3点、6点各有一突于肛管内的暗红色圆形软结节。据此，考虑该病人为（　　）。

  A. Ⅰ期内痔   B. Ⅱ期内痔

  C. Ⅲ期内痔   D. Ⅳ期内痔

  E. 直肠息肉

14. 男性，27岁，用力排便后肛门剧烈疼痛，滴少量鲜血。肛门检查：截石位见一暗红色柔软团状物。下列关于该病人的护理措施，错误的是（　　）。

  A. 便后用1∶5 000高锰酸钾温水坐浴

  B. 行直肠指检以明确诊断

  C. 嘱病人多喝水和进粗纤维食物

  D. 可行扩肛疗法

  E. 形成良好的排便习惯

【A₃/A₄型题】

（15～17题共用题干）

女性，40岁，近4个月来排便次数增多，下腹隐痛，2个月前出现排便时伴出血，为鲜红色，覆盖于大便之上，便血常持续数天，未经治疗出血能自止，但症状反复发作。发病以来，病人体重下降3 kg。

15. 对该病人，应首先行（　　）。

  A. 纤维结肠镜检   B. 直肠镜检

  C. 乙状结肠镜检   D. 直肠指检

  E. 灌肠

16. 该病人出现血便的原因首先应考虑（　　）。

  A. 内痔   B. 肛裂

  C. 结肠癌   D. 直肠息肉

  E. 直肠癌

17. 若病人需行手术治疗，则术前不应进（　　）饮食。

  A. 高蛋白   B. 高维生素

  C. 高热量   D. 低脂

  E. 高纤维

（18~20 题共用题干）

男性，35 岁，4 年前出现鲜血便，常见便纸上有血迹，有时有鲜血覆盖于大便表面，并伴有肛门肿块脱出，平卧时可自行回纳；1 个月前出现排便时及便后肛门口剧痛，便后鲜血滴出，疼痛可持续数小时。

18．该病人患有（　　）。

    A．Ⅰ期内痔　　　　　　　　　　B．Ⅱ期内痔

    C．Ⅲ期内痔　　　　　　　　　　D．血栓性外痔

    E．混合痔

19．引起肛门口剧痛的原因最可能是（　　）。

    A．直肠息肉脱出　　　　　　　　B．内痔脱出嵌顿

    C．血栓性外痔　　　　　　　　　D．内痔并发感染

    E．肛裂

20．下列关于对该病人的处理，错误的是（　　）。

    A．口服缓泻剂或液状石蜡以保持大便通畅

    B．行直肠指诊以协助诊断

    C．便后用 1∶5 000 高锰酸钾温水坐浴

    D．可行扩肛疗法

    E．非手术治疗无效时可改为手术治疗

三、简答题

1．简述结肠癌病人术前的肠道准备。

2．简述结肠造口的护理措施。

四、案例分析题

男性，40 岁，7 年前出现大便带血，鲜红色，量少，覆盖于粪便表面，曾于当地医院就诊，考虑为"内痔"并治疗。近 1 年来，该病人觉排便后肛门口有肿物脱出，有时能自行回纳，但有时需用手回纳，并伴不适、肛周皮肤瘙痒等；数日前感肛门肿物增大，无法用手回纳，且疼痛剧烈难忍。肛门检查：肛周皮肤红肿，肛门口见一 4 cm×5 cm×5 cm 痔团脱出，明显充血水肿，无法回纳，触痛明显。诊断：混合痔并嵌顿。

请问：

（1）该病人入院后，应对其实施哪些护理？

（2）若该病人经上述处理后症状缓解，拒绝进一步治疗，那么护理人员应给予哪些出院指导？

（3）若该病人行手术治疗，则术后应如何控制排便？

第二十章 原发性肝癌病人的护理

【要点梳理】

本章重点为原发性肝癌病人的护理措施；本章难点为熟练掌握原发性肝癌病人的护理评估方法，能对原发性肝癌病人实施整体护理。

一、身体状况

（一）症状

（1）肝区疼痛：最常见，半数以上病人的首发症状。多呈持续性钝痛、刺痛或胀痛，当癌结节坏死、破裂时，表现为突发性右上腹剧痛和腹膜刺激征等急腹症表现。

（2）消化道症状：主要表现为食欲减退，部分病人出现腹胀、恶心、呕吐或腹泻等。

（3）全身症状：① 持续性低热或不规则发热；② 晚期体重呈进行性下降，可伴有贫血、黄疸、腹腔积液、出血、水肿等恶病质表现。

（二）体征

① 肝大与肿块；② 黄疸与腹腔积液。

二、护理措施

（1）术前护理：① 改善营养状况：以富含蛋白、热量、维生素和纤维膳食为原则，必要时提供肠内、外营养支持或补充蛋白等。② 疼痛护理：遵医嘱给予止痛剂或采用镇痛治疗。③ 预防肿瘤破裂出血：尽量避免剧烈咳嗽、用力排便等导致腹内压骤升的因素；改善凝血功能；密切观察腹部情况；积极做好术前准备。

（2）术后护理：① 一般护理：不鼓励病人早期活动，术后 24 h 内应平卧休息，避免剧烈咳嗽。② 病情观察。③ 维持体液平衡。④ 引流管的护理：肝叶和肝脏局部切除术后常放置双腔引流管。应妥善固定，保持引流通畅；严格遵守无菌原则，每日更换引流瓶；准确记录引流液的量、色、质。⑤ 预防感染：遵医嘱合理应用抗生素。⑥ 肝性脑病的预防和护理：术后加强生命体征和意识状态的观察，若出现性格行为变化，如欣快感、表情淡漠等前驱症状时，应及时通知医师。

【习题精选】

一、选择题

【A₁型题】

1. 肝癌病人最常见和最主要的症状是（　　）。
   - A. 肝区疼痛
   - B. 低热
   - C. 腹胀，乏力
   - D. 食欲缺乏
   - E. 消瘦

2. 治疗早期原发性肝癌的最有效方法是（　　）。
   - A. 手术切除
   - B. 肝动脉插管化疗
   - C. 肝动脉栓塞治疗
   - D. 放射治疗
   - E. 局部注射无水酒精疗法

3. 对确诊肝癌最有价值的检查是（　　）。
   - A. B超检查
   - B. 放射性核素扫描
   - C. 肝血管造影
   - D. CT检查
   - E. 肝穿刺活检

4. 甲胎球蛋白（AFP）阳性最常见于（　　）。
   - A. 原发性肝癌
   - B. 继发性肝癌
   - C. 肝硬化
   - D. 慢性活动性肝炎
   - E. 重症肝炎

5. 普查早期原发性肝癌首选的检查是（　　）。
   - A. 超声检查
   - B. 甲胎球蛋白（AFP）测定
   - C. 碱性磷酸酶测定
   - D. γ-谷胺酰基转移测定
   - E. 腹腔镜检查

【A₂型题】

6. 男性，60岁，在健康普查时发现AFP增高，最可能的诊断是（　　）。
   - A. 细菌性肝脓肿
   - B. 阿米巴性肝脓肿
   - C. 肝硬化合并门脉高压
   - D. 原发性肝癌

  E．继发性肝癌

7．病人，女，50岁。因肝癌行肝叶切除术，下列术后护理措施错误的是（ ）。

  A．术后给予静脉补充营养   B．鼓励早期下床活动

  C．常规吸氧   D．术后取平卧位

  E．遵医嘱合理应用抗生素

【A₃/A₄ 型题】

（8～10题共用题干）

男性，56岁，既往有嗜酒及慢性肝炎史，近2个月食欲缺乏、低热、消瘦、乏力、右上腹胀痛并扪及肿块。查体：肝肋下3 cm，质硬，无腹腔积液。B超检查发现病人肝右叶中央单个10 cm×12 cm占位，AFP升高，肝肾功能正常。诊断为原发性肝癌。

8．若该病人2 h前突然全腹痛，出冷汗，经检查发现有腹胀，右上腹有轻压痛及反跳痛，移动性浊音阳性。则该病人可能的诊断为（ ）。

  A．肝硬化、腹腔积液继发感染 B．应激性溃疡穿孔合并出血

  C．肝癌破裂   D．急性出血坏死性胰腺炎

  E．细菌性肝脓肿

9．若该病人经治疗后病情稳定，且肿瘤明显缩小至5 cm×6 cm，肝肾功能基本正常，无远处转移，行肝叶切除术。下列关于术后的护理措施，错误的是（ ）。

  A．常规需间歇吸氧   B．专人护理

  C．早期下床活动   D．口服新霉素或卡那霉素

  E．适量补充白蛋白和血浆

10．若该病人肝叶切除术后出现嗜睡、烦躁不安，则可考虑病人出现了（ ）。

  A．膈下脓肿   B．内出血

  C．肝性脑病   D．胆汁性腹膜炎

  E．胆道感染

二、简答题

1．简述原发性肝癌的临床表现。

2．简述原发性肝癌的术后护理措施。

三、案例分析题

男性，50岁，有慢性肝炎史20年，肝区隐痛3个月，食欲减退，消瘦乏力。体检：贫血貌，肝右肋下缘可触及，质硬，轻度压痛。实验室检查：甲胎球蛋白阳性，B超和

CT 检查发现肝右叶 5 cm 占位，肝肾功能基本正常。

　　（1）对该病人可能的诊断是什么？

　　（2）对该病人，应采取何种治疗方法？

　　（3）该病人的主要护理诊断有哪些？

　　（4）对该病人，应给予哪些护理措施？

第二十一章　门静脉高压病人的护理

【要点梳理】

本章重点为门静脉高压病人的护理措施；本章难点为熟练掌握门静脉高压病人的护理评估方法和三腔管护理，能运用门静脉高压的护理知识对病人实施整体护理。

一、概要

当门静脉血流受阻、血液淤滞、造成门静脉及其分支压力增高，持续超过 24 cmH$_2$O 时，将导致脾大伴脾功能亢进、食管胃底静脉曲张破裂大出血、腹腔积液等一系列临床表现，称门静脉高压症。

二、护理措施

（一）非手术治疗病人的护理

（1）一般护理：绝对卧床休息；口腔护理。

（2）恢复血容量：输液、输血，恢复血容量。

（3）止血：① 用冰盐水或冰盐水加血管收缩剂做胃内灌洗；② 药物止血；③ 三腔管压迫止血。

（4）病情观察：严密观察生命体征、准确记录尿量及中心静脉压的变化。

（5）三腔管压迫止血的护理：① 置管后病人半卧位或头偏向一侧，及时清除口腔、鼻咽腔分泌物。② 保持鼻腔黏膜湿润，观察调整牵引绳松紧度，三腔管压迫期间应每 12 h 放气 10~20 min。③ 观察、记录胃肠减压引流液的量、颜色，若气囊压迫 48 h 后，胃管内仍有新鲜血液抽出，表明压迫止血无效，应紧急手术止血。④ 床旁备剪刀，若气囊上移阻塞呼吸道，应立即剪断三腔管。⑤ 三腔管放置时间不宜超过 3~5 日。气囊压迫 24 h 如出血停止，可考虑拔管。放松牵引，先抽空食管气囊、再抽空胃气囊，继续观察 12~24 h，若无出血，让病人口服液体石蜡 30~50 mL，缓慢拔出三腔管；若再次出血，可继续行三腔管压迫止血或手术。

（6）预防肝性脑病：可服用新霉素或链霉素等肠道非吸收抗生素、用缓泻剂或生理盐水灌肠。

（二）手术治疗病人的护理

1．术前准备

除常规护理措施外，术前 2～3 日口服肠道不吸收的抗生素，以预防术后肝性脑病；术前 1 日晚用中性弱碱性液体做清洁灌肠；脾－肾静脉分流术前应明确肾功能是否正常；术前 1 周应用维生素 K；纠正低蛋白血症等。

2．术后护理

（1）一般护理：① 分流术后 48 h 内，病人取平卧位或 15°低坡卧位，2～3 日后改半卧位；避免过多活动；一般需卧床 1 周。② 指导病人从流质开始逐步过渡到正常饮食，保证热量供给。分流术后应限制蛋白质和肉类摄入，忌食粗糙和过热食物；禁烟、酒。

（2）病情观察：密切观察病人神志，严密监测病人生命体征等变化。

（3）引流管的护理：若引流出新鲜血液量较多，应考虑是否发生出血；若腹腔引流量较多且清晰，应考虑低蛋白血症。

（4）保护肝脏：术后应予吸氧，保肝治疗，禁用或慎用对肝脏有损害的药物。

（5）并发症的观察和预防：① 肝性脑病：若发现病人出现神志淡漠、嗜睡、谵妄，应立即通知医师；遵医嘱测定血氨浓度，应用谷氨酸制剂降低血氨水平；限制蛋白质的摄入；给予导泻，弱酸性溶液灌肠。② 静脉血栓形成：术后勿用维生素 K 和其他止血药物，以防促使血栓形成。术后 2 周内每日或隔日复查一次血小板，若血小板超过 600×10^9/L，应立即通知医师，协助抗凝治疗。

【习题精选】

一、名词解释

门静脉高压症

二、选择题

【A₁型题】

1．门静脉高压症食管下端静脉曲张手术治疗的主要目的是（　　　）。

    A．防止肝癌发生　　　　　　　　B．防止出血

    C．防止肝衰竭　　　　　　　　　D．减少腹腔积液

E. 改善脾功能

2. 脾功能亢进的表现是（   ）。

A. 血白细胞减少 B. 血小板减少

C. 白细胞及血小板减少 D. 血红细胞增加

E. 脾肿大

3. 正常门静脉的压力是（   ）。

A. ＜1.3 kPa（13 cmH$_2$O） B. 1.27～2.35 kPa（13～24 cmH$_2$O）

C. 2.4～3.0 kPa（24～30 cmH$_2$O） D. 3.0～5.0 kPa（30～50 cmH$_2$O）

E. 4.0 kPa（40 cmH$_2$O）

4. 引起门静脉高压症的最常见原因是（   ）。

A. 肝炎后肝硬化 B. 血吸虫性肝硬化

C. 胆汁性肝硬化 D. 先天性门静脉狭窄

E. 肝包虫病

5. 下列关于门静脉高压症分流术后的护理措施，错误的是（   ）。

A. 术后取平卧位，活动要少 B. 注意观察病人的意识变化

C. 给予高热量、高蛋白饮食 D. 保持大便通畅

E. 观察有无腹痛、腹胀、血便

6. 门静脉高压症合并食管、胃底静脉曲张时，手术治疗最主要的目的是（   ）。

A. 预防肝癌 B. 预防上消化道出血

C. 防止肝功能衰竭 D. 减少腹腔积液

E. 预防脾肿大

7. 门静脉高压症最危急的并发症是（   ）。

A. 食管胃底静脉曲张破裂 B. 肝性脑病

C. 脾功能亢进 D. 严重顽固性腹腔积液

E. 肝功能衰竭

【A$_2$型题】

8. 男性，36岁，因硬化合并食管静脉曲张破裂出血，用三腔管压迫后发现抽出的胃内容物有鲜红色血液，病人血压不稳定。对此，正确的处理是（   ）。

A. 口服去甲肾上腺素 B. 加大输血、输液量

C. 大剂量静脉点滴垂体后叶素 D. 加大三腔管压力

E. 立即行胃底贲门周围血管离断术

9. 男性，47 岁，肝硬化并发上消化道出血，在使用双气囊三腔管压迫止血期间，突然出现躁动、发绀、呼吸困难，此时应立即（　　）。

　　A. 吸氧　　　　　　　　　　　B. 应用呼吸兴奋剂

　　C. 应用镇静剂　　　　　　　　D. 加大三腔管压力

　　E. 放去气囊内气体

10. 女性，53 岁，诊断为肝硬化合并门静脉高压，行门—腔静脉分流术，术后 1～2 天内的体位应为（　　）。

　　A. 半卧位　　　　　　　　　　B. 高半卧位

　　C. 低半卧位　　　　　　　　　D. 平卧位

　　E. 可随意活动

【A₃/A₄ 型题】

（11～13 题共用题干）

男性，50 岁，有慢性肝炎病史 20 年，入院 4 h 前吃苹果后，突然呕出暗红色液体约 400 mL。查体血压 6.7/4.0 kPa（50/30 mmHg），脉搏 140 次/min，神志淡漠，贫血貌，皮肤巩膜无黄染，脾肋下 5 cm，质软，无压痛；移动性浊音阳性。诊断为食道胃底静脉曲张破裂出血、失血性休克。

11. 对该病人，应首先采取的处理措施是（　　）。

　　A. 密切观察生命体征，同时建立静脉通道

　　B. 吸氧

　　C. 测血压、脉搏、呼吸

　　D. 洗胃

　　E. 安慰病人

12. 若经药物治疗后，病人仍然吐血，则可考虑采取的措施是（　　）。

　　A. 继续补液输血　　　　　　　B. 下三腔二囊管压迫止血

　　C. 下胃管　　　　　　　　　　D. 下尿管

　　E. 静推止吐药物

13. 若病人经上述治疗后停止出血，出院后在饮食方面应注意的是（　　）。

　　A. 进正常饮食　　　　　　　　B. 进无渣软食

　　C. 进低脂饮食　　　　　　　　D. 不吃水果

　　E. 进低糖饮食

三、简答题

1. 简述门静脉高压症的临床表现。

2. 简述三腔管压迫止血的护理措施。

四、案例分析题

男性，50 岁，因呕血、黑便 6 h 而入院。该病人既往患肝硬化 3 年。查体：贫血貌，前胸可见 2 个蜘蛛痣，肝掌，腹平坦，腹壁静脉曲张，无胃肠型及蠕动波，上肢轻度压痛，无反跳痛、肌紧张，叩诊移动性浊音（＋），肠鸣音弱。

请问：

（1）该病人最可能患什么疾病？诊断依据是什么？

（2）目前治疗该疾病的常用手术方法有哪两种？

（3）对该病人可能的主要护理诊断有哪些？

（4）护士应指导该病人建立哪些健康的生活习惯？

第二十二章　胆道疾病病人的护理

【要点梳理】

> 本章重点为急性胆囊炎、胆囊结石、胆管结石、急性梗阻性化脓性胆管炎的临床特点，T 形引流管的护理要点；本章难点为学会对胆道感染、胆道结石病人的护理评估，并提出护理诊断，熟练掌握 T 形管护理，运用临床护理路径对胆道感染、胆道结石病人实施手术前后护理。

一、胆道感染疾病病人的护理

（一）概要

胆道感染是指胆囊壁和（或）胆管壁受到细菌的侵袭而发生的炎症反应。按发病部位分为胆囊炎和胆管炎。

急性胆囊炎是胆囊管梗阻和细菌感染引起的急性胆囊炎症。慢性胆囊炎是胆囊持续的、反复发作的炎症过程。急性梗阻性化脓性胆管炎又称急性重症胆管炎，其发病基础是胆道梗阻及细菌感染。最常见的梗阻原因是胆管结石，其次是蛔虫和胆管狭窄。

（二）身体状况

（1）急性胆囊炎：① 腹痛：常于饱餐、进油腻食物后，或在夜间发作。典型的表现为突发性右上腹剧烈绞痛，阵发性加重，常向右肩背部放射。② 消化道症状：恶心、呕吐、食欲减退、腹胀、腹部不适等。③ 发热：畏寒、发热。④ 墨菲征阳性。

（2）慢性胆囊炎：腹胀不适、厌食油腻、嗳气等及右上腹和肩背部隐痛。

（3）急性梗阻性化脓性胆管炎：起病急骤，病情进展快。除具有一般胆道感染的 Charcot 三联征（腹痛、寒战高热、黄疸）外，还可出现休克、中枢神经系统抑制的表现，称雷诺五联征。

（三）护理措施

1．术前护理

（1）病情观察：观察生命体征、神志、尿量变化；观察腹部症状及体征变化。

（2）缓解疼痛：对诊断明确且疼痛剧烈者，遵医嘱给予解痉、镇静和止痛，但注意不要使用吗啡，以免造成 Oddi 括约肌收缩，增加胆道压力。

（3）维持体液平衡：加强观察，补液扩容，纠正水、电解质和酸碱平衡失调。

（4）降低体温：物理降温或药物降温。遵医嘱应用抗生素控制感染。

（5）维持营养状态：轻者清淡饮食，禁食和胃肠减压者可经肠外营养补充。

2．术后护理

（1）病情观察：观察生命体征、腹部体征及引流情况。

（2）饮食护理：术后禁食，胃肠功能恢复、肛门排气、无腹痛腹胀不适，可逐步过渡到正常饮食，食物宜清淡易消化、低脂，忌油腻食物及饱餐。

（3）T 形管护理：① 妥善固定，引流管不可高于腹部切口平面，防止胆汁逆流引起感染；保持引流通畅。② 观察并记录引流液的色、质、量：术后 24 h 内引流量为 300～500 mL；恢复饮食后，可增至每日 600～700 mL，以后逐渐减少至每日 200 mL 左右。术后 1～2 天胆汁呈混浊的淡黄色，以后逐渐加深、清亮，呈黄色。若胆汁突然减少至无胆汁流出，则可能有受压、扭曲、折叠、阻塞或脱出，应立即检查。若引流量多，提示胆道下端有梗阻的可能。③ 预防感染：严格无菌操作，定期冲洗，无菌引流袋每天更换 1 次，引流管周围皮肤用乙醇消毒每日 1 次，管周垫无菌纱布，防止胆汁侵蚀皮肤。④ 拔管：一般放置 2 周。如胆汁正常且量逐渐减少，术后 10 天左右，经夹管 2～3 天，病人无不适可先行经 T 形管胆道造影，若无异常发现，应开放引流管 24 h 以上，使造影剂完全排出，再夹管 2～3 天，仍无症状可予拔管。拔除后残留窦道用凡士林纱布填塞，1～2 日可自行闭合。如造影发现结石残留，则需保留 T 形管 6 周以上，再做取石或其他处理。

（4）并发症的处理及护理：① 出血：若出血量大，呈鲜红色，或有血压下降、脉搏细速、面色苍白等休克征象，应立即联系医师，并配合抢救；② 胆瘘：若术后或次日腹腔引流管引流出胆汁或出现发热、腹痛、黄疸等症状，应疑有胆瘘。

二、胆石症病人的护理

胆石症指发生在胆囊和胆管的结石，分为胆固醇结石、胆色素结石和混合结石。

（一）身体状况

（1）胆囊结石：当结石嵌顿时，可出现下列症状和体征：① 胆绞痛为典型症状，常于饱餐、进油腻食物后，或在睡眠改变体位时发生。② 伴恶心、呕吐、食欲减退、腹胀、腹部不适等。③ 右上腹压痛。④ 黄疸。⑤ 胆囊积液。

（2）肝外胆管结石：当结石阻塞胆管并继发感染时可出现 Charcot 三联征。腹痛位于剑突下或上腹部，呈阵发性、刀割样绞痛，或持续性疼痛阵发性加剧，向右肩背部放射。

（3）肝内胆管结石：可无症状或有肝区和患侧胸背部持续性胀痛不适，合并感染时可出现 Charcot 三联征或引起急性梗阻性化脓性胆管炎，可引起肝脓肿、肝硬化、肝胆管癌等。

（二）护理措施

1．术前护理

（1）病情观察：观察生命体征、神志、尿量变化；观察腹部症状及体征变化。

（2）缓解疼痛：对诊断明确且疼痛剧烈者，遵医嘱给予消炎利胆、解痉镇痛药物，禁用吗啡，以免造成 Oddi 括约肌痉挛。

（3）降低体温：采用物理或（和）药物降温；遵医嘱应用足量有效的抗生素。

（4）维持营养状态：给予低脂、高蛋白、高碳水化合物、高维生素的饮食。

（5）维持皮肤完整性：黄疸病人皮肤瘙痒，指导病人不可抓挠，皮肤保持皮肤清洁，用温水擦浴，穿棉质衣服；瘙痒剧烈者，外用炉甘石洗剂止痒。

（6）特殊的术前准备：① 纠正凝血功能障碍：肝功能损害的病人肌内注射维生素 K_1 10 mg，每日 2 次，预防术后出血。② 拟行胆肠吻合术者术前 3 日口服卡那霉素、甲硝唑等，术前 1 日晚行清洁灌肠。③ LC 术前温水清洗脐部，污垢可用液状石蜡清洁；指导病人进行呼吸功能训练；避免感冒、戒烟，预防呼吸道并发症。

2．术后护理

（1）病情观察：观察生命体征、腹部体征、伤口、引流情况。

（2）营养支持。

（3）T 形管护理：参见本章"一、胆道感染疾病病人的护理"。

（4）LC 手术后护理：① 体位：LC 手术多采取全身麻醉，病人手术后回病房先取平卧位，血压平稳后改半卧位。6 h 后即可起床活动。② 饮食：术后禁食 6 h。24 h 内从无脂流质、半流质，逐渐过渡至低脂饮食。③ 高碳酸血症的护理：术后常规低流量吸氧，鼓励病人深呼吸、有效咳嗽，促进体内 CO_2 排出。④ 肩背部酸痛不适的护理：一般无须特殊处理，可自行缓解。

（5）并发症的观察及护理：参见本章"一、胆道感染疾病病人的护理"。

3．健康指导

① 选择低脂、高糖、高蛋白、高维生素易消化的饮食，做到"四忌"，即忌食高胆固醇类食物、忌高脂肪性食物、忌暴饮暴食、忌烟酒咖啡。② 养成良好的生活规律，避免劳累及精神高度紧张。③ 非手术治疗的病人，应遵医嘱坚持治疗，按时服药，定期复查。

三、胆道蛔虫病病人的护理

胆道蛔虫病是指肠道蛔虫上行钻入胆道后所引起的一系列临床症状。典型症状为突然发生在剑突右下方的阵发性"钻顶样"绞痛，常伴有呕吐，有时呕出蛔虫。疼痛可突然缓解，间歇期宛如正常人。体征轻微，腹软，仅在剑突右下方深部可有轻度压痛。

护理措施：① 手术前、后护理措施：同胆石症病人的护理。② 健康指导：养成良好的饮食及卫生习惯；正确使用驱虫药。

【习题精选】

一、名词解释

1．胆道感染　　　　　　　　　　　2．胆石症

3．胆道蛔虫病

二、选择题

【A₁型题】

1．胆总管引流术后，T形管引流胆汁过多常提示（　　　）。

A．肝细胞分泌亢进　　　　　　　B．胆管分泌胆汁过多

C．胆囊浓缩功能减退　　　　　　D．胆道下端梗阻

E．十二指肠反流

2．普查和诊断胆道疾病的首选方法是（　　　）。

A．X线平片　　　　　　　　　　B．B超

C．CT　　　　　　　　　　　　　D．MRI

E．ERCP

3．典型的Charcot三联征为腹痛、寒战高热及（　　　）。

A．呕吐　　　　　　　　　　　　B．腹泻

C．黄疸　　　　　　　　　　　　D．腹腔积液

E．胸痛

4．若急性胆囊炎病人在非手术治疗期间出现胆囊穿孔，最主要的护理措施是（　　　）。

A．做好紧急手术的准备　　　　　B．药物止痛

C．非药物止痛　　　　　　　　　D．物理降温

E. 药物降温

5. T 形管造影后应开放引流（　　）以上。

A. 4 h　　　　　　　　　　　　B. 8 h

C. 10 h　　　　　　　　　　　 D. 2 h

E. 24 h

6. 急性胆囊炎引起的腹痛常发生于（　　）。

A. 睡眠时　　　　　　　　　　B. 剧烈运动时

C. 空腹时　　　　　　　　　　D. 油腻餐后

E. 紧张工作时

7. 胆道 T 形管拔除的指征是（　　）。

A. 引流管通畅，胆汁颜色正常

B. 引流胆汁量逐日减少

C. 大便颜色正常，食欲好转

D. 黄疸逐日消退，无发烧、腹痛

E. 造影无残余结石，夹管后机体无异常变化

8. 对于胆道 T 形管引流和腹腔引流管的护理措施，二者的不同点是（　　）。

A. 保持引流管通畅　　　　　　B. 每天更换引流瓶

C. 观察引流量和性状　　　　　D. 拔管前夹管观察 1～2 天

E. 引流瓶不得高于引流出口

9. 下列选项中，不属于急性胆囊炎特征的是（　　）。

A. 右上腹痛　　　　　　　　　B. 疼痛向右肩胛部放射

C. Murphy 征阳性　　　　　　 D. 可触及肿大胆囊

E. 寒战和黄疸明显

【A₂ 型题】

10. 女性，45 岁，行胆总管切开取石 T 形管引流术后，T 形管引流液总量每天均在 2 000 mL 左右，这提示病人（　　）。

A. 胆汁量过少　　　　　　　　B. 胆汁量正常

C. 胆管下端梗阻　　　　　　　D. 胆管上端梗阻

E. 胆管中部梗阻

11. 女性，45 岁，因饱餐后出现右上腹疼痛而入院，诊断为胆囊结石。该病人应禁食（　　）。

A. 蛋白食物　　　　　　　　　B. 纤维食物

C. 高热量食物　　　　　　　　D. 油腻食物

E. 高维生素食物

12. 女性，35 岁，诊断为肝外胆管结石，出现重度黄疸及皮肤瘙痒。对该病人的皮肤护理措施，不恰当的是（　　）。

A. 温水擦洗皮肤　　　　　　　　B. 遵医嘱用药

C. 外用炉甘石洗剂　　　　　　　D. 防止皮肤损伤

E. 可用手抓挠

【A₃/A₄ 型题】

（13～16 题共用题干）

女性，31 岁，行胆总管切开取石、T 形管引流术，术后第 14 天，T 形管引流液 200 mL 左右；无腹胀、腹痛，手术切口已拆线。体检：皮肤及巩膜黄疸逐渐消退，体温 36.5 ℃，脉搏 80 次/min，血压 105/60 mmHg。

13. 根据病情及术后时间，对该病人可考虑（　　）。

A. 拔除 T 形管　　　　　　　　B. 带 T 形管出院

C. 继续保留 T 形管 1 周　　　　D. 继续保留 T 形管 2 周

E. 继续保留 T 形管 6 周

14. 拔除 T 形管前应试行夹管（　　）。

A. 12 h　　　　　　　　　　　B. 24 h

C. 2～3 天　　　　　　　　　　D. 4～5 天

E. 7 天

15. 拔除 T 形管后，应重点观察病人有无并发（　　）。

A. 肠瘘　　　　　　　　　　　B. 胰瘘

C. 胆瘘　　　　　　　　　　　D. 胃瘘

E. 腹腔脓肿

16. 对该病人，健康指导的重点应为（　　）。

A. 定期随访　　　　　　　　　B. 活动量指导

C. 休息时间安排　　　　　　　D. 饮食指导

E. 注意腹壁切口的愈合

三、简答题

1. 简述胆囊结石的临床表现。

2. 简述 T 形管引流的护理要点。

四、案例分析题

女性，36 岁，间断右上腹痛伴呕吐 3 个月，腹痛向右肩背部放射。查体：巩膜无黄染，心肺（一），右上腹压痛、无反跳痛和肌紧张，Murphy 征（＋）。叩诊：鼓音，肠鸣音正常。

请问：

（1）该病人最可能患什么疾病？诊断依据是什么？

（2）该疾病最常用的手术治疗方法是什么？

（3）对该病人进行护理时，应注意把握哪些护理要点？

第二十三章 胰腺疾病病人的护理

【要点梳理】

> 本章重点为急性胰腺炎病人的临床特点及重症急性胰腺炎术后管道的护理要点；本章难点为学会对急性胰腺炎、胰腺癌病人的护理评估，能通过对急性胰腺炎、胰腺癌病人的护理评估列出主要护理问题，熟练掌握急性胰腺炎病人的护理措施。

一、急性胰腺炎病人的护理

（一）概要

急性胰腺炎是指胰腺分泌的消化酶被异常激活，对自身器官产生消化所引起的炎症性疾病。最常见的致病危险因素是胆道疾病和酗酒。按病理改变分水肿性和出血坏死性。

身体状况：

（1）腹痛：主要和首发症状，疼痛剧烈，呈持续性并有阵发性加重，疼痛位于上腹正中或偏左，炎症累及全胰时呈腰带状疼痛，向两侧腰背部放射，以左侧为主。

（2）恶心、呕吐：发生早而频繁，呕吐后腹痛不缓解为其特点。

（3）发热：重症急性胰腺炎胰腺坏死伴感染，可有持续性高热，体温常超过 39℃。

（4）黄疸：结石嵌顿或胰头肿大压迫胆总管可引起黄疸，程度一般较轻。

（5）休克：重症急性胰腺炎可出现休克和脏器功能障碍。

（6）多器官功能衰竭：最常见的是肺功能衰竭，其次是肾衰竭、肝衰竭、心力衰竭、消化道出血、DIC、脑损害等。

（7）体征：① 腹膜炎体征；② 腹胀；③ 皮下出血：少数出血坏死性胰腺炎病人可在腰部出现青紫色斑（Grey-Turner 征）或脐周围蓝色改变（Cullen 征）。

（二）护理措施

1. 非手术治疗病人的护理

（1）疼痛的护理：① 禁食禁水、胃肠减压；② 绝对卧床休息，协助病人取弯腰屈膝、侧卧位；③ 遵医嘱给予阿托品、盐酸哌替啶解痉镇痛，必要时 4～8 h 重复使用。

（2）维持水、电解质及酸碱平衡：密切观察病情，维持有效循环血量，防治休克。

（3）营养支持：轻型急性胰腺炎病人一般 1 周后开始进食无脂低蛋白流质，逐渐过渡至低脂饮食。

（4）降低体温：超过 38.5℃时，给予物理降温，必要时给予药物降温；遵医嘱应用敏感抗生素控制感染。

（5）MODS 的预防及护理：最常见的为急性呼吸窘迫综合征和急性肾衰竭。

2．手术治疗病人的护理

（1）管道的护理：应在每根管道上标注管道的名称、放置时间，分清各管道放置的部位和作用，与相应装置正确连接、妥善固定、严密观察。

（2）腹腔双套管灌洗引流护理：① 妥善固定。② 持续灌洗。③ 保持通畅。④ 观察及记录引流物的颜色、性状和量。⑤ 维持出入液量平衡。⑥ 病人体温正常并稳定 10 天左右，血白细胞计数正常，引流液少于 5 mL/d，引流液淀粉酶值正常，可考虑拔管。

（3）并发症的观察及护理：常见并发症有术后出血、胰瘘、胆瘘、肠瘘等。

二、胰腺癌病人的护理

（一）概要

胰腺癌包括胰头癌、胰体尾部癌，胰头癌居多。90%为导管细胞腺癌。

身体状况：① 腹痛是最常见的首发症状，表现为进行性加重的上腹部闷胀不适、隐痛、钝痛、胀痛，向肩背部或腰胁部放射。② 黄疸：是主要的症状，以胰头癌病人最常见。③ 食欲减退、腹胀、腹泻和便秘，厌食油腻食物，部分病人出现恶心、呕吐。④ 消瘦和乏力。

（二）护理措施

（1）术前护理：① 疼痛护理：对于疼痛剧烈的胰腺癌病人，及时给予有效的镇痛治疗。② 改善营养状况：指导病人进食高热量、高蛋白、高维生素、低脂饮食。③ 血糖异常的护理：动态监测血糖，调节饮食，遵医嘱应用胰岛素。④ 术前肠道准备：术前 3 天开始口服抗生素抑制肠道细菌；术前 2 日流质饮食；术前 1 日晚清洁灌肠。

（2）术后护理：① 密切观察生命体征、腹部体征、伤口及引流情况，准确记录出入量。② 营养支持。③ 并发症的观察和护理：术后并发症主要包括出血、感染、胰瘘、胆瘘、血糖异常等。④ 心理护理。

【习题精选】

一、名词解释

急性胰腺炎

二、选择题

【A₁型题】

1. 胰头癌的最主要症状和体征是（　　）。
   - A. 上腹痛
   - B. 上腹部肿块
   - C. 消化不良、腹泻
   - D. 乏力和消瘦
   - E. 黄疸进行性加重

2. 暴饮暴食或酗酒最易引起的急腹症是（　　）。
   - A. 肠扭转
   - B. 胆石症
   - C. 急性坏疽性阑尾炎
   - D. 急性胰腺炎
   - E. 粘连性肠梗阻

3. 胰腺癌常好发于（　　）。
   - A. 胰体、尾部
   - B. 胰颈、体部
   - C. 全胰腺
   - D. 胰头、颈部
   - E. 胰尾

4. 患急性胰腺炎时，病人血清淀粉酶（　　）。
   - A. 增高最早
   - B. 增高稍晚
   - C. 增高最晚
   - D. 不增高
   - E. 持续增高

5. 下列选项中，不属于急性胰腺炎腹痛特征的是（　　）。
   - A. 饱餐或饮酒后发生
   - B. 疼痛位于中上腹
   - C. 伴频繁呕吐
   - D. 间歇发作性上腹剧痛
   - E. 疼痛可向左腰部放射

6. 下列关于急性坏死性胰腺炎的说法，错误的是（　　）。
   - A. 神志模糊和谵妄
   - B. 血性腹腔积液
   - C. 黄疸
   - D. 血糖＞11.1 mmol/L

E．血钙＞2.5 mmol/L

7．下列关于水肿性胰腺炎的表现，错误的是（　　）。

A．脐周出现青紫瘀斑　　　　　　　B．部分病人可见轻度黄疸

C．病人出现恶心、呕吐　　　　　　D．持续性疼痛，阵发性加重

E．血清淀粉酶值增高

8．急性胰腺炎血清淀粉酶达到高峰的时间是在发病后（　　）。

A．3～5 h　　　　　　　　　　　B．6～8 h

C．10～14 h　　　　　　　　　　D．15～20 h

E．24 h

【A₂型题】

9．男性，41岁，在ERCP检查后出现腹部持续性疼痛，血清淀粉酶检查超过正常值。据此，应考虑该病人患有（　　）。

A．急性胆管炎　　　　　　　　　　B．急性胃炎

C．急性肠炎　　　　　　　　　　　D．急性胰腺炎

E．急性胆管梗阻

10．女性，40岁，因腹痛住院，被诊断为慢性胰腺炎，经非手术治疗后好转。出院时，护士应建议该病人进（　　）。

A．普通饮食，但酒类饮料除外

B．普通饮食，允许少量酒类饮料

C．低脂肪、热量充足的饮食，禁止酒类饮料

D．素食，禁止酒类饮料

E．低脂肪、低蛋白饮食，严格禁止酒类饮料

11．男性，45岁，饱餐后出现上腹部持续性疼痛并向左肩、腰背部放射，伴有恶心，呕吐，诊断为急性胰腺炎；入院后行手术治疗，术后腹腔内放置双套管灌洗引流。对该病人，下列护理措施不正确的是（　　）。

A．观察、记录引流液的量和性状

B．若管腔堵塞，可用肝素液缓慢冲洗

C．保护引流管周围皮肤

D．妥善固定，保持引流通畅

E．维持引流管内一定负压

【A₃/A₄型题】

（12～15题共用题干）

男性，42岁，酒宴后上腹部疼痛，伴恶心、呕吐，病后6 h送诊。体检：全腹肌紧张、压痛及反跳痛；血压75/50 mmHg，腹腔穿刺抽出淡粉色液体，白细胞18.4×10^9/L，血清淀粉酶600 U/L。

12. 据上述病情及检查，可初步诊断该病人患有（　　）。

    A. 急性阑尾炎　　　　　　　　B. 急性胰腺炎

    C. 急性胆囊炎　　　　　　　　D. 急性肠梗阻

    E. 重症胆管炎

13. 若对该病人禁食、胃肠减压，则其主要目的是（　　）。

    A. 减轻腹胀　　　　　　　　　B. 减轻恶心、呕吐

    C. 引流胃液　　　　　　　　　D. 减少胃酸分泌

    E. 减轻腹胀，减少胃液和胰腺分泌

14. 该病人可能发生的最常见的并发症是（　　）。

    A. 肝功能衰竭　　　　　　　　B. 急性呼吸窘迫综合征

    C. 心功能不全　　　　　　　　D. 脑水肿

    E. 消化道溃疡

15. 若病人术后做腹腔双套管灌洗引流，则常用的冲洗液为（　　）。

    A. 抗菌药　　　　　　　　　　B. 生理盐水

    C. 硼酸水　　　　　　　　　　D. 生理盐水加抗菌药

    E. 生理盐水加硼酸水

三、简答题

1. 简述急性胰腺炎的临床表现。
2. 简述腹腔双套管灌洗引流的护理措施。

四、案例分析题

男性，44岁，朋友聚餐后上腹剧痛，放射腰背部，呈条束状，伴恶心、呕吐，6 h后来诊。查体：全腹肌紧张、压痛、反跳痛，血压75/48 mmHg，腹部穿刺抽出淡红色液体，血淀粉酶600 U/L，WBC 19×10^9/L。

请问：

（1）该病人可能的疾病诊断是什么？

（2）对该病人进行护理时，应注意把握哪些护理要点？

第二十四章　急腹症病人的护理

【要点梳理】

> 本章重点为急腹症的常见病因、处理原则、护理措施及常见急腹症的诊断要点；本章难点为学会急腹症病人的护理评估，熟练掌握急腹症病人的术前、术后护理措施。

急腹症是一类以急性腹痛为主要表现，需要早期诊断和及时处理的腹部疾病。急腹症腹痛表现各异，常见内脏痛、牵涉痛、躯体痛。

一、护理评估

（一）身体状况

腹痛是最突出而重要的症状。腹痛的诱因、部位、发生的缓急、性质和程度各有特点。伴随症状有恶心、呕吐，排便、排气改变等。

（二）处理原则

（1）非手术治疗：① 严密观察生命体征和腹部体征；② 禁食、水，胃肠减压，静脉补液；③ 给予解痉和抗感染药物治疗；④ 观察辅助检查的动态变化，及时判断病情是否恶化；⑤ 出现休克时，给予及时的抗休克治疗，同时做好紧急手术的准备。

（2）手术治疗：① 对诊断明确，如腹部外伤、溃疡穿孔致弥漫性腹膜炎、化脓性或坏疽性胆囊炎、急性梗阻性化脓性胆管炎、急性阑尾炎、完全性肠梗阻、异位妊娠破裂等需立即手术治疗。② 对诊断不明，但腹痛和腹膜炎体征加剧，且全身中毒症状严重者，应在非手术治疗的同时，积极完善术前准备，及早手术治疗。

二、护理措施

（1）术前护理：① 严密观察生命体征、腹部症状体征，动态观察实验室检查结果。② 严格执行"四禁"，即禁食、禁用止痛剂、禁服泻药、禁止灌肠。③ 减轻或有效缓解疼痛：无休克者取半卧位，有助减轻腹壁张力，减轻疼痛；禁食和胃肠减压是治疗急腹症的重要措施之一。④ 维持体液平衡：消除病因，补充血容量。

（2）术后护理：① 观察生命体征，观察切口敷料、引流，观察腹部症状和体征。② 做好术后腹腔引流管护理。③ 加强营养支持。④ 并发症的观察及护理：常见并发症有出血、腹腔内残余脓肿和瘘。⑤ 心理护理。

【习题精选】

一、名词解释

    1. 急腹症   2. 牵涉痛

二、选择题

【A_1 型题】

1. 下列关于急腹症的描述，通常能说明病变部位的是（   ）。

    A. 最早出现腹痛的部位   B. 腹痛的部位

    C. 腹部形态的改变   D. 出现移动性浊音的部位

    E. 腹部压痛的部位

2. 急腹症病人一般宜采取的卧位是（   ）。

    A. 去枕平卧位   B. 平卧而头转向一侧

    C. 不限制体位   D. 如无休克，易取半卧位

    E. 上身和下肢适当抬高

3. 关于外科急腹症，下列说法错误的是（   ）。

    A. 常需手术治疗

    B. 常有腹膜刺激征

    C. 由消化道穿孔引起者常有膈下游离气体

    D. 有体液不足的危险

    E. 一般先发热而后出现腹痛

4. 对急腹症病人的观察中，最值得注意的是（   ）。

    A. 生命体征   B. 腹部症状体征

    C. 实验室检查结果   D. X 线、B 超等检查结果

    E. 液体出入量

5. 外科急腹症的护理措施不包括（　　）。

    A. 暂禁饮食或严格禁食　　　　　　B. 口腔护理

    C. 生命体征变化的观察　　　　　　D. 局部药物外敷及物理疗法的护理

    E. 心理护理

【A₂ 型题】

6. 男性，38 岁，突发上腹剧痛，渐波及全腹，有冷汗。查体：全腹有压痛、反跳痛及肌紧张，肝浊音界缩小，肠鸣音消失。X 线腹部透视见有膈下游离气体，最可能的诊断是（　　）。

    A. 急性绞窄性肠梗阻（小肠扭转）　　B. 急性坏疽性胆囊炎（胆囊穿孔）

    C. 急性坏疽性阑尾炎（阑尾穿孔）　　D. 溃疡性急性穿孔

    E. 急性出血性坏死性胰腺孔

7. 女性，24 岁，右上腹持续隐痛 2 h，伴发热，咳嗽气促，食欲差，腹软，无明确压痛点，应先去（　　）就诊。

    A. 儿科　　　　　　　　　　　　　B. 内科

    C. 外科　　　　　　　　　　　　　D. 妇科

    E. 传染科

【A₃/A₄ 型题】

（8～10 题共用题干）

男性，36 岁，10 年溃疡病史，突发上腹刀割样疼痛 3 h 后入院。查体：病人取蜷屈卧位，腹式呼吸减弱，板状腹，有移动性浊音。血压 80/50 mmHg（10.7/7 kPa），脉搏 110 次/min。X 线检查见膈下有游离气体。

8. 该病人存在的护理问题不包括（　　）。

    A. 呼吸困难　　　　　　　　　　　B. 腹痛

    C. 营养失调　　　　　　　　　　　D. 体液不足

    E. 体温过高

9. 该病人的病变属于（　　）。

    A. 炎症性病变　　　　　　　　　　B. 梗阻性病变

    C. 绞窄性病变　　　　　　　　　　D. 内脏穿孔性病变

    E. 出血性病变

10. 对该病人的护理措施不包括（　　）。

    A. 输液及使用抗生素　　　　　　　B. 注意腹部症状体征

    C. 胃肠减压　　　　　　　　　　　D. 肌内注射哌替啶缓解腹痛

    E. 做好必要的术前准备

三、简答题

1. 简述急腹症的治疗原则。
2. 急腹症的护理要点包括哪些？

四、案例分析题

女性，30岁，晚饭后突发上腹剧烈疼痛1h，渐波及全腹，伴恶心呕吐，吐出胃内容物，腹部检查全腹压痛、反跳痛及肌紧张，右上腹及右下腹尤为明显，肝浊音界消失，其他检查未见明显异常。

请问：

（1）如果你是急诊科护士，考虑该病人目前出现了什么情况？

（2）该病人目前还应做些什么检查？

（3）对该病人，应做好哪些急诊护理？

第二十五章 周围血管疾病病人的护理

【要点梳理】

> 本章重点为下肢静脉曲张、血栓性闭塞性脉管炎病人的护理措施；本章难点为学会下肢静脉曲张、血栓闭塞性脉管炎的护理健康指导的知识，能对病人实施整体护理。

一、下肢静脉曲张病人的护理

（一）概要

下肢静脉曲张是指下肢表浅静脉，因浅静脉瓣膜功能不全导致血液回流障碍而引起的以静脉扩张、迂曲为主要表现的一种疾病，晚期常并发小腿慢性溃疡。主要表现为久站或长时间行走后，常感下肢沉重、发胀、酸痛、易疲劳。小腿内侧浅静脉隆起、迂曲，重者呈团块状，直立时更明显。

（二）护理措施

1. 非手术治疗病人的护理

（1）促进下肢静脉回流，改善活动能力：活动时缚扎弹性绷带或穿弹力袜；避免长时间站立，坐时尽量双膝不要交叉；患肢肿胀时，卧床休息，并抬高患肢30°～40°；保持大、小便通畅。

（2）并发症的护理：① 小腿慢性溃疡和湿疹：平卧时抬高患肢，保持创面清洁，全身应用抗生素。② 血栓性静脉炎：局部热敷、理疗、抗凝治疗及应用抗生素，禁止局部按摩。③ 出血：立即抬高患肢，加压包扎，必要时手术止血。

2. 手术治疗病人的护理

（1）术前护理：① 患肢水肿者：术前数日抬高患肢。② 并发小腿慢性溃疡者：加强换药，术前2～3天用酒精擦拭周围皮肤，每日1～2次。③ 皮肤准备：清洗肛门、会阴部。备皮范围包括腹股沟部、会阴部和整个下肢。

（2）术后护理：① 卧床时抬高患肢30°，指导病人做足背伸屈运动。无异常情况，术后24 h，应鼓励病人下床活动。② 注意病情观察。③ 注意保持弹性绷带的松紧度，使用弹性绷带一般需维持1～3个月。④ 有小腿溃疡者，应继续加强换药。

二、血栓闭塞性脉管炎病人的护理

（一）概要

血栓闭塞性脉管炎简称脉管炎，又称 Buerger 病，是一种累及周围血管的慢性、进行性、非化脓性炎症和闭塞性病变。

（二）护理措施

1．术前护理

（1）患肢护理：① 防止外伤，注意保暖。② 保持足部清洁、干燥。③ 已发生皮肤溃疡或坏疽的，应保持局部清洁干燥，加强创面换药，遵医嘱应用抗生素。

（2）疼痛护理：早期可用血管扩张药物、中医中药等治疗。中、晚期常应用麻醉性镇痛药物，必要时可用连续硬膜外阻滞止痛。

（3）术前准备：做好术前皮肤准备，如需植皮，注意供皮区的皮肤准备。

2．术后护理

① 一般护理：静脉血管重建术后，抬高患肢 30°，并卧床制动 1 周。动脉血管重建术后，平放患肢，并卧床制动 2 周。② 病情观察：包括生命体征、切口渗血等情况，患肢远端的皮肤温度、色泽、感觉及脉搏强度，患肢皮温，术后肢体肿胀情况。③ 防止感染。④ 做好引流管护理。⑤ 鼓励病人早期床上活动。⑥ 心理护理。

【习题精选】

一、名词解释

1．下肢静脉曲张　　　　　　　　2．血栓闭塞性脉管炎

3．间歇性跛行　　　　　　　　　4．静息痛

二、选择题

【A₁ 型题】

1．下肢静脉曲张的主要病因是（　　）。

    A．原发性深静脉瓣膜关闭不全　　　B．深静脉血栓形成

    C．动静脉瘘　　　　　　　　　　　D．下肢运动减少

E．静脉壁软弱、静脉瓣膜缺陷及浅静脉内压力持续升高

2．血栓闭塞性脉管炎局部缺血期的典型表现是（　　）。

    A．静息痛 　　　　　　　　　　B．间歇性跛行

    C．足背动脉搏动消失 　　　　　D．患肢麻木发凉

    E．足趾溃疡坏死

3．决定下肢静脉曲张能否手术治疗的主要检查是（　　）。

    A．Perthes 试验 　　　　　　　B．Trendelenburg 试验

    C．Buerger 试验 　　　　　　　D．腰交感神经阻滞试验

    E．Pratt 试验

4．下肢静脉曲张的典型表现为（　　）。

    A．久立后有酸胀感 　　　　　　B．足背部水肿、色素沉着

    C．皮肤脱屑、瘙痒 　　　　　　D．游走性浅静脉炎

    E．下肢浅静脉曲张、蜿蜒扩张、迂曲

5．血栓闭塞性脉管炎常见的病变部位是（　　）。

    A．上肢的动脉

    B．上肢的静脉

    C．下肢的大动脉

    D．下肢的中小动静脉，以动脉为主

    E．下肢的中小动静脉，以静脉为主

6．对下肢静脉曲张病人伴小腿溃疡者正确的处理方法是（　　）。

    A．先手术后治疗溃疡 　　　　　B．必须待溃疡治愈后再手术

    C．溃疡面植皮 　　　　　　　　D．先换药，炎症消退后再手术

    E．结扎大隐静脉同时植皮

7．下肢静脉曲张的护理不包括（　　）。

    A．抬高患肢 　　　　　　　　　B．使用弹力绷带

    C．术后鼓励早期下床活动 　　　D．不能做足背伸屈运动

    E．注意观察有无局部出血、感染

【A₂型题】

8．男性，60 岁，患左下肢静脉曲张 20 年，行大隐静脉高位结扎，加小腿静脉分段结扎。术后 3 h 下床行走时，小腿处伤口突然出血不止。紧急处理应（　　）。

    A．就地包扎 　　　　　　　　　B．指压止血

    C．用止血带 　　　　　　　　　D．钳夹止血

    E．平卧，抬高患肢，加压包扎

9. 男性，30 岁，较长距离步行后，感到下肢疼痛，肌肉抽搐，休息后症状消失，再走一段路后症状又出现。查体：右足背动脉较左侧搏动减弱，应考虑为（   ）。

    A. 静脉血栓形成   B. 血栓性静脉炎

    C. 血栓闭塞性脉管炎   D. 雷诺综合征

    E. 动静脉瘘

【A₃/A₄ 型题】

（10～11 题共用题干）

女性，46 岁，患右下肢静脉曲张已 12 年，劳累后患侧肢体水肿，右小腿内侧及踝部溃疡经久不愈。

10. 该病人应选用的治疗方式是（   ）。

    A. 弹性绷带包扎治疗   B. 抗感染治疗

    C. 控制感染后及时手术   D. 局部药物治疗

    E. 物理治疗

11. 对该病人，正确的术后护理措施是（   ）。

    A. 卧床休息 2 周   B. 患肢制动

    C. 患肢平放   D. 早期下床活动

    E. 弹力绷带 1 周后拆除

三、简答题

1. 应如何对下肢静脉曲张术后病人进行护理？

2. 如何指导病人进行 Buerger 运动？

四、案例分析题

女性，48 岁，理发师，下肢酸胀、沉重 5 年，活动或休息后减轻。体检见小腿内侧有蚯蚓状团块，足靴区有色素沉着。

请问：

（1）该病人的医疗诊断有哪些？说明诱因。

（2）若采取手术治疗，要求先进行什么测试？术后应如何护理？

第二十六章 泌尿、男性生殖系疾病的主要症状和检查

【要点梳理】

> 本章重点为泌尿、男性生殖系疾病的主要症状；本章难点为熟练掌握泌尿、男性生殖系疾病的检查方法和相关检查的护理方法，能对病人实施有效的护理。

一、泌尿、男性生殖系疾病的主要症状

（一）排尿改变

包括尿频、尿急、尿痛、排尿困难、尿流中断、尿潴留、尿失禁、漏尿和遗尿。

（二）尿液改变

（1）尿量：少于 400 mL 为少尿，少于 100 mL 为无尿，多于 2 500 mL 为多尿。

（2）血尿：可分为肉眼血尿（分为初始血尿、终末血尿、全程血尿）和镜下血尿。

（3）混浊尿：常见的有脓尿、乳糜尿、晶体尿、磷酸盐尿。

（三）尿道分泌物

血性分泌物提示尿道癌。大量黄色、黏稠脓性分泌物多系淋菌性尿道炎的典型症状。少量无色或白色稀薄分泌物多系支原体、衣原体所致的非淋菌性尿道炎。慢性前列腺炎病人常在清晨排尿前或大便时尿道口有少量白色黏稠分泌物。

（四）疼痛

为常见的重要症状，主要有肾和输尿管痛、膀胱痛、前列腺痛、阴囊痛。

（五）男性性功能症状

包括性欲改变、勃起功能障碍、射精功能障碍等。

二、泌尿、男性生殖系疾病的检查

（一）实验室检查

（1）尿液检查：包括尿常规、尿沉渣、尿三杯试验、尿细菌学检查、尿细胞学检查。

（2）肾功能检查：包括尿比重、血肌酐和血尿素氮测定、内生肌酐清除率、酚红排泄试验。

（3）前列腺液检查：正常呈乳白色，较稀薄。每高倍镜视野白细胞<10 个。

（4）精液检查：前 5 日内应无排精。排精后 20 min 内送检，送检途中要保温。

（5）前列腺特异性抗原（PSA）：若>10 ng/mL 应高度怀疑前列腺癌可能。

（6）流式细胞测定：用于泌尿、男性生殖系肿瘤的早期诊断及预后判断、肾移植急性排斥反应及男性生育力的判断等。

（二）器械检查

1. 检查方法

包括导尿、尿道探条、膀胱尿道镜、输尿管镜和肾镜、尿动力学测定和前列腺细针穿刺活检。

2. 护理

① 术前须做好解释工作。② 检查前应清洗病人会阴部，除导尿检查外，病人应排空膀胱。③ 操作时要仔细、轻柔，忌用暴力。④ 应严格遵守无菌操作原则，检查后常规口服抗生素 2～3 日。⑤ 金属尿道探条和内腔镜检查术后，应多饮水。⑥ 严重的损伤、出血、尿道热者，应留院观察、输液及应用抗生素。

（三）影像学检查

包括 B 超检查、X 线检查（尿路平片、排泄性尿路造影、逆行肾盂造影、顺行肾盂造影、膀胱造影、血管造影、淋巴造影）、CT、MRI 和放射性核素检查。

排泄性尿路造影注意事项：① 造影前日口服泻剂排空肠道；② 禁食、禁饮 6～12 h，使尿液浓缩，提高显影效果；③ 检查前做碘过敏试验。

血管造影注意事项：① 造影前做碘过敏试验；② 造影后穿刺点局部加压包扎，平卧 24 h；③ 造影后注意观察足背动脉搏动、皮肤温度及颜色、感觉和运动情况；④ 造影后鼓励病人多饮水，必要时静脉输液 1 000 mL 以促进影剂排泄。

【习题精选】

一、名词解释

1. 尿频
2. 尿急
3. 排尿困难
4. 膀胱刺激征

二、选择题

【A₁型题】

1. 正常人膀胱容量男性约为（　　　）。

    A. 300 mL
    B. 350 mL
    C. 400 mL
    D. 450 mL
    E. 500 mL

2. 正常人24小时尿量为（　　　）。

    A. 500～1 000 mL
    B. 1 000～1 500 mL
    C. 1 500～2 000 mL
    D. 1 000～2 000 mL
    E. 2 000～2 500 mL

3. 尿三杯试验检查显示第1杯尿红细胞多，则病变可能在（　　　）。

    A. 肾脏
    B. 肾盂
    C. 前尿道
    D. 后尿道
    E. 膀胱

4. 镜下血尿指离心尿每高倍视野红细胞超过（　　　）。

    A. 2个
    B. 3个
    C. 4个
    D. 5个
    E. 6个

5. 当咳嗽、跑步时等增加腹压时，尿液不自主地流出，属于（　　　）。

    A. 真性尿失禁
    B. 压力性尿失禁
    C. 充盈性尿失禁
    D. 假性尿失禁
    E. 急迫性尿失禁

【A₂ 型题】

6. 男性，50 岁，经常发生肾绞痛、血尿，疑为肾结石，需做静脉肾盂造影。下列造影前准备不正确的是（ ）。

    A. 常规肠道准备   B. 当天禁止早餐

    C. 鼓励饮水   D. 检查前排尽小便

    E. 需做碘过敏试验

7. 女性，40 岁，劝架时右腰部被误击一拳，病人应首先进行的检查是（ ）。

    A. 血常规   B. 尿常规

    C. 肾功能   D. 肝功能

    E. MRI

【A₃/A₄ 型题】

（8～9 题共用题干）

女性，35 岁，术中不慎损伤膀胱括约肌，导致尿失禁。

8. 该病人的尿失禁属于（ ）。

    A. 真性尿失禁   B. 假性尿失禁

    C. 压力性尿失禁   D. 充盈性尿失禁

    E. 不完全性尿失禁

9. 对该病人的护理措施适宜的是（ ）。

    A. 长期使用接尿装置   B. 鼓励病人睡前适当增加饮水量

    C. 限制饮水量   D. 定时使用便器

    E. 留置导尿管引流

三、简答题

1. 泌尿、男性生殖系疾病器械检查前有哪些护理要点？

2. 排泄性尿路造影检查有哪些注意事项？

第二十七章　泌尿系统损伤疾病病人的护理

【要点梳理】

> 本章重点为肾损伤、膀胱损伤、尿道损伤病人的护理措施；本章难点为熟练掌握肾损伤、膀胱损伤、尿道损伤病人的护理评估方法，列出常见的护理诊断/问题，能对肾损伤、膀胱损伤、尿道损伤病人实施整体护理。

一、肾损伤病人的护理

（一）概要

肾损伤按病因不同分为开放性损伤、闭合性损伤和医源性损伤。严重肾裂伤、肾蒂裂伤或合并胸、腹部脏器损伤时常发生休克。主要症状有血尿、疼痛，血肿、尿外渗继发感染，可出现发热等全身中毒症状。

（二）护理措施

1. 非手术治疗病人的护理

（1）卧床休息：绝对卧床休息2~4周。肾挫裂伤通常于损伤后4~6周才趋于愈合，过早、过多离床活动，可能再度发生出血。

（2）病情观察：① 监测生命体征；② 观察血尿情况：每2~4 h留取1份尿液；③ 观察腰腹部肿块；④ 观察腹部情况；⑤ 监测血常规；⑥ 疼痛观察。

（3）维持体液平衡：遵医嘱及时输液、输血。

（4）对症处理：遵医嘱给予止血、止痛、降温等对症护理。

（5）心理护理：稳定病人情绪，减轻焦虑；解释病情及治疗、护理情况。

2. 手术治疗病人的护理

（1）术前护理：① 病情观察；② 防治休克；③ 术前准备；④ 心理护理。

（2）术后护理：① 休息与饮食：肾切除术后需卧床休息2~3日，肾损伤修补、肾周引流术后病人需卧床休息 1～2 周；注意 24～48 h 内生命体征的变化；禁食 2～3 日。② 预防感染：严格无菌操作，遵医嘱早期应用广谱抗生素。③ 伤口护理：保持手术切口清造干燥，换药时注意无菌操作。④ 引流管的护理。⑤ 心理护理。

3．健康指导

① 防压疮和肌肉萎缩指导；② 引流管护理指导；③ 活动指导：绝对卧床休息有利于预防肾再度出血，伤后 2～3 个月内不宜参加体力劳动或剧烈运动；④ 健肾保护指导。

二、膀胱损伤病人的护理

（一）概要

根据病因可分为开放性损伤、闭合性损伤、医源性损伤、自发性膀胱破裂；根据病理可分为膀胱挫伤和膀胱破裂（分腹膜内型和腹膜外型）。

（二）护理措施

1．非手术治疗病人的护理

（1）病情观察：密切观察生命体征，观察腹痛及腹膜刺激征。

（2）预防感染：① 控制体温；② 应用抗生素；③ 加强营养。

（3）导尿管护理：① 妥善固定；② 保持引流通畅；③ 观察引流液情况；④ 预防逆行感染：每日消毒尿道口及外阴 2 次，每周更换 1 次连接管及集尿袋，每周做尿常规和尿细菌培养 1 次，保证每日 2 000～3 000 mL 饮水量；⑤ 适时拔管（留置 7～10 日）。

2．手术治疗病人的护理

（1）术前准备：抗休克的同时，紧急做好各项术前准备。

（2）预防感染：遵医嘱予补液，应用抗生素。

（3）病情观察：观测生命体征，及时发现出血、感染等并发症。

（4）膀胱造瘘管的护理：① 妥善固定；② 保持引流通畅；③ 观察记录引流情况；④ 防逆行感染；⑤ 适时拔管：一般留置 10 日左右拔除。

三、尿道损伤病人的护理

（一）概要

尿道损伤多见于男性，球部和膜部的损伤多见。按受伤的原因分为开放性损伤和闭合性损伤；按受伤部位可分为前尿道损伤（分为尿道挫伤、尿道裂伤和尿道断裂）和后尿道损伤。

（二）护理措施

（1）密切观察病情：监测生命体征和腹部情况。

（2）防治休克：遵医嘱给予输液、输血，维持体液平衡，保证组织有效灌流量。

（3）卧床休息：合并骨盆骨折病人，应睡硬板床，勿搬动，卧床期间防止压疮发生。

（4）预防感染：① 监测体温及白细胞变化；② 保持尿道口清洁；③ 冲洗膀胱：无膀胱破裂及膀胱穿刺造瘘者，每日冲洗膀胱 1～2 次；④ 观察引流情况；⑤ 保持切口清洁干燥；⑥ 保证抗生素的准确及时输入。

（5）尿道扩张术的护理：① 操作前应了解狭窄部位程度。② 扩张时不宜用过细或过粗的尿道探子，手法要轻柔，切忌暴力，以免造成假道或大出血。③ 术后观察有无尿外渗，严密观察有无疼痛及排尿困难，观察病人有无尿频、尿急、尿痛及灼烧感。④ 术后观察有无尿道口出血，损伤轻微出血不多时，病人应多饮水，口服抗生素，留院观察 2～3 h。大出血时，应遵医嘱及时给予处理，并应用止血剂。

【习题精选】

一、选择题

【A₁ 型题】

1. 肾损伤的主要临床表现不包括（　　）。
   A. 腰部疼痛　　　　　　　　　　B. 膀胱刺激征
   C. 发热　　　　　　　　　　　　D. 休克
   E. 腰腹部肿块

2. 肾切除术后应卧床（　　）。
   A. 1 周　　　　　　　　　　　　B. 2～3 天
   C. 2 周　　　　　　　　　　　　D. 2～4 周
   E. 4～6 周

3. 对于膀胱损伤的主要表现，以下叙述错误的是（　　）。
   A. 休克　　　　　　　　　　　　B. 排尿困难、血尿
   C. 尿瘘　　　　　　　　　　　　D. 肾区疼
   E. 腹痛

4. 肾损伤保守治疗时，病人应绝对卧床至少（　　　）。

　A. 1 周　　　　　　　　　　　B. 2 周

　C. 3 周　　　　　　　　　　　D. 4 周

　E. 6 周

5. 最常见的泌尿系损伤是（　　　）。

　A. 肾损伤　　　　　　　　　　B. 输尿管损伤

　C. 膀胱损伤　　　　　　　　　D. 尿道损伤

　E. 后尿道

6. 后尿道损伤最常见的原因是（　　　）。

　A. 骑跨伤　　　　　　　　　　B. 尿道探子检查

　C. 膀胱镜检查　　　　　　　　D. 骨盆骨折

　E. 刀伤

7. 肾损伤后可提出的护理诊断为（　　　）。

　A. 皮肤完整性受损　　　　　　B. 排尿异常

　C. 腹胀　　　　　　　　　　　D. 组织灌流量改变

　E. 血压过高

【A_2 型题】

8. 男性，40 岁，因骑跨伤致排尿困难，尿道流血入院，首先考虑为（　　　）。

　A. 前尿道断裂　　　　　　　　B. 输尿管损伤

　C. 肾裂伤　　　　　　　　　　D. 膀胱破裂

　E. 后尿道断裂

9. 女性，45 岁，因下腹部外伤 12 h 入院。全腹紧张、压痛、腹腔穿刺抽出淡红色液体，伤后 12 h 无排尿，首先考虑为（　　　）。

　A. 肾破裂　　　　　　　　　　B. 输尿管损伤

　C. 膀胱破裂　　　　　　　　　D. 尿道损伤

　E. 脾破裂

10. 男性，20 岁，会阴部被踢伤 6 h，会阴部疼痛，稍肿胀，排尿不畅，且排尿时疼痛加重，但可以排尿，尿道口仅少量血液流出，查体无特殊体征，应考虑为（　　　）。

　A. 膀胱损伤　　　　　　　　　B. 肾损伤

　C. 会阴部软组织损伤　　　　　D. 尿道损伤

　E. 输尿管损伤

【A₃/A₄型题】

（11～13题共用题干）

男性，25岁，因左腰部被刺伤入院，血压70/50 mmHg，伤口持续溢出淡红色液体。左上腹触痛，但无肌肉紧张及反跳痛。诊断为肾损伤。

11．与肾损伤程度相关的信息是（　　　）。

    A．面色、意识   B．腰部疼痛程度

    C．血压、脉搏   D．肢体温度

    E．血尿颜色

12．血液检查时，血红蛋白与血细胞比容持续降低，这提示（　　　）。

    A．肾损伤严重   B．细菌感染

    C．有活动性出血   D．血液可能渗入腹腔

    E．失血性休克

13．针对该病人的处理原则是（　　　）。

    A．非手术治疗   B．在抗休克的同时，立即手术

    C．再次出现休克时手术   D．出现肉眼血尿时手术

    E．出现腹膜炎表现时手术

二、简答题

1．对于肾损伤病人，应如何进行术后护理？

2．简述尿道扩张术的护理措施。

三、案例分析题

女性，46岁，3天前因和家人发生口角，被其丈夫用脚踢伤右侧腰部，当时无不适感，1天后出现肉眼血尿，到当地医院就诊，做CT检查：右肾轮廓清，肾周围有包膜下血肿。体检：右肾区触痛明显。

请问：

（1）该病人的医疗诊断有哪些？

（2）该病人的主要护理问题有哪些？

（3）针对该病人，应如何进行护理？

第二十八章　尿石症病人的护理

【要点梳理】

本章重点为尿石症病人的护理措施；本章难点为熟练掌握尿石症病人的护理评估方法，列出常见的护理诊断/问题，能对尿石症病人实施整体护理。

尿石症又称尿路结石，是肾结石、膀胱结石和输尿管结石的总称。

一、上尿路结石病人的护理

（一）概要

上尿路结石包括肾和输尿管结石。处理原则：① 病因治疗。② 非手术治疗：适用于结石＜0.6 cm，无尿路梗阻和感染者。③ 手术治疗：包括内镜取石或碎石术、开放手术。

（二）护理措施

1. 非手术治疗病人的护理

① 观察尿液内是否有结石排出。② 遵医嘱使用抗生素防治感染。③ 遵医嘱应用药物止痛。④ 鼓励病人多饮水，多活动，促进排石。⑤ 心理护理。

2. 体外冲击波碎石病人的护理

（1）术前护理：术前 3 日忌进食易产气食物，术前 1 日服缓泻剂，术晨禁饮禁食。术晨行泌尿系统 X 线平片复查了解结石位置。向病人说明该方法简单、安全有效，可重复治疗，术中不能随意移动体位。

（2）术后护理：① 休息和饮食：术后卧床休息 6 h，鼓励病人多饮水，以增加尿量，促进结石排出。② 采取有效运动和体位。③ 严密观察和记录碎石后排尿及排石情况；收集结石碎渣做成分分析；定时行腹平片检查。④ 注意观察血尿、疼痛、发热、"石街"形成等并发症，并及时处理。

3. 内镜碎石术的护理

（1）术前护理：① 术前准备：掌握凝血功能情况；术中病人取截石位或俯卧位，术前指导病人进行俯卧位练习；术前 1 日备皮、配血，术前晚行肠道清洁。② 心理护理。

（2）术后护理：① 观察病人的生命体征、尿液颜色和性状等。② 遵医嘱应用抗生素防治感染。③ 做好肾造瘘管和双"J"管护理。

4. 手术治疗病人的护理

（1）术前护理：做好术前准备和心理护理。

（2）术后护理：① 肾实质切开者，应卧床 2 周。上尿路结石术后，取侧卧位或半卧位。② 输液并鼓励病人多饮水，每日 3 000～4 000 mL。血压稳定者，应用利尿剂，增加尿量，以便冲洗尿路和改善肾功能。③ 严密观察和记录尿液颜色、量及患侧肾功能情况。④ 引流管的护理：妥善固定、保持引流通畅、观察记录引流情况、适时拔管（术后 3～4 日拔除）。⑤ 做好心理护理。

二、下尿路结石病人的护理

（一）概要

膀胱结石典型症状为排尿突然中断；尿道结石典型症状为排尿困难，点滴状排尿，伴尿痛。

（二）护理措施

（1）非手术治疗病人的护理：碎石术后严密观察和记录碎石后排尿及排石情况。膀胱和尿道机械性操作后，注意观察出血的量，尿的颜色、性状等；并观察下腹部情况，注意有无膀胱穿孔症状。嘱病人多饮水，勤排尿，遵医嘱应用抗生素。

（2）耻骨上膀胱切开取石术后的护理：① 切口护理；② 预防感染；③ 疼痛护理；④ 膀胱造瘘管、尿管及膀胱侧间隙引流管护理。

【习题精选】

一、选择题

【A₁ 型题】

1. 结石活动后引起输尿管完全梗阻时，会出现（　　）。
   A. 肾绞痛　　　　　　　　　　　B. 腰部钝痛
   C. 肾胀痛　　　　　　　　　　　D. 腰部隐痛
   E. 牵引痛

2．输尿管结石病人绞痛发作时，最重要的措施是（　　）。

A．大量饮水　　　　　　　　　　B．抗感染

C．解痉止痛　　　　　　　　　　D．手术治疗

E．跳跃运动

3．肾实质切开取石者，至少应卧床休息（　　）。

A．1 周　　　　　　　　　　　　B．2 周

C．3 周　　　　　　　　　　　　D．4 周

E．5 周

4．肾、输尿管结石的主要表现是（　　）。

A．疼痛和血尿　　　　　　　　　B．尿末痛，尿流中断

C．排尿痛，尿流细和滴尿　　　　D．膀胱刺激征、血尿、脓尿

E．无痛性间歇性血尿

5．上尿路结石是指（　　）。

A．肾结石　　　　　　　　　　　B．输尿管结石

C．膀胱结石　　　　　　　　　　D．肾和输尿管结石

E．输尿管和膀胱结石

6．上尿路结石水化疗法的饮水量是（　　）。

A．1 500～2 000 mL　　　　　　　B．2 000～2 500 mL

C．2 000～3 000 mL　　　　　　　D．2 500～4 000 mL

E．4 000 mL 以上

【A_2 型题】

7．女性，40 岁，右输尿管上段结石约 1.2 cm×0.8 cm，伴右肾轻度积水，经 3 个月非手术治疗后，摄片提示结石位置无变动，其治疗应改为（　　）。

A．继续非手术治疗　　　　　　　B．局部理疗

C．体外冲击波碎石　　　　　　　D．输尿管切开取石

E．经膀胱镜行输尿管套石

8．男性，45 岁，排尿过程中突然尿流中断，剧烈疼痛，改变体位后又可继续排尿，首先应考虑（　　）。

A．肾结石　　　　　　　　　　　B．输尿管结石

C．膀胱结石　　　　　　　　　　D．前尿道结石

E．后尿道结石

【A₃/A₄型题】

（9~11题共用题干）

男性，55岁，上腹部隐痛2个月余，伴肾区叩击痛，镜下血尿。B超显示双肾各有一结石，约0.8 cm×0.9 cm。肾盂静脉造影（IVP）显示肾功能正常，双侧输尿管通畅。

9. 目前适宜的治疗方法是（　　）。

  A．中药排石　　　　　　　　　　B．多饮水

  C．体外冲击波碎石　　　　　　　D．经皮肾镜取石

  E．肾切开取石

10. 上述治疗后，病人应采取的体位是（　　）。

  A．平卧位24 h　　　　　　　　　B．健侧卧位24~48 h

  C．患侧卧位24~48 h　　　　　　D．患侧卧位48~72 h

  E．健侧卧位48~72 h

11. 治疗后当天出现血尿，且有碎石排出，次日出现肾绞痛、发热、尿闭，应考虑病人出现了（　　）。

  A．肾挫伤　　　　　　　　　　　B．急性肾盂肾炎

  C．输尿管碎石梗阻　　　　　　　D．急性肾小管坏死

  E．血块梗阻

二、简答题

1. 简述体外冲击波碎石病人的护理措施。
2. 简述下尿路结石病人的护理措施。

三、案例分析题

女性，34岁，近1个月来腰部有隐痛，今早晨练后突然出现阵发性刀割样疼痛，病人辗转不安，呻吟呼痛，面色苍白。初步诊断：右侧输尿管结石。治疗：非手术治疗。

请问：

（1）该病人的主要护理问题有哪些？

（2）针对该病人，应如何进行护理？

第二十九章　泌尿、男性生殖系结核病人的护理

【要点梳理】

> 本章重点为泌尿、男性生殖系结核病人的护理措施；本章难点为熟练掌握泌尿、男性生殖系结核病人的护理评估方法，能对泌尿、男性生殖系结核病人实施整体护理。

一、肾结核病人的护理

（一）概要

尿频、尿急、尿痛是肾结核的典型症状之一，还有血尿、脓尿、腰痛等。尿液检查尿呈酸性，尿蛋白呈阳性，结核杆菌培养对肾结核的诊断有决定性意义。

（二）护理措施

（1）术前护理：① 进食富含维生素、营养充分的饮食，多饮水；② 术前进行一定时间的抗结核治疗；③ 心理护理。

（2）术后护理：① 体位：行部分肾脏切除的病人，应卧床 1～2 周，减少活动。② 饮食护理：待肛门排气后，开始进易消化、营养素完全的食物。③ 病情观察：术后出血表现：肾部分切除或肾病灶切除的病人出现大量血尿；肾切除病人伤口内引流血性液体 24 h 未减少，每小时超过 100 mL，并达 300～500 mL；术后 7～14 日因咳嗽、便秘等突然出现虚脱、血压下降、脉搏加快等症状时。术后连续 3 日准确记录 24 h 尿量，若手术后 6 h 仍无排尿或 24 h 尿量较少，应通知医师处理。④ 引流管的护理。⑤ 预防感染。

二、男性生殖系统结核病人的护理

男性生殖系统结核包括前列腺结核、精囊结核及附睾结核。

护理措施：① 防治感染：保持局部清洁、干燥，加强换药，医嘱使用抗生素。② 健

康指导：按要求足量、足疗程服用抗结核药物；定期复查；加强营养。③ 积极治疗结核病，预防其他男性生殖系统结核的发生。

【习题精选】

一、选择题

【A₁ 型题】

1. 肾结核的典型症状是（　　　）。
    A．腰痛　　　　　　　　　　　　B．血尿
    C．发热　　　　　　　　　　　　D．脓尿
    E．尿频、尿急、尿痛

2. 对肾结核的诊断有决定性意义的检查是（　　　）。
    A．尿液检查　　　　　　　　　　B．尿结核分枝杆菌培养
    C．X 线检查　　　　　　　　　　D．膀胱镜检查
    E．B 超检查

3. 肾结核行部分肾脏切除的病人应卧床（　　　）。
    A．2～3 天　　　　　　　　　　B．3～5 天
    C．2 周以上　　　　　　　　　　D．1～2 周
    E．4～6 周

4. 下列泌尿系结核病人抗结核药物治疗的指导，错误的是（　　　）。
    A．坚持联合、规律、全程用药　　B．不可随意间断或减量用药
    C．观察药物副作用　　　　　　　D．术后可停用抗结核药物
    E．定期复查肝肾功能、听力、视力等

【A₂ 型题】

5. 男性，35 岁，顽固性膀胱刺激征半年，伴低热、乏力，用抗菌药治疗后症状略减轻，尿中有红、白细胞，多次尿细菌培养为阴性。该病人可能患有（　　　）。
    A．泌尿系统结石　　　　　　　　B．膀胱炎
    C．泌尿系统结核　　　　　　　　D．肾盂肾炎
    E．膀胱异物

6. 男性，40 岁，双肾结核，一侧肾已破坏，另一侧病变较轻，最好的处理是（   ）。

    A. 抗结核药物治疗

    B. 严重一侧行肾切除术

    C. 病变较轻的一侧行肾部分切除术

    D. 继续观察病情变化

    E. 先行抗结核药物治疗，再行严重一侧肾切除手术

【A_3/A_4 型题】

（7～8 题共用题干）

男性，40 岁，尿频、尿痛、尿急 2 年余，多种抗生素治疗无明显效果，既往有盗汗、低热史。

7. 应首先考虑的疾病是（   ）。

    A. 泌尿系统结石   B. 膀胱炎

    C. 泌尿系统结核   D. 肾盂肾炎

    E. 膀胱异物

8. 为明确诊断，以下检查对该病人的诊断有决定性意义的是（   ）。

    A. 尿液检查   B. 尿结核分枝杆菌培养

    C. X 线检查   D. 膀胱镜检查

    E. B 超检查

二、简答题

1. 如何对肾结核术后病人进行病情观察？

2. 简述肾结核病人的用药指导。

三、案例分析题

男性，46 岁，反复尿频、尿急、尿痛 7 年，伴尿液浑浊 2 月余入院，既往有盗汗、低热史。查体：体温 37.5℃，呼吸 18 次/min，血压 110/70 mmHg，心率 75 次/分，消瘦，表情焦虑。

请问：

（1）该病人的医疗诊断可能是什么？

（2）该病人手术后，如何对其进行护理？

第三十章　泌尿、男性生殖系统肿瘤病人的护理

【要点梳理】

> 本章重点为肾癌、膀胱癌、前列腺癌的护理措施；本章难点为熟练掌握肾癌、膀胱癌、前列腺癌病人的护理评估方法，能正确运用泌尿、男性生殖系统肿瘤的护理知识对肾癌、膀胱癌、前列腺癌病人实施整体护理。

泌尿、男性生殖系统肿瘤最常见的是膀胱癌，其次是肾癌。

一、肾癌病人的护理

无痛性间歇性肉眼血尿为常见症状，疼痛常为腰部钝痛或隐痛，血块通过输尿管时可诱发肾绞痛。肿瘤较大时可在腹部或腰部触及肿块，质坚硬。肾外表现常见的有低热、高血压、红细胞增多、血沉快、消瘦、贫血等。

护理措施：① 术前护理：术前做好心理疏导；多饮水以稀释尿液，以免血块堵塞尿路。② 术后护理：肾癌根治、腹膜后淋巴清扫的病人，卧床5～7日，避免过早下床活动引起手术部位出血；严密观察生命体征，保证输血、输液通畅；做好引流管的护理。

二、膀胱癌病人的护理

（一）概要

血尿是最常见和最早出现的症状，常表现为间歇性无痛性肉眼血尿；晚期表现为尿频、尿急、尿痛；肿瘤较大或堵塞膀胱出口时可导致排尿困难、尿潴留，肿瘤浸润输尿管口时可引起肾积水；晚期可有贫血、水肿、腹部肿块等表现。

（二）护理措施

（1）术前护理：① 病程长、体质差、晚期肿瘤出现明显血尿者，应卧床休息；② 进

食易消化、营养丰富的饮食；③ 注意病情观察；④ 做好术前准备。

（2）术后护理：① 体位：膀胱全切术后卧床 8～10 日。② 饮食护理：肛门排气后，进食含维生素及营养丰富的饮食；多饮水。③ 病情观察。④ 预防感染。⑤ 引流管的护理：输尿管末端皮肤造口术后 2 周、皮瓣愈合后拔除；回肠膀胱术后 10～12 日拔除；可控膀胱术后 8～10 日拔除肾盂输尿管引流管，12～14 日拔除贮尿囊引流管，2～3 周拔除输出道引流管。⑥ 膀胱灌注化疗的护理：病情允许，术后半月行化疗；化疗药物常用卡介苗或抗癌药；每周灌注 1 次，共 6 次，以后每月 1 次，持续 2 年；灌注方法：灌注前 4 h 禁饮水，排空膀胱。

三、前列腺癌病人的护理

早期前列腺癌一般无症状，进展期出现排尿困难、刺激症状，骨转移病人可以出现骨痛、脊髓压迫症状、排便失禁等。

护理措施：① 多食富含多种维生素的食物，多饮绿茶。② 多与病人沟通，减轻其焦虑和恐惧。③ 并发症的预防及护理：若血压下降、脉搏增快、引流管内引出鲜血，立即凝固，每小时量超过 100 mL 以上，提示继发出血；保持切口清洁、干燥，保证引流管通畅且固定牢靠，应用广谱抗菌类药物预防感染。

【习题精选】

一、选择题

【A₁ 型题】

1. 泌尿、男性生殖系统肿瘤最常见的是（　　）。
   A. 肾癌　　　　　　　　　　　　B. 膀胱癌
   C. 前列腺癌　　　　　　　　　　D. 阴茎癌
   E. 肾盂癌

2. 肾癌最早出现的症状是（　　）。
   A. 疼痛　　　　　　　　　　　　B. 低热
   C. 血尿　　　　　　　　　　　　D. 贫血
   E. 腰部肿块

3. 对肾癌最有效的处理原则是（　　）。
   A. 放疗　　　　　　　　　　　　B. 化疗

C．免疫治疗

D．内分泌治疗

E．根治性肾癌切除术

4．确诊前列腺癌最主要的方法是（　　　）。

A．B 超

B．CT

C．MRI

D．尿常规检查

E．前列腺穿刺活检

5．膀胱癌术后行膀胱灌洗，下列护理措施不正确的是（　　　）。

A．灌注免疫抑制剂或抗癌药

B．灌注前排空膀胱

C．灌注前鼓励多饮水

D．灌注后保留药液在膀胱 2 h

E．灌注后每 15 min 更换一次体位

6．膀胱癌最主要的症状是（　　　）。

A．排尿困难

B．膀胱刺激征

C．无痛性肉眼血尿

D．下腹部肿块

E．尿潴留

【A₂ 型题】

7．男性，60 岁，全程肉眼血尿 2 个月，无痛，呈间歇性。近 1 周来有轻度尿痛。初步诊断为膀胱癌，该病人首选的检查方法是（　　　）。

A．膀胱镜检查

B．直肠双合诊

C．膀胱造影

D．尿液脱落细胞检查

E．排泄性尿路造影

8．男性，52 岁，肾癌行肾部分切除术后 2 天。护士告知病人要绝对卧床休息，其主要目的是（　　　）。

A．防止出血

B．防止感染

C．防止肿瘤扩散

D．防止静脉血栓形成

E．有利于肾功能恢复

【A₃/A₄ 型题】

（9～10 题共用题干）

男性，55 岁，间歇性无痛性肉眼血尿 2 个月，近期常有尿频、尿急。询问病史得知病人做油漆工 20 余年。

9．该病人最有可能的诊断是（　　　）。

A．肾癌

B．膀胱癌

C．前列腺癌

D．肾盂癌

E. 肾母细胞癌

10. 为确诊，最可靠的检查方法是（　　）。

A. 实验室检查 　　　　　　　　　B. X 线尿路造影检查

C. B 超 　　　　　　　　　　　　D. CT

E. 膀胱镜检查

二、简答题

简述膀胱癌病人的术后护理措施。

三、案例分析题

男性，69 岁，吸烟 45 年，20 支/日。10 天前开始出现间歇性无痛性肉眼全程血尿，尿中有血凝块，前来医院就诊。

请问：

（1）该病人最可能的诊断是什么？

（2）为明确诊断，应做何种检查？

第三十一章　良性前列腺增生症病人的护理

【要点梳理】

> 本章重点为前列腺增生病人的护理措施；本章难点为熟练掌握前列腺增生病人的护理评估方法和膀胱冲洗的方法，能对前列腺增生病人实施整体护理。

一、概要

尿频是最常见的早期症状，夜间较明显；进行性排尿困难是前列腺增生最重要的症状，典型的表现是排尿迟缓、断续、尿流细而无力、射程短、终末滴沥、排尿时间延长。

二、护理措施

（一）术前护理

① 嘱病人吃粗纤维、易消化食物；忌饮酒、辛辣食物和利尿性饮料；多饮水，勤排尿。② 残余尿量多或有尿潴留致肾功能不良者，应留置导尿持续引流。

（二）术后护理

（1）体位与饮食：平卧 2 日后改半卧位。术后 6 h，如无恶心、呕吐可进流质，鼓励多饮水，1～2 日后，如无腹胀可恢复正常饮食。

（2）病情观察。

（3）膀胱冲洗：术后用生理盐水持续冲洗膀胱 3～7 日。注意：① 保持冲洗管道通畅，若引流不畅应及时施行高压冲洗抽吸血块。② 冲洗速度可根据尿色而定，色深则快、色浅则慢。术后随着血尿颜色逐渐变浅，反之则说明有活动性出血。③ 准确记录冲洗量和排出量，尿量＝排出量－冲洗量。

（4）膀胱痉挛的护理：术后留置硬脊膜外麻醉导管者，按需定时注射小剂量吗啡效果良好；也可遵医嘱口服地西泮、硝苯地平、丙胺太林或维拉帕米 30 mg 加入生理盐水内冲洗膀胱。

（5）预防感染：早期应用抗生素，每日用消毒棉球擦拭尿道外口 2 次。

（6）预防并发症：术后 1 周逐渐离床活动；保持大便通畅，禁止灌肠；定时翻身。

（7）不同手术方式的护理：① 开放手术：耻骨后引流管术后 3～4 日，引流量很少时可拔除；耻骨上前列腺切除术后 5～7 日、耻骨后前列腺切除术后 7～9 日拔出导尿管；术后 10～14 日，若排尿通畅可拔除膀胱造瘘管。② 经尿道前列腺切除术：病人可出现 TUR 综合征，如出现应减慢输液速度，给利尿剂、脱水剂，对症处理。术后 3～5 日尿液颜色清澈，即可拔除导尿管。

【习题精选】

一、选择题

【A₁ 型题】

1. 良性前列腺增生病人最早出现的症状是（ ）。

    A. 尿频   B. 尿急

    C. 尿痛   D. 尿潴留

    E. 血尿

2. 良性前列腺增生的典型症状是（ ）。

    A. 尿频   B. 尿急

    C. 尿痛   D. 尿潴留

    E. 进行性排尿困难

3. 前列腺术后病人健康教育要点不包括（ ）。

    A. 鼓励病人多饮水   B. 术后 2 个月内避免剧烈活动

    C. 术后锻炼肛提肌   D. 保持大便通畅

    E. 术后可骑自行车锻炼身体

【A₂ 型题】

4. 男性，65 岁，因前列腺增生造成排尿困难，尿潴留，已 15 h 未排尿。目前正确的护理措施是（ ）。

    A. 让病人坐起排尿   B. 让病人听流水

　　C. 用温水冲洗会阴部　　　　　　　　D. 热敷下腹部

　　E. 行导尿术

5. 男性，70 岁，进行性排尿困难 5 年，直肠指诊发现前列腺明显增大，目前首先考虑的诊断是（　　）。

　　A. 前列腺癌　　　　　　　　　　　B. 前列腺增生

　　C. 膀胱结石　　　　　　　　　　　D. 尿道狭窄

　　E. 膀胱结核

6. 男性，68 岁，无不良嗜好，身体健康，无特殊不适，体检时发现有良性前列腺增生，下列选项应与之有关的是（　　）。

　　A. 肿瘤　　　　　　　　　　　　　B. 结石

　　C. 感染　　　　　　　　　　　　　D. 老龄和有功能的睾丸

　　E. 结核

7. 男性，58 岁，既往有高血压、冠心病史，因前列腺增生行尿道前列腺切除术。术后护理中发现病人血钠较低，其主要原因是（　　）。

　　A. 术前服用过利尿剂　　　　　　　B. 术中有失血

　　C. 术中冲洗液被吸收致血液稀释　　D. 术前禁食

　　E. 术后伤口出血

【A₃/A₄ 型题】

（8～10 题共用题干）

　　男性，62 岁，进行性排尿困难 3 年，夜尿 3～5 次，前列腺肛门指检 6 cm×5 cm，中央沟消失，无压痛。

8. 该病人最可能的诊断是（　　）。

　　A. 尿道狭窄　　　　　　　　　　　B. 膀胱肿瘤

　　C. 前列腺增生　　　　　　　　　　D. 膀胱结石

　　E. 输尿管结石

9. 病人有时夜间睡眠时有尿液从尿道流出，此应为（　　）。

　　A. 真性尿失禁　　　　　　　　　　B. 充溢性尿失禁

　　C. 压力性尿失禁　　　　　　　　　D. 急迫性尿失禁

　　E. 尿瘘

10. 若此病人发生急性尿潴留，最常用的解决方法是（　　）。

　　A. 留置导尿　　　　　　　　　　　B. 耻骨上膀胱穿刺抽吸尿液

　　C. 诱导排尿　　　　　　　　　　　D. 膀胱造口

　　E. 开放手术

二、简答题

1. 简述前列腺增生病人术后膀胱冲洗的注意事项。
2. 简述前列腺增生病人不同手术方式的术后护理措施。

三、案例分析题

男性，72 岁，进行性尿频、排尿困难 4 年，饮酒后小便不能自解 5 h 急诊入院。主诉下腹胀痛，检查见下腹膨隆，叩诊呈浊音，直肠指检：前列腺增大，表面光滑，质地中等，中央沟消失。

请问：

（1）该病人最可能的诊断是什么？

（2）该病人目前主要的护理诊断/问题是什么？应如何处理？

第三十二章　肾移植病人的护理

【要点梳理】

> 本章重点为肾移植病人的护理措施；本章难点为熟练掌握肾移植病人的护理评估方法，能对肾移植病人实施整体护理。

一、术前护理

① 在保证热量供给的前提下，给予低钠、低蛋白饮食；行血液透析者，根据其血尿素氮水平，补充蛋白质和必需氨基酸。② 心理护理。

二、术后护理

（1）严格消毒隔离。

（2）一般护理：① 病人术后取平卧位。肾移植侧下肢髋、膝关节各屈曲 15°～25°。② 术后半年内以低盐饮食为主，蛋白质的摄入量不宜过高。③ 术后病人静脉输液时，原则上不经手术侧的下肢及血液透析的动静脉造瘘的上肢选择穿刺点。④ 每日给予口腔护理 2 次。⑤ 保持大便通畅。

（3）病情观察：① 严密监测生命体征。② 监测尿液颜色、比重、pH。③ 术后每日测体重 1 次。

（4）引流管的护理：检查各种导管是否通畅，防止扭曲、堵塞、脱落等。

（5）多尿的护理：约 60% 的病人在移植肾的血液循环建立后出现多尿现象，每小时尿量可达 800～1 000 mL 以上，一般发生于术后 24 h 内。

（6）少尿或无尿的护理：若病人每小时尿量＜30 mL，首先考虑血容量问题。若在短时间内增加输液量后，尿量随之增加，常表示液体不足，必须经遵医嘱调整输液速度、补足血容量后再应用呋塞米等利尿剂。若经上述处理后尿量仍不增加，而血压有上升趋势，则应减慢输液速度，甚至停止输液，及时报告医师，并协助处理。

（7）排斥反应的护理：最常见的是急性排斥反应，主要症状包括：① 发热：体温多在 38～39℃。② 尿量减少：病人尿量突然减至原来（移植术后）尿量的 1/2 时，应报告医师，并协助处理。若减至原来尿量的 1/3 时，应警惕排斥反应的发生。③ 血压增高。④ 体重增加。⑤ 移植肾区闷胀感、肾肿胀、变硬、压痛，B 超检查显示肾体积增大、皮质与髓质分界清、锥体水肿。⑥ 无明显诱因的头痛、乏力、食欲缺乏或情绪变化。⑦ 加强观察血肌酐、尿素氮有无上升，内生肌酐清除率有无下降等。

（8）并发症的护理

① 感染：a. 加强消毒隔离措施。b. 严密监测感染的征兆。c. 预防肺部感染。d. 定时口腔护理。e. 对呼吸急促病人应及时做肺部 X 线。

② 消化道出血：术后必须遵医嘱应用保护胃黏膜及抗酸类药物；消化道出血时可遵医嘱用云南白药、西咪替丁治疗，必要时输血，严重者手术治疗。

③ 尿瘘和尿路梗阻：a. 尿瘘：一旦出现，做负压吸引，保持伤口敷料干燥，留置导尿，保持导尿管通畅。一般能自行愈合，若不能自行愈合，则经手术处理。b. 尿路梗阻：移植肾排尿自正常转为尿闭，应疑有尿路梗阻，需立即报告医师及时处理。

④ 移植肾血管吻合处血肿：可出现低血容量症状，局部压痛，若压迫输尿管可出现尿闭，应报告医师及时处理。预防措施为病人术后平卧 1 周，以减少血管吻合处张力。

⑤ 蛋白尿：一般术后 2 周，尿蛋白下降至 10 mg 以下。若出现纤维蛋白尿，一般持续 2～3 周渐渐消失；若为排斥反应引起，可再度出现。

⑥ 高血压：当移植肾存在下列因素时，血压不易下降：a. 肾供血不足，尤其是动脉吻合口狭窄；b. 肾缺血时间过长；c. 肾功能未立即恢复或功能不佳；d. 出现排斥反应。必要时可做移植肾穿刺活检或肾动脉造影以明确诊断。

【习题精选】

一、名词解释

1. 自体移植　　　　　　　　2. 同种异体移植
3. 活体移植　　　　　　　　4. 结构移植

二、选择题

【A₁ 型题】

1. 肾移植术后不宜做补液的静脉是（　　）。
A. 移植对侧下肢静脉　　　　B. 移植侧上肢静脉
C. 移植对侧上肢静脉　　　　D. 移植侧下肢静脉

　　E．移植侧上下肢静脉

　2．肾移植术后的正确卧位是（　　　）。

　　A．去枕平卧，头偏向一侧

　　B．半坐卧位，移植侧下肢髋、膝关节屈曲 10°～15°

　　C．侧卧位，移植侧下肢髋、膝关节屈曲 15°～25°

　　D．头低脚高位，移植侧下肢髋、膝关节屈曲 10°～15°

　　E．平卧位，移植侧下肢髋、膝关节屈曲 15°～25°

　3．肾移植术后多尿期高峰期多发生在术后（　　　）。

　　A．8 h 内　　　　　　　　　　B．12 h 内

　　C．24 h 内　　　　　　　　　　D．48 h 内

　　E．72 h 内

　4．肾移植术后最常见的排斥反应为（　　　）。

　　A．超急性排斥反应　　　　　　B．加速血管性排斥反应

　　C．急性排斥反应　　　　　　　D．慢性排斥反应

　　E．延迟性超急性排斥反应

【A₂型题】

　5．男性，40 岁，同种异体肾移植术后第 2 天，尿量 650 mL/h。查体：T 36.8℃，P 86 次/min，BP 130/86 mmHg，CVP 9 cmH$_2$O。该病人目前最主要的护理措施为（　　　）。

　　A．监测尿量与维持体液平衡　　B．营养支持

　　C．监测尿量　　　　　　　　　D．快速补液

　　E．防治出血与感染

　6．女性，49 岁。因"尿毒症"行肾移植，术后第 4 天病人出现低热，尿量逐渐减少，自觉切口胀痛，乏力，查体发现移植肾肿大。病人最可能发生的并发症是（　　　）。

　　A．慢性排斥反应　　　　　　　B．急性排斥反应

　　C．切口感染　　　　　　　　　D．肾积水

　　E．超急性排斥反应

三、简答题

　1．简述肾移植术后排斥反应的主要症状。

　2．简述肾移植术后并发症的护理。

四、案例分析题

男性，45 岁，肾移植术后第 5 天，诉全身乏力、失眠、移植肾区闷胀感。查体：T 38.5℃，P 96 次/min，BP 155/66 mmHg，尿量减少至 20 mL/h，血肌酐 672 mmol/L。

请问：

（1）首先应考虑该病人发生了何种情况？

（2）该病人目前最主要的护理诊断/问题是什么？

第三十三章 骨折病人的护理

【要点梳理】

> 本章重点为骨折的专有体征、治疗原则和急救；本章难点为熟练掌握四肢骨折、脊柱骨折及脊髓损伤病人的护理措施，并能对病人实施整体护理。

一、概述

（一）骨折的定义、病因、分类

骨折是指骨的完整性或连续性中断。病因包括直接暴力、间接暴力、肌肉牵拉、疲劳性骨折、病理性骨折。按骨折的程度与形态分为不完全骨折和完全骨折；按骨折的稳定程度分为稳定性骨折和不稳定性骨折；按受影响组织分为开放性骨折和闭合性骨折。

（二）骨折的临床表现

（1）全身表现：休克、发热。

（2）局部表现：① 一般表现：疼痛、肿胀、瘀斑、伤口、出血、功能障碍等；② 特有体征：畸形、异常活动、骨擦音或骨擦感。

（三）骨折急救

① 一般处理：可疑骨折时应按骨折处理；合并有其他组织和脏器损伤时，立即给予相应的急救措施。② 伤口包扎：伤口出血用绷带压迫包扎即可止血；大出血时可用止血带；骨折端外露不应立即回纳。③ 妥善固定：可以用夹板、木板、自身肢体等妥善固定受伤的肢体。④ 迅速运输：病人经过上述处理后应迅速送往有治疗条件的医院。

（四）骨折治疗

骨折治疗的三大原则：复位、固定、康复治疗。① 复位：将移位的骨折段恢复正常或近乎正常的解剖关系，重建骨的支架作用。② 固定：将骨折维持在复位后的位置，使其在良好对位的情况下达到愈合。③ 康复治疗：在不影响固定的情况下，尽快恢复患肢肌、肌腱、韧带、关节囊等软组织的舒缩活动。

二、常见四肢骨折病人的护理

四肢骨折包括上肢骨折和下肢周折。常见的上肢骨折有锁骨骨折、肱骨髁上骨折、桡骨下端骨折；下肢骨折包括股骨颈骨折、股骨干骨折、胫腓骨干骨折。

护理措施：

（1）一般护理：加强营养；建立规律的生活习惯；给予病人生活上的照顾。

（2）病情观察：密切观察生命体征、神志，必要时监测中心静脉压及记录 24 h 体液出入量。意识、呼吸障碍者，必要时施行气管切开，给予吸氧或人工呼吸。

（3）疼痛护理：① 受伤 24 h 内局部冷敷，减轻水肿及疼痛；② 24 h 后局部热敷，减轻肌肉痉挛及关节、骨骼的疼痛；③ 受伤肢体应固定，并将患肢抬高；④ 疼痛原因明确时，可根据医嘱使用止痛药；⑤ 护理操作时动作要轻柔、准确。

（4）维持循环功能，减轻肢体水肿：① 选择合适的体位，适当抬高患肢；② 有出血者及时采取相应措施进行止血。

（5）预防感染：现场急救应注意保护伤口，避免二次污染，开放性骨折应尽早实施清创术，给予有效的引流，遵医嘱正确使用抗生素。注意观察伤口情况。

（6）牵引病人的护理：① 维持有效牵引；② 维持有效血液循环。

（7）石膏固定病人的护理：① 石膏绷带包扎后，应待其自然硬化；② 抬高患肢；③ 保持石膏整洁；④ 注意观察石膏创面情况。

（8）并发症护理：① 脂肪栓塞：采取高坐位卧姿；给予高浓度氧，使用呼吸机；监测生命体征和动脉血气分析；保持呼吸道通畅；维持体液平衡；遵医嘱用药对症治疗。② 血管、神经损伤及骨筋膜室综合征：外固定过紧应及时松解；严重肿胀者，警惕骨筋膜室综合征的发生。③ 坠积性肺炎和压疮：定时翻身拍背，按摩骨隆突处，必要时给予气圈或气垫床，并鼓励病人咳嗽、咳痰。

三、脊柱骨折及脊髓损伤病人的护理

护理措施：

（1）维持呼吸平稳：① 观察呼吸情况。② 床旁应备好各种急救药品和器械。③ 鼓励病人定时进行深呼吸及有效咳嗽训练。④ 协助病人排痰。⑤ 呼吸机辅助呼吸的病人，应监测动脉血气分析。⑥ 高位颈髓损伤的病人，应早期实行气管切开。

（2）病情观察：① 伤后 48 h 内应严密观察病人的生命体征；② 伤后 24 h 内，严密观察病人的感觉、运动、反射等功能有无变化，观察病情有无加重或减轻；③ 留置导尿管，监测尿量，准确记录每日出入量；④ 维持体温正常。

（3）生活护理：① 增强自理能力；② 训练规律排便；③ 促进规律排尿。

（4）改善营养状况：① 保证充足营养和水分的摄入；② 进食时保持舒适体位；③ 鼓励病人摄入含蛋白丰富的食物；④ 饮食中应多用植物油；⑤ 多进食富含纤维素的食物；⑥ 少食多餐、细嚼慢咽。

（5）并发症的预防及护理

① 压疮：每 2～3 h 翻身 1 次；减轻局部压迫；保持床单清洁、整齐、无折叠；保持皮肤干燥并定期按摩；对已形成的压疮按外科原则处理创面。

② 泌尿系感染：a. 保持会阴部清洁；b. 插导尿管时严格无菌操作，保持尿管引流通畅；c. 损伤早期，留置尿管应持续开放，2～3 周后，应夹闭导尿管，每 4～6 h 开放一次，使膀胱充盈，以训练膀胱的自主节律性；d. 长期留置尿管者，防止阻塞或引流不畅，常规进行膀胱冲洗；e. 鼓励病人多饮水，争取每日饮水 3 000 mL，使排尿每日在 1 500 mL 以上。

③ 肺部感染：鼓励病人深呼吸及有效咳嗽，定时翻身、拍背。痰液黏稠时，给予超声雾化吸入。年龄较大、分泌物多不易排出者，早期行气管切开术。

【习题精选】

一、名词解释

1. 骨折 　　　　　　　　　2. 完全骨折
3. 稳定性骨折 　　　　　　4. 开放性骨折

二、选择题

【A_1 型题】

1. 关于骨折的治疗原则，下列说法正确的是（　　　）。
　　A. 复位、固定及内外用药　　　　B. 复位、固定及康复治疗
　　C. 复位、固定　　　　　　　　　D. 复位、固定及物理治疗
　　E. 固定、功能锻炼及内外用药

2. 骨折病人转运前的重要措施是（　　　）。
　　A. 手法复位　　　　　　　　　　B. 止痛
　　C. 固定伤肢　　　　　　　　　　D. 保持患肢功能位
　　E. 抬高或悬吊患肢

3. 下列选项中，属于骨折晚期并发症的是（　　）。

    A. 血管损伤　　　　　　　　　　B. 骨筋膜室综合征

    C. 关节僵硬　　　　　　　　　　D. 脂肪栓塞

    E. 神经损伤

4. 对骨折病人现场急救时，最好的次序是（　　）。

    A. 妥善固定、包扎伤口、抢救生命、平稳运送

    B. 包扎伤口、妥善固定、抢救生命、平稳运送

    C. 平稳运送、包扎伤口、妥善固定、抢救生命

    D. 抢救生命、包扎伤口、妥善固定、平稳运送

    E. 平稳运送、包扎伤口、妥善固定、初步检查

5. 关于骨折急救，下列做法错误的是（　　）。

    A. 若有休克应先抗休克　　　　　B. 骨折端戳出伤口应立即复位

    C. 使用止血带时应注明时间　　　D. 长骨骨折固定超过骨折两端的关节

    E. 脊柱骨折应轻放于平板后平稳运送

6. 骨折特有体征为（　　）。

    A. 疼痛、肿胀、功能障碍　　　　B. 畸形、异常活动、骨擦音

    C. 畸形、异常活动、功能障碍　　D. 肿胀、瘀斑、异常活动

    E. 畸形、弹性固定、关节部位空虚

7. 下列适用于垂直悬吊皮肤牵引的骨折类型是（　　）。

    A. 成人股骨干骨折　　　　　　　B. 儿童股骨干骨折

    C. 胫骨开放性骨折　　　　　　　D. 儿童肱骨髁上骨折

    E. 成人肱骨髁上骨折

8. 对于脊柱骨折病人急救运送方法，正确的是（　　）。

    A. 1人背负搬运　　　　　　　　B. 1人抱持搬运

    C. 2人抱持与硬板上搬运　　　　D. 2人平托于软担架上搬运

    E. 3人平托于硬板上搬运

【A₂型题】

9. 男性，40岁，车祸至左股骨开放性骨折，局部畸形，骨折端外露，伤口有活动性出血。现场急救措施不妥的是（　　）。

    A. 检查有无其他合并伤　　　　　B. 用清洁布类加压包扎伤口

    C. 就地取材固定患肢　　　　　　D. 将外露的骨折端现场复位

    E. 迅速送往附近医院

10. 女性，22 岁，小腿行石膏绷带包扎后 1 h，出现脚趾剧痛，苍白发凉，足背动脉搏动减弱，首先应采取的措施是（　　）。

　　A. 注意保暖　　　　　　　　　B. 抬高患肢

　　C. 给予止痛药　　　　　　　　D. 做下肢被动活动

　　E. 适当松解石膏绷带

11. 女性，50 岁，跑步时不慎跌倒，右手掌着地，事后右腕剧痛，肿胀，活动障碍，局部呈"餐叉""枪刺"畸形。该病人可能发生了（　　）。

　　A. 腕骨骨折　　　　　　　　　B. 桡骨远端伸直型骨折

　　C. 掌骨骨折　　　　　　　　　D. 桡骨远端屈曲型骨折

　　E. 腕关节扭伤

【A₃/A₄ 型题】

（12～14 题共用题干）

男性，68 岁，摔倒后出现右髋部疼痛，不能站起行走。体检：右髋部压痛、肿胀、右髋关节活动障碍、右大粗隆上移、右下肢呈外旋位。

12. 请问该病人可能的诊断为（　　）。

　　A. 股骨上端骨折　　　　　　　B. 骨盆骨折

　　C. 股骨颈骨折　　　　　　　　D. 尾骨骨折

　　E. 髋臼骨折

13. 该病人最易发生的并发症是（　　）。

　　A. 骨折畸形愈合　　　　　　　B. 骨筋膜室综合征

　　C. 股骨头缺血性坏死　　　　　D. 慢性骨髓炎

　　E. 骨质疏松

14. 术后第 1 天，病人应进行的功能锻炼是（　　）。

　　A. 股四头肌等长舒缩练习　　　B. 髋关节旋转活动

　　C. 扶拐训练　　　　　　　　　D. 行走锻炼

　　E. 髋关节内收、外展活动

三、简答题

1. 如何进行骨折现场急救？

2. 简述骨折的治疗原则。

3. 简述四肢骨折的护理措施。

四、案例分析题

男性，23 岁，交通事故后就诊，主诉小腿局部剧烈疼痛，不能活动。检查发现，小腿段部分软组织损伤，肿胀较重，可见骨折端外露，出现反常活动。入院第 2 天出现患肢小腿部剧烈疼痛、进行性加重，严重肿胀，足趾麻木，足背动脉搏动微弱等症状。

请问：

（1）该病人可能发生了什么问题？

（2）如何护理该病人？

第三十四章　关节脱位病人的护理

【要点梳理】

本章重点为关节脱位病人的护理措施;本章难点为熟练掌握关节脱位病人的护理评估方法,列出常见护理诊断/问题,能对关节脱位病人实施护理。

一、概述

关节脱位是指关节面失去正常的对合关系,俗称脱臼。关节脱位特有体征包括畸形、弹性固定和关节窝空虚。其处理原则主要是复位、固定和功能锻炼。

二、常见关节脱位病人的护理

关节脱位中以肩关节脱位最为多见,其次为肘关节脱位、髋关节脱位等。

(一)身体状况

(1)肩关节脱位:临床上以前脱位最多见。主要表现为三角肌塌陷、方肩畸形、关节盂空虚、关节盂外可触及肱骨头、Dugas 征阳性。

(2)肘关节脱位:表现为肘后空虚感,鹰嘴后突明显。肘关节弹性固定于半伸直位,肘后三角失去正常关系。

(3)髋关节脱位:主要临床表现为患髋疼痛、活动受限,被动活动时疼痛加剧。患侧短缩,髋关节呈屈曲、内收、内旋畸形;臀后部可摸到突出的股骨头,大粗隆明显上移。

(二)护理措施

(1)疼痛护理:尽早复位固定能减轻疼痛。执行护理操作或搬动病人时,动作要轻柔。必要时可遵医嘱给予镇痛。

(2)病情观察:定时观察患肢情况,若发现患肢远端感觉麻木、剧烈疼痛、肌肉麻痹、苍白及动脉搏动减弱或消失,应及时通知医生并配合处理。

(3)保持皮肤完整性。

（4）提供相关知识：向病人及家属讲解脱位治疗及功能锻炼的知识；指导病人进行正确的功能锻炼，严禁强力扳正关节。

【习题精选】

一、名词解释

关节脱位

二、选择题

【A₁型题】

1. 临床最常见的关节脱位部位是（　　）。
   A. 肘关节
   B. 肩关节
   C. 髋关节
   D. 腕关节
   E. 下颌关节

2. 最常见的肩关节脱位类型为（　　）。
   A. 前脱位
   B. 后脱位
   C. 盂上脱位
   D. 盂下脱位
   E. 半脱位

3. 关节脱位特有的体征是（　　）
   A. 肿胀、压痛、瘀斑
   B. 畸形、肿胀、骨擦音
   C. 畸形、肿胀、活动障碍
   D. 肿胀、畸形、反常活动
   E. 畸形、弹性固定、关节窝空虚

4. 骨折和脱位共有的特殊体征是（　　）。
   A. 异常活动
   B. 弹性固定
   C. 骨擦音
   D. 畸形
   E. 关节腔空虚

5. 关节脱位是指（　　）。
   A. 关节囊破裂
   B. 外伤后关节失去功能
   C. 关节分离
   D. 关节的结构被破坏
   E. 关节面失去正常的对合关系

6. 肘关节脱位的标志性体征是（　　）。

　　A. 活动受限　　　　　　　　　B. 反常活动

　　C. 关节肿胀　　　　　　　　　D. 肘后关节失常

　　E. 鹰嘴固定压痛

【A₂ 型题】

7. 男性，13岁，1年前曾发生右肩关节脱位复位，1年来反复发生右肩关节脱位。造成这种情况的主要原因是（　　）。

　　A. 缺少自我保护意识　　　　　B. 年龄较小

　　C. 初次脱位未行固定　　　　　D. 体质较差

　　E. 关节骨折

8. 男性，25岁，外伤后出现肘部关节肿胀，可以帮助鉴别肱骨髁上骨折和肘关节脱位的表现是（　　）。

　　A. 手臂功能障碍　　　　　　　B. 肘部剧烈疼痛

　　C. 是否触摸到尺骨鹰嘴　　　　D. 肘后三角关系失常

　　E. 跌倒后因手掌撑地而受伤

【A₃/A₄ 型题】

（9～11题共用题干）

男性，22岁，踢足球时向后跌倒，摔伤右肩部来诊。检查见右肩部方肩畸形，肩关节空虚，弹性固定，Dugas征阳性。

9. 该病人可能的诊断是（　　）。

　　A. 肘关节脱位　　　　　　　　B. 肩关节脱位

　　C. 肩锁关节脱位　　　　　　　D. 肩峰骨折

　　E. 肱骨外科颈骨折

10. 对该病人，首选的处理方法是（　　）。

　　A. 手法复位外固定　　　　　　B. 切开复位内固定

　　C. 骨牵引复位　　　　　　　　D. 悬吊牵引复位

　　E. 皮牵引复位

11. 若病人过早去除外固定，则容易出现的后遗症为（　　）。

　　A. 患肢变长　　　　　　　　　B. 方肩畸形

　　C. 肱骨头滑出　　　　　　　　D. 习惯性脱位

　　E. 粘连性肩关节炎

三、简答题

1. 简述肩关节脱位的典型体征。
2. 简述关节脱位的护理要点。

四、案例分析题

男性，30 岁，跌伤后，右肘疼痛，肿胀，不能活动，肘关节固定于半伸直位，尺骨鹰嘴突出于肘后，肘部三点关系改变。

请问：

（1）该病人最可能的诊断是什么？

（2）对该病人的处理原则是什么？

（3）该疾病常见的护理诊断有哪些？（请列举出 3 个以上）

第三十五章　骨与关节感染病人的护理

【要点梳理】

> 本章重点为急性血源性骨髓炎、化脓性关节炎及骨与关节结核病人的护理措施；本章难点为熟练掌握骨与关节感染病人的护理评估方法，能运用骨与关节感染病人的护理知识对病人实施护理。

一、化脓性骨髓炎病人的护理

化脓性骨髓炎是骨膜、骨密质、骨松质及骨髓受到化脓性细菌感染而引起的炎症。

（一）急性血源性骨髓炎病人的护理

1. 概要

身体其他部位的化脓性病灶中的细菌经血液循环播散至骨骼的急性化脓性炎症称急性血源性骨髓炎。最常见的致病菌是溶血性金黄色葡萄球菌。

2. 护理措施

（1）术前护理：① 维持正常体温。② 缓解疼痛：抬高患肢以利静脉血回流；限制患肢活动，必要时用石膏托或皮牵引固定于功能位；搬动患肢时动作要轻。③ 控制感染：遵医嘱尽早联合足量应用抗菌药。

（2）术后护理：① 引流管护理：引流管留置 3 周，或体温正常，引出液清亮，连续 3 次细菌培养结果阴性，即可拔管。② 功能锻炼：固定期间应指导患肢行肌肉等长舒缩活动；待炎症控制后行关节功能锻炼。

（二）慢性血源性骨髓炎病人的护理

1. 概要

急性血源性骨髓炎在急性感染期未能彻底控制，反复发作演变成慢性血源性骨髓炎。

2. 护理措施

（1）术前护理：抬高患肢，肢体于功能位限制活动；增加营养以提供抵抗力；密切观察病情；维持正常体温；控制感染；做好术前准备。

（2）术后护理：① 协助病人活动，防止肌肉萎缩。② 伤口行药物灌注、冲洗、负压引流。③ 注意术后伤口护理，及时更换敷料。④ 引流管护理：术后 24 小时内，引流液较多，应快速滴入冲洗液，以免血块堵塞引流管。伤口行药物灌注、冲洗持续的时间根据死腔的大小而异，一般为 2～4 周。当体温正常，伤口无炎症现象，引流出的液体清澈时，应考虑拔管。先拔除滴入管，引流管继续引流 1～2 天后再拔除。

二、化脓性关节炎病人的护理

（一）概要

化脓性关节炎是指关节内化脓性感染。好发部位是髋关节与膝关节。

（二）护理措施

（1）术前护理：病人卧床休息，适当抬高患肢，限制活动，保持患肢于功能位；给予易消化高蛋白、高维生素饮食；遵医嘱早期应用广谱、足量、有效抗菌药；注意疼痛护理；维持正常体温。

（2）术后护理：除病人的一般常规护理外，重点注意观察引流物的量、性质，及时更换敷料和拔除引流物。

三、骨与关节结核病人的护理

（一）概要

骨与关节结核为骨与关节的特异性感染，是一种继发性感染，原发病灶为肺结核和消化道结核。发病部位以脊柱最多见。

（二）护理措施

1. 非手术治疗病人的护理

① 适当限制活动，给予高蛋白、高热量、富含维生素、易消化的饮食；② 遵医嘱合理应用抗结核药物；③ 长期卧床病人注意皮肤及生活护理；④ 心理护理。

2. 手术治疗病人的护理

（1）术前护理：除了一般的常规准备外，应纠正病人的营养状况，术前应用抗结核药物至少 2 周，有窦道合并感染者应用广谱抗生素至少 1 周。

（2）术后护理：① 严密病情观察。② 脊柱结核术后脊柱不稳定，或做脊柱融合术后，必须局部确切制动，避免继发损伤及植骨块脱落等。合并截瘫的病人，按截瘫的护理常规，预防截瘫的并发症。③ 关节结核行滑膜切除术的病人，术后多采用皮肤牵引，注意保证牵引有效；关节融合术后，多用石膏固定，注意石膏固定的护理。

【习题精选】

一、名词解释

1．化脓性骨髓炎　　　　　　　　　　2．急性血源性骨髓炎

3．慢性血源性骨髓炎　　　　　　　　4．化脓性关节炎

5．骨与关节结核

二、选择题

【A_1 型题】

1．急性骨髓炎早期手术的目的是（　　）。

    A．切除病灶　　　　　　　　　　　B．消灭死腔

    C．清除死骨和窦道　　　　　　　　D．预防病理性骨折

    E．防止急性骨髓炎转变为慢性骨髓炎

2．急性骨髓炎早期最常用的手术方式是（　　）。

    A．骨开窗术　　　　　　　　　　　B．病骨切除术

    C．肌瓣填塞术　　　　　　　　　　D．切开减压和引流脓液

    E．蝶形手术

3．全身骨结核发病居首位的部位是（　　）。

    A．脊柱　　　　　　　　　　　　　B．髋关节

    C．膝关节　　　　　　　　　　　　D．肩关节

    E．肘关节

4．急性骨髓炎行开窗引流冲洗术后，3 天内最主要的护理是（　　）。

    A．鼓励病人早期活动　　　　　　　B．保持引流通畅、快速冲洗

    C．观察体温变化　　　　　　　　　D．加强饮食护理

    E．患肢制动

5．下列对诊断急性骨髓炎最有意义的是（　　）。

    A．出现高热、寒战　　　　　　　　B．X 线片显示有骨破坏

    C．血细菌培养为阳性　　　　　　　D．局部脓肿分层穿刺抽出脓汁

E．X线片显示有反应性骨增生

6．急性骨髓炎应用大量抗生素治疗不能控制时应采用（　　）。

    A．皮牵引   B．停止应用抗生素

    C．局部钻孔引流   D．输新鲜血

    E．石膏托固定

7．急性骨髓炎早期的基本病理变化是（　　）。

    A．骨质破坏   B．死骨、死腔形成

    C．反应性骨增生   D．偏心性溶骨性破坏

    E．出现窦道

8．采用局部持续冲洗与引流时，可以拔管的情况为（　　）。

    A．冲洗与引流3天后   B．引流液连续培养3次为阴性

    C．疼痛消失3天后   D．体温平稳3天后

    E．X线无异常改变

9．急性血源性骨髓炎延误诊治的后果是发生（　　）。

    A．感染性休克   B．慢性骨髓炎

    C．病理性骨折   D．化脓性关节炎

    E．失用综合征

【A_2型题】

10．女性，20岁，消瘦，腰部疼痛，活动受限，腰椎1处后凸畸形。右侧腹股沟区有肿物，穿刺抽出灰白色脓液。最可能的诊断是（　　）。

    A．脊椎肿瘤   B．脊椎结核

    C．化脓性骨髓炎   D．腹腔结核

    E．髋关节结核

11．男性，7岁，左膝部碰伤后6天开始持续高热、寒战，患肢活动受限；左胫骨上端剧痛，且有深压痛；血白细胞$21×10^9$/L，中性粒细胞90%；X线片正常。最可能的诊断是（　　）。

    A．左膝化脓性关节炎   B．急性血源性骨髓炎

    C．急性蜂窝织炎   D．膝关节结核

    E．创伤性关节炎

12．女性，21岁，身体瘦弱，脊柱后凸畸形，弯腰动作受限，腹股沟区有一肿物，穿刺抽出脓液，应诊断为（　　）。

    A．腹股沟脓肿   B．脊柱结核

    C．骨髓炎   D．髋关节结核

E. 腹股沟淋巴结炎

【A₃/A₄ 型题】

（13～14 题共用题干）

女性，13 岁，出现髋部疼痛，活动后加重。体检：髋关节屈曲、内收、内旋畸形，活动受限，腹股沟区有肿物，局部无发红、发热现象，穿刺抽出灰白色脓液。

13. 该病人最可能的诊断是（　　）。

    A. 髋关节类风湿关节炎　　　　　　B. 髋关节骨性关节炎

    C. 髋关节肿瘤　　　　　　　　　　D. 髋关节结核

    E. 髋关节化脓性关节炎

14. 对该病人采取的治疗措施，错误的是（　　）。

    A. 全身抗结核药物治疗

    B. 早期病灶清除术

    C. 早期髋关节融合术

    D. 局部穿刺注射抗结核药物

    E. 营养支持，增加蛋白质和能量的摄入量

三、简答题

1. 简述急性血源性骨髓炎的护理措施。
2. 简述骨与关节结核病人手术治疗的护理措施。

四、案例分析题

男性，15 岁，出现高热、左膝上剧痛 3 天。体检：左大腿下端明显肿胀，局部皮温增高，行局部分层穿刺，在骨膜下抽出淡黄色浑浊液体。应用大剂量抗生素治疗 3 天不见好转。

请问：

（1）该病人最可能的诊断是什么？

（2）若非手术治疗无效，应采取怎样的措施？

（3）若病人行手术治疗，应如何护理？

第三十六章　常见骨肿瘤病人的护理

【要点梳理】

> 本章重点为骨软骨瘤、骨肉瘤和骨巨细胞瘤的护理措施；本章难点为熟练掌握骨肿瘤的护理知识，并能运用骨肿瘤的护理知识对骨肿瘤病人实施整体护理。

一、概要

凡发生在骨内或起源于各种骨组织成分的肿瘤统称为骨肿瘤。根据肿瘤组织的形态、细胞的分化程度及细胞间质的类型，骨肿瘤可分为良性、中间性和恶性三大类。恶性骨肿瘤以骨肉瘤占首位。

二、护理措施

（1）一般护理：① 合理进食高蛋白、高糖、多维生素饮食。② 适当地活动和休息。③ 做好疼痛护理，按照"三级止痛"方案用药。④ 做好术前准备：脊柱、下肢手术者，手术前1日晚肥皂水灌肠；骶尾部手术，术前3天服用肠道抗菌药物，手术前1日晚清洁灌肠。⑤ 做好心理护理。

（2）术后护理：① 病情观察：密切观察残肢端创口情况；用石膏外固定时，注意肢端血运情况。② 遵医嘱及时应用抗生素。③ 指导病人进行残肢锻炼，鼓励病人使用辅助工具早期下床活动，为安装假肢做准备。④ 做好心理护理。

（3）做好动脉灌注病人的护理。

（4）做好化疗病人的护理。

【习题精选】

一、选择题

【A₁型题】

1. 最常见的恶性原发性骨肿瘤是（　　）。
   A. 软骨肉瘤　　　　　　　　B. 骨肉瘤
   C. 纤维肉瘤　　　　　　　　D. 尤文肉瘤
   E. 骨髓瘤

2. 骨肿瘤的主要治疗依据为（　　）。
   A. 放疗　　　　　　　　　　B. 化学药物治疗
   C. 免疫治疗　　　　　　　　D. 理疗、按摩等物理疗法
   E. 主要采用手术治疗辅以化疗和放疗

3. 最常见的良性骨肿瘤是（　　）。
   A. 骨软骨瘤　　　　　　　　B. 骨巨细胞瘤
   C. 软骨瘤　　　　　　　　　D. 骨瘤
   E. 骨化性纤维瘤

4. "Codman 三角"或"日光放射"现象多见于（　　）。
   A. 脂肪肉瘤　　　　　　　　B. 骨肉瘤
   C. 皮质旁肉瘤　　　　　　　D. 骨髓瘤
   E. 骨巨细胞瘤

5. 最常见的良恶交界性骨肿瘤为（　　）。
   A. 骨肉瘤　　　　　　　　　B. 骨瘤
   C. 骨巨细胞瘤　　　　　　　D. 骨软骨瘤
   E. 骨囊肿

6. 良性骨肿瘤的 X 线表现特点是（　　）。
   A. 边缘清楚，无骨膜反应　　B. 骨质破坏
   C. 边缘不清楚，有明显的骨膜反应　　D. 可见 Codman 三角
   E. 呈多处虫蛀状

【A₂型题】

7. 某病人股骨下端肿痛，局部皮温高，静脉怒张，X 线片显示股骨下端有边界不清的骨质破坏区，有三角状骨膜反应。最有可能的诊断是（　　）。

　　A. 内生骨软骨瘤　　　　　　　　B. 股骨下端骨肉瘤

　　C. 骨巨细胞瘤　　　　　　　　　D. 骨软骨瘤

　　E. 骨髓瘤

8. 女性，21 岁，怀疑左股骨肉瘤，要确诊应根据（　　）。

　　A. 临床表现　　　　　　　　　　B. X 线

　　C. 血管造影　　　　　　　　　　D. 活组织检查

　　E. 血清碱性磷酸酶的测定

9. 女性，23 岁，因"骨巨细胞瘤"收住院拟行手术治疗，该病人术前护理要注意（　　）。

　　A. 告知病人为良性肿瘤，不必担心　　B. 注意患肢保护，预防病理性骨折

　　C. 使用止痛药物减轻疼痛　　　　　　D. 骨破坏严重者，限制病人活动

　　E. 为促进术后康复，加强功能锻炼

【A₃/A₄型题】

（10～12 题共用题干）

　　男性，18 岁，右大腿下端肿痛 2 个月余，疼痛加重 1 周，夜间不能入睡。X 线检查见股骨下端有边界不清的骨质破坏区，有溶骨现象，可见明显的 Codman 三角。医生诊断为"骨肉瘤"收住院，拟行手术治疗。

10. 术前护理评估不包括（　　）。

　　A. 既往同事中有无类似病史者

　　B. 局部疼痛的部位、性质、加重或缓解的因素

　　C. 有无消瘦、体重下降、营养不良等恶病质表现

　　D. 实验室、影像学检查是否完善

　　E. 病人和家属能否接受和面对现实

11. 若病人根据病情采取了截肢术，下列术后护理措施正确的是（　　）。

　　A. 残肢持续用软枕抬高

　　B. 伤口剧痛者予药物止痛

　　C. 残肢用牵引或夹板固定在功能位置

　　D. 渗血较多者，立即在出血部位的近心端扎止血带压迫止血

　　E. 有患肢痛者禁止早期行走

12. 下列术后康复指导，不妥的是（　　）。

　　A．术后 48 h 开始肌肉的等长收缩锻炼

　　B．术后 1 周开始残肢功能锻炼

　　C．制作临时义肢，鼓励病人尽早使用

　　D．指导病人正确使用各种助行器

　　E．教会病人自我检查和监测

二、简答题

简述骨肿瘤病人的护理措施。

三、案例分析题

女性，16 岁，1 个月前出现右小腿上部疼痛，夜间加重，同时伴有消瘦、乏力，近日症状明显加重，经 X 线拍片诊断为右胫骨上段骨肉瘤。

请问：

（1）该该病人的主要护理诊断是什么？（至少说出 3 个以上）

（2）对该病人，如何给予健康指导？

第三十七章 颈肩痛与腰腿痛病人的护理

【要点梳理】

> 本章重点为颈肩痛与腰腿痛病人的护理措施;本章难点为学会指导颈肩痛与腰腿痛病人进行术后康复锻炼的方法。

一、颈椎病病人的护理

(一)概要

颈椎病是由于颈椎椎间盘退变及其继发性改变,刺激或压迫颈神经根、颈部脊髓、椎动脉、颈部交感神经而引起的一系列综合症状。颈椎间盘退行性变是颈椎病发生和发展的最基本原因。其中,神经根型颈椎病最常见,脊髓型颈椎病最严重。

(二)护理措施

1. 术前护理

(1)术前准备:教会病人做推移气管的训练;术前2~3天给予抗生素;做好术前常规准备;需植骨者,备皮时注意供骨部位的皮肤准备。

(2)心理护理:向病人讲解手术目的、过程、注意事项,给予心理支持。

2. 术后护理

(1)一般护理:① 体位:行植骨椎体融合者,要特别注意颈部确切固定。回病房后取平卧位,颈部取稍前屈位置,两侧颈肩部放置沙袋限制头颈部偏斜。② 保持呼吸道通畅:术后常规进行雾化吸入,鼓励病人深呼吸和有效咳嗽。

(2)病情观察:密切观察生命体征,如有病情变化,及时报告。

(3)伤口护理:重点是观察颈部有无渗血、有无肿胀受压;做好引流管护理。

(4)并发症的预防和护理:① 呼吸困难:前路手术后最危急的并发症,病人一旦出现呼吸困难、烦躁、发绀,应在通知医生的同时,立即敞开敷料,剪开颈部切口缝线;如仍无改善,应协助医生施行气管切开术。② 其他常见并发症:切口感染、肺部感染、压疮等,按医嘱合理应用抗生素,勤翻身,保持床面整洁、干燥。

二、腰腿痛病人的护理

（一）概要

腰腿痛指下腰、腰骶、骶髂、臀部等处的疼痛，可伴有一侧或双侧下肢放射痛和马尾神经症状。腰椎间盘突出症和腰椎管狭窄症是导致腰腿痛的常见疾病。腰椎间盘突出症是指腰椎间盘变性、纤维环破裂，髓核组织突出，刺激或压迫马尾神经根所引起的一种综合征。腰椎管狭窄症是指腰椎管因某种因素产生骨性或纤维性结构异常，导致一处或多处管腔狭窄，致马尾神经或神经根受压所引起的一种综合征。

（二）身体状况

（1）腰椎间盘突出症：① 腰痛：最常见；② 坐骨神经痛；③ 马尾神经受压症状；④ 体征：腰椎侧突，腰部活动受限，压痛、叩痛，直腿抬高试验及加强试验阳性，感觉减退、肌力下降及腱反射改变。

（2）腰椎管狭窄症：主要症状有间歇性跛行、腰腿痛、马尾神经受压症状；主要体征有腰部背伸受限、腰椎生理前凸减少、腰部前屈正常、腰椎棘突旁有压痛。

（三）护理措施

1．术前护理

（1）疼痛护理：① 卧硬板床：抬高床头 20°，膝关节屈曲，膝腿下可垫枕。② 卧床 3 周后，可戴腰围下床活动。③ 有效牵引。④ 遵医嘱适当给予镇痛剂等。

（2）活动与功能锻炼：① 指导起卧；② 指导活动锻炼；③ 避免损伤。

（3）术前准备：向病人解释手术方式及术后暂时出现的问题；训练正确翻身、床上使用便盆及术后功能锻炼的方法；做好术前常规准备。

2．术后护理

（1）体位：每隔 2～3 h 协助病人轴线翻身。

（2）病情观察：遵医嘱及时监测生命体征。

（3）切口护理：观察切口敷料有无渗湿，注意渗出液的量、性质。

（4）引流的护理：一般引流管于术后 24～48 h 拔除。

（5）功能锻炼：① 四肢关节锻炼。② 直腿抬高锻炼：术后 1 天可开始进行，每分钟 2 次，抬放时间相等，每次 15～30 min，每日 2～3 次，抬腿幅度逐渐增加。③ 腰背肌锻炼：术后 7 天开始，用五点支撑法，1～2 周后采用三点支撑法；每日 3～4 次，根据病人情况每次锻炼 50 下，循序渐进增加。④ 行走训练：一般卧床 2 周后借助腰围或支架适当下床活动。

（6）并发症的预防：常见有神经根粘连和肌肉萎缩。要协助指导病人术后功能锻炼。

【习题精选】

一、名词解释

1. 颈椎病　　　　　　　　　　　2. 腰椎间盘突出症
3. 腰椎管狭窄症

二、选择题

【A₁型题】

1. 最常见的颈椎病类型是（　　）。
   A. 神经根型　　　　　　　　B. 交感神经型
   C. 脊髓型　　　　　　　　　D. 椎动脉型
   E. 食管型

2. 病人欲行颈椎病前路手术，术前最重要的训练项目是（　　）。
   A. 推移气管和食管训练　　　B. 俯卧训练
   C. 颈部前屈　　　　　　　　D. 颈部后伸
   E. 颈部侧伸和侧转

3. 椎动脉型颈椎病的主要表现是（　　）。
   A. 吞咽不适　　　　　　　　B. 肢体发紧、发麻、无力感
   C. 疼痛放射到上臂、前臂及手指　D. 肢体的不规则感觉障碍区
   E. 头晕、头痛、眩晕及猝倒

4. 脊髓型颈椎病症状进行性加重者应给予（　　）。
   A. 枕额吊带牵引　　　　　　B. 按摩、推拿
   C. 注射激素　　　　　　　　D. 手术治疗
   E. 围领和颈托

5. 腰椎间盘突出症病人的常见症状是（　　）。
   A. 腰部硬化　　　　　　　　B. 腰部活动受限
   C. 双下肢无力　　　　　　　D. 腰痛
   E. 大小便失禁

6. 腰椎间盘突出症病人早期最基本的治疗方法是（　　）。

    A. 理疗   B. 服用止痛药

    C. 推拿、按摩   D. 腰背肌锻炼

    E. 平卧硬板床

【A₂型题】

7. 男性，28岁，诊断为腰椎间盘突出症，行髓核摘除术后第1天，病人应开始进行的锻炼是（　　）。

    A. 腰背肌锻炼   B. 直腿抬高练习

    C. 股四头肌等长收缩   D. 转移训练

    E. 下床活动

8. 男性，68岁，诊断为脊髓型颈椎病，入院第2天行颈椎前路手术，手术后病人出现呼吸困难的原因不包括（　　）。

    A. 伤口出血   B. 喉头水肿

    C. 术中损伤脊髓   D. 引流液过多

    E. 植骨块脱落

9. 男性，65岁，近2个月来出现下肢麻木、行走困难。病人最可能患了（　　）。

    A. 神经根型颈椎病   B. 脊髓型颈椎病

    C. 椎动脉型颈椎病   D. 交感神经型颈椎病

    E. 复合型颈椎病

【A₃/A₄型题】

（10～12题共用题干）

男性，68岁，近2个月来出现上肢无力，下肢麻木，行走困难，大小便困难、尿潴留，全身肌张力增加、肌力下降和病理反射阳性。

10. 该病人最可能的诊断是（　　）。

    A. 交感神经型颈椎病   B. 脊髓型颈椎病

    C. 椎动脉型颈椎病   D. 神经根型颈椎病

    E. 复合型颈椎病

11. 为适应前路手术中牵拉气管操作，护士应重点指导病人进行（　　）。

    A. 戒烟   B. 进行深呼吸和有效咳嗽

    C. 头部顶书本样硬物   D. 练习俯卧位

    E. 教会病人进行气管、食管推移训练

12. 术后 1 天，病人突然出现呼吸困难、面色发绀、颈部粗大，敷料可见渗血。此时最重要的紧急措施是（　　　）。

    A. 吸氧   B. 剪开缝线、清除血肿

    C. 通知医生   D. 气管插管

    E. 气管切开

（13~14 题共用题干）

男性，41 岁，腰痛 2 个月，向右侧大腿后及小腿外侧放射，站立时或喷嚏时疼痛加剧。门诊以腰椎间盘突出症收住院。

13. 该病人目前最主要的护理诊断是（　　　）。

    A. 焦虑   B. 躯体活动障碍

    C. 疼痛   D. 知识缺乏

    E. 潜在并发症

14. 对于腰椎间盘突出症初次发作的病人，首选的治疗和护理方法为（　　　）。

    A. 局部封闭   B. 绝对卧床休息

    C. 手术   D. 理疗

    E. 服用止痛药

三、简答题

1. 简述颈椎病病人的健康指导内容。

2. 如何指导腰腿痛病人进行术后功能锻炼？

四、案例分析题

男性，43 岁，车工。近 2 个月以来经常加班劳动，引起腰背疼痛及活动障碍。约 5 天前又扭伤腰部，疼痛加剧且向右下肢后侧放射，于咳嗽时加重。查体：跛行，脊柱向左侧凹，第 4~5 腰椎棘间和棘旁压痛，右小腿及右足背外侧痛，温觉减退，跟腱反射减弱，右腿直腿抬高试验（+），加强试验（+），右足趾背伸力减弱，X 线照片仅见腰部脊柱变直。

请问：

（1）该病人最可能的诊断是什么？

（2）若该病人采取了手术治疗，术后应如何指导其进行功能锻炼？

第三十八章 断肢（指）再植病人的护理

【要点梳理】

本章重点为断肢（指）病人的处理原则、急救护理；本章难点为熟练掌握断肢（指）病人再植肢体的观察和护理，并能对病人实施整体护理。

一、概要

对完全离断或不完全断离的肢体，通过一系列外科手术，将肢体重新缝合回机体原位，恢复血液循环，使其完全存活并最大限度地恢复其功能，即称为断肢（指）再植。

处理原则要从现场急救开始。现场急救包括止血、包扎、固定患肢、保存断肢及迅速运送等。

二、护理措施

（1）现场急救护理：① 有休克或其他危及生命的合并性损伤应迅速抢救；昏迷病人要注意保持呼吸道的通畅。② 伤员残肢急救：一般采用局部加压包扎即可，尽量少用或不用止血带；避免继发损伤和减少污染。③ 尽快用无菌或清洁敷料包裹断离的肢体，立即用干冰冷藏的方法保存。④ 用最快的速度转送病人到有再植条件的医院治疗。

（2）术前护理：① 尽快详细地了解伤员的受伤史、现场急救情况、断离肢体的保存方法等。② 根据具体情况，给予及时、足量的输血、输液，应用抗生素预防感染。③ 做好术前准备。④ 做好心理护理。

（3）术后护理：① 一般护理：了解手术情况；一般要求卧床2～3周，适当限制活动。② 病情观察：观察生命体征；患肢适当限制活动；测定局部皮温；严密观察再植肢体的颜色、肿胀情况及毛细血管回流情况。③ 预防感染：术后最好住单间，室内空气和器物每天消毒1次，注意地面应定时用消毒液擦拭；限制入室及探视人员；应用抗生素预防感染。④ 用药护理：遵医嘱及时应用抗凝剂和扩血管药物。⑤ 功能锻炼：术后3周内可做适当的按摩、理疗、轻微伸屈未制动的关节；4～6周以主动活动为主；6～8周以促进神经功能恢复、瘢痕软化为主。

【习题精选】

一、名词解释

断肢（指）再植

二、选择题

【A₁型题】

1. 再植术后病人房间温度、湿度要求正确的是（　　）。
   - A. 温度 20～30℃，湿度 50%～70%
   - B. 温度 20～25℃，湿度 60%～70%
   - C. 温度 25～30℃，湿度 70%～90%
   - D. 温度 25～30℃，湿度 50%～70%
   - E. 温度 20～25℃，湿度 50%～60%

2. 伤员残肢急救时，首先采用的止血方法是（　　）。
   - A. 手压法
   - B. 患肢抬高
   - C. 缚止血带
   - D. 局部加压包扎
   - E. 钳夹止血

3. 断肢的现场急救不包括（　　）。
   - A. 止血
   - B. 包扎
   - C. 断肢的保存
   - D. 彻底清创
   - E. 迅速转送

4. 血管危象多发生在术后（　　）。
   - A. 24 h 内
   - B. 36 h 内
   - C. 48 h 内
   - D. 72 h 内
   - E. 1 周内

5. 保存离体肢（指）体的最好方法是（　　）。
   - A. 清水浸泡法
   - B. 消毒药液浸泡法
   - C. 包埋在碎冰块中
   - D. 干冻冷藏法
   - E. 浸泡在冷生理盐水中

【A₂ 型题】

6. 男性，20 岁，入院前 1 h 右肱骨中段被机器绞伤，致上臂仅后侧有宽 2 cm 的皮肤相连，该皮肤有较重的挫伤，其余组织完全离断。该病人应诊断为（　　）。

    A. 右肱骨严重的开放性骨

    B. 右上臂完全离断伤

    C. 右上臂不完全离断伤

    D. 右肱骨开放性骨折，伴血管损伤

    E. 右肱骨开放性骨折伴神经损伤

7. 男性，27 岁，入院前 1 h 右腕上 6 cm 处被机器绞断，软组织挫伤严重，神经血管均较骨骼短缩 2 cm，该病人最好的治疗方案是（　　）。

    A. 清创后残端缝合

    B. 清创后做前臂分叉成形术

    C. 包扎换药

    D. 立即行断肢再植术

    E. 清创后残端缝合，断肢保存，待二期再植

【A₃/A₄ 型题】

（8～9 题共用题干）

女性，23 岁，4 h 前左手示指中、远指节被刀切削，完全离断，切面有木屑污染。

8. 若该病人术后 1 天发现再植的断指肿胀明显，呈暗红色，原因可能为（　　）。

    A. 动脉栓塞　　　　　　　　B. 静脉栓塞

    C. 组织坏死　　　　　　　　D. 淋巴回流障碍

    E. 创面血肿

9. 应采取的紧急措施是（　　）。

    A. 暂时抬高患肢观察

    B. 截除再植手指

    C. 立即手术探查

    D. 局部和全身应用抗凝药物

    E. 断端皮肤间断拆线，减少张力

三、简答题

1. 简述断肢（指）病人的处理原则。

2. 简述断肢（指）病人的现场急救护理。

四、案例分析题

女性，43岁，3 h前不慎被刀切伤左手小指，当时即感疼痛难忍，伤口出血不止，左小指完全离断，急送医院治疗。

请问：

（1）现场应如何处理离断指体？

（2）术后应对该病人加强哪些方面的观察？

第三十九章　皮肤病的总论

【要点梳理】

> 本章重点为皮肤病病人的护理措施；本章难点为熟练掌握皮肤病的护理知识，能根据使用原则帮助和指导病人使用外用药。

一、身体状况

（1）自觉症状：指病人主观感受到的不适感或其他影响生活质量的感觉。

（2）客观体征：指可见、可触及的皮肤形态学表现，即皮肤损害，亦称皮损。原发性皮损包括斑疹、丘疹、斑块、风团、结节、水疱、脓疱、囊肿；继发性皮损包括鳞屑、浸渍、糜烂、溃疡、裂隙、抓痕、痂、苔藓样变、萎缩和瘢痕。

二、护理措施

（1）一般护理：忌食辛辣等刺激性食物，过敏性及瘙痒性皮肤病人要避免食用某些动物蛋白类食物；做好清洁卫生；预防感染。

（2）瘙痒护理：不要搔抓、揉搓、摩擦、用热水洗烫。

（3）皮损的清洁和护理：① 渗出性和糜烂性皮损用各种溶液做湿敷、湿包或清洗；② 大疱性皮损先用 2.5%碘酊及乙醇消毒大疱处，用无菌注射器针头刺入下缘抽吸净，最后用消毒纱布包扎；③ 特殊部位皮损选用不同溶液擦拭或清洗。

（4）换药护理：① 换药前清洁。② 外用药的使用方法：溶液主要用于开放性冷湿敷；粉剂用干棉球或粉扑蘸粉撒布，每日 3~4 次；乳剂每日外涂 2~3 次，糊剂与软膏每日外涂 2 次。

【习题精选】

一、名词解释

1. 自觉症状   2. 客观体征

3. 原发性皮损   4. 斑疹

5. 丘疹   6. 斑块

7. 风团

二、选择题

【A_1 型题】

1. 下列不属于原发性皮损的是（　　）。

    A. 斑疹   B. 丘疹

    C. 斑块   D. 风团

    E. 糜烂

2. 局限性的皮肤黏膜颜色改变，既不凸起也不凹陷的是（　　）。

    A. 斑疹   B. 丘疹

    C. 斑块   D. 风团

    E. 结节

3. 与皮肤病病人睡眠形态紊乱有关的因素是（　　）。

    A. 皮肤瘙痒   B. 焦虑

    C. 皮损发生在暴露部位   D. 疼痛

    E. 忧虑

4. 变态反应性皮肤病病人应避免食用（　　）。

    A. 植物蛋白   B. 鱼、虾、蟹

    C. 豆制品   D. 水果

    E. 蔬菜

5. 对瘙痒的护理，错误的是（　　）。

    A. 分散病人注意力   B. 调整衣着

    C. 搔抓   D. 药物止痒

    E. 剪短指甲

6. 湿敷时的面积一般不超过体表面积的（　　　）。

    A．1/2　　　　　　　　　　B．1/3

    C．2/3　　　　　　　　　　D．1/4

    E．1/5

7. 与皮肤病病人自我形象紊乱有关的因素是（　　　）。

    A．皮损在身体暴露部位，影响美观　　B．突然发病，皮损广泛

    C．剧烈疼痛　　　　　　　　　　　　D．久治不愈

    E．剧烈瘙痒

【A₂型题】

8. 女性，28岁，自觉前胸、背部瘙痒3日，来院检查发现上述部位有密集粟粒大小不等红色丘疹，宜选用（　　　）。

    A．粉剂　　　　　　　　　　B．油剂

    C．洗剂　　　　　　　　　　D．软膏

    E．糊剂

9. 男性，42岁，1周前因头痛自行口服"去痛片"，近2日自觉口周、肛周有约1 cm的红斑，边界清楚，中央有水疱。宜选用的药物是（　　　）。

    A．抗组胺药　　　　　　　　B．糖皮质激素

    C．抗生素　　　　　　　　　D．抗真菌药

    E．维生素

【A₃/A₄型题】

（10～11题共用题干）

女性，22岁，1周前搽用某种化妆品，1日前面部发痒，起疹。查面部可见红斑，粟粒大小红色丘疹，边界清楚。

10. 进行局部治疗时，选用的外用药剂型是（　　　）。

    A．硬膏　　　　　　　　　　B．软膏

    C．溶液　　　　　　　　　　D．酊剂

    E．乳剂或洗剂

11. 对该病人，护理措施不妥的是（　　　）。

    A．告诫病人不要再使用此种化妆品　　B．局部避免用热水烫洗

    C．局部搽75%乙醇使痒感减轻　　　　D．避免局部搔抓

    E．关心体贴病人

三、简答题

1. 应如何对皮肤病病人进行护理？
2. 简述外用药物的用药原则。

四、案例分析题

女性，20岁，学生。6天前感颈部瘙痒，4天前发现颈部戴项链处有偶发小丘疹，未引起注意，而后逐渐加重，颈部出现带状浮肿性红斑，边界清楚，自觉剧烈瘙痒。发病前1周曾购买1条电镀合金项链，一直佩戴至今。曾有染发过敏史。

请问：

（1）对该病人进行局部治疗时，宜选用哪种剂型外用药物？

（2）使用外用药物时，有哪些注意事项？

第四十章 变态反应性皮肤病病人的护理

【要点梳理】

> 本章重点为变态反应性皮肤病病人的护理措施；本章难点为熟练掌握变态反应性皮肤病的护理知识，为病人提供瘙痒护理和对病人进行健康指导。

一、接触性皮炎病人的护理

（一）概要

接触性皮炎是由于接触某种物质后，在皮肤、黏膜接触部位发生的急性或慢性炎症反应。处理原则主要为寻找病因，脱离接触物，积极对症处理。

（二）护理措施

（1）皮肤护理：① 避免接触刺激物或致敏物质，勤洗患部。② 避免各种外界刺激，避免使用刺激性较强的外用药或易致敏的药物，避免抓、烫、肥皂擦洗，避免辛辣食物和酗酒等。③ 在患处施予冷湿敷，可感觉舒适，还可降低瘙痒、灼热感，也可有效去除坏死组织和痂皮。

（2）瘙痒护理：① 维持凉爽的环境、减少被盖与衣物、进行温水或凉水浴、局部使用冷湿敷；② 分散病人注意力；③ 应用止痒药物。

（3）预防继发性感染：① 注意皮肤清洁，避免用手抓伤或其他损伤；② 遵医嘱使用全身抗生素或局部涂搽抗生素软膏。

（4）重症病人护理：卧床休息，控制环境温度，选择合适的衣服，避免摩擦和刺激。

（5）心理护理。

（6）健康指导：① 注意个人卫生，保持皮肤清洁与干燥，避免交叉感染。② 尽量避免皮肤接触已知的有刺激性的物质，慎用易致敏物质，穿着质地柔软的衣物。③ 避免食用刺激性食物。④ 瘙痒时，勿用指甲抓痒，可轻轻拍打，不能洗热水澡。⑤ 正确使用外用药。

二、湿疹病人的护理

湿疹是由多种内外因索引起的真皮浅层及表皮炎症，与变态反应有关。

护理措施：① 饮食护理：避免进食致敏食物或辛辣食物。② 皮肤护理：避免各种外界刺激，以及不适当的外用药物治疗等。③ 皮损护理：保持皮肤清洁：勤洗患部、避免接触刺激物或致敏物质；间歇性冷湿敷：每日2~3次，每次持续30 min。④ 瘙痒护理：按医嘱给予抗组胺药和镇静安眠类药。

三、药疹病人的护理

药疹亦称药物性皮炎，是药物通过各种途径进入人体后，在皮肤、黏膜上引起的炎症性皮疹。常见固定型药疹、荨麻疹型药疹、麻疹型或猩红热型药疹、湿疹型药疹、紫癜型药疹、多形红斑型药疹、大疱性表皮松解型药疹、剥脱性皮炎型药疹。

护理措施：

（1）重症病人的护理：① 加强监护；② 严格隔离；③ 饮食护理：给予高蛋白、高热量、高维生素、易消化饮食；④ 创面护理：一般采用暴露疗法；⑤ 皮损护理：做好眼部、口腔黏膜的护理，保持皱褶部位皮肤的清洁卫生，预防压疮发生；⑥ 对症支持：遵医嘱进行补液、输血。

（2）加强预防措施：① 用药前询问过敏史；② 用药前做皮肤过敏试验；③ 用药中注意观察。

（3）健康指导：主要包括知识宣教、瘙痒护理指导、防护指导及心理指导。

四、荨麻疹病人的护理

荨麻疹俗称"风疹块"，是由于皮肤黏膜的小血管扩张及渗透性增强而产生的局部水肿，主要表现为边缘清楚的红色或苍白色的瘙痒性皮损——风团。

护理措施：① 饮食护理：勿食一切可疑致敏食物。饮食宜清淡易消化，多饮水。② 用药护理：停用一切可疑致敏药物。治疗药物给药时间根据风团发生的时间进行调整，常用药物有西替利嗪、氯雷他啶、酮替芬，马来酸氯苯那敏等。③ 急救护理：对急性泛发性荨麻疹严密观察，发现血压下降，脉压小，立即取平卧位，解开衣领，保持呼吸道通畅，立即皮下注射肾上腺素0.5~1.0 mg，迅速建立静脉通道。先静脉注射地塞米松5 mg，随后将氢化可的松100~200 mg加入5%葡萄糖液中静脉滴注。有喉头水肿呼吸困难者，立即吸氧；出现窒息时，立即行气管切开。

【习题精选】

一、名词解释

1. 接触性皮炎   2. 湿疹

3. 药疹   4. 荨麻疹

二、选择题

【A₁型题】

1. 荨麻疹最主要的皮肤原发损害为（　　）。

    A. 风团   B. 红斑

    C. 抓痕   D. 水疱

    E. 丘疹

2. 急性湿疹与接触性皮炎相比较，前者的皮疹特点为（　　）。

    A. 较单一，境界清楚   B. 原发多形疹，境界不清

    C. 暗红，浸润肥厚   D. 苔藓化

    E. 大疱

3. 对于重型药疹病人，降低其死亡率的前提是及早足量使用（　　）。

    A. 抗生素   B. 抗组胺药

    C. 呼吸兴奋剂   D. 糖皮质激素

    E. 强心剂

4. 湿疹病人发生睡眠状态紊乱的原因是（　　）。

    A. 病程长，反复发作   B. 皮肤剧烈瘙痒

    C. 皮损多形性   D. 搔抓

    E. 病因复杂

5. 诊断荨麻疹的依据是（　　）。

    A. 皮肤瘙痒   B. 病程常达数月

    C. 出现胃肠道症状   D. 出现呼吸道症状

    E. 皮肤出现大小不等的风团

6. 急性湿疹有红斑、肿胀、丘疹、水疱而无糜烂及渗液时，可选用（　　）。

    A. 洗剂、粉剂   B. 软膏

C. 酊剂　　　　　　　　　　　　D. 油剂、糊剂

E. 乳剂

7. 药疹最严重的类型是（　　　）。

A. 固定红斑型　　　　　　　　　B. 麻疹或猩红热样型

C. 大疱性表皮松解型　　　　　　D. 剥脱性皮炎型

E. 荨麻疹型

8. 急性荨麻疹出现过敏性休克时的急救护理不包括（　　　）。

A. 皮下注射肾上腺素　　　　　　B. 气管插管或气管切开

C. 滴注氢化可的松　　　　　　　D. 肌内注射抗组胺药

E. 保持呼吸道畅通

9. 急性荨麻疹并发喉头黏膜水肿，出现窒息者应立即（　　　）。

A. 缓慢静脉滴注氨茶碱　　　　　B. 气管插管或切开

C. 应用抗组胺药　　　　　　　　D. 吸氧

E. 静脉滴注氢化可的松

【A₂型题】

10. 女性，32岁，3天前面部出现红斑，伴灼痛，检查见局部丘疹、丘疱疹和水疱，界清，应考虑为（　　　）。

A. 急性湿疹　　　　　　　　　　B. 寻常痤疮

C. 接触性皮炎　　　　　　　　　D. 带状疱疹

E. 脂溢性皮炎

11. 男性，45岁，2日前因手外伤疼痛而自行服用"去痛片"2片，今晨起觉生殖器部位有痒感，并出现皮疹。体检：龟头部有一直径约1 cm的红斑，境界清，中央有一水疱，此病人应考虑为（　　　）。

A. 接触性皮炎　　　　　　　　　B. 湿疹

C. 药疹　　　　　　　　　　　　D. 荨麻疹

E. 梅毒

【A₃/A₄型题】

（12～13题共用题干）

男性，42岁，1周前因足外伤疼痛而自服"去痛片"2片，今晨起自觉口周、手背痒感，并出现皮疹直径为1 cm红斑，境界清，中央有水疱。

12. 该病人应考虑为（　　　）。

A. 接触性皮炎　　　　　　　　　B. 湿疹

C．药疹　　　　　　　　　　　　　D．荨麻疹

E．血管性水肿

13．下列护理措施不正确的是（　　　）。

A．立即停用药物　　　　　　　　B．鼓励病人多饮水

C．局部搽 75%乙醇使痒感减轻　　D．避免局部搔抓

E．关心体贴病人

（14～15 题共用题干）

女性，33 岁，近段时间遇冷后暴露部位皮肤剧烈瘙痒，搔抓后出现片状红斑，继而出现大小不等片状风团，遇热后消退。

14．该病人应考虑为（　　　）。

A．急性荨麻疹　　　　　　　　　B．慢性荨麻疹

C．日光性荨麻疹　　　　　　　　D．血管性水肿

E．寒冷性荨麻疹

15．进行全身治疗时，应选用（　　　）。

A．抗组胺药物　　　　　　　　　B．抗生素药物

C．抗病毒药物　　　　　　　　　D．抗真菌药物

E．葡萄糖盐水

三、简答题

1．简述重症药疹的护理要点。

2．简述荨麻疹的急救护理要点。

四、案例分析题

女性，24 岁，平时爱出汗，一到夏天腋下的衣服就会湿透一大片，非常影响形象。她通过网络购买了抑制出汗的止汗剂，涂抹后皮肤又痛又痒，还出现了红肿。经诊断为接触性皮炎。

请问：

（1）该病人的的治疗要点是什么？

（2）该病人的皮肤瘙痒应如何护理？

第四十一章　感染性皮肤病病人的护理

【要点梳理】

> 本章重点为病毒性皮肤病、脓疱疮病人的护理措施；本章难点为熟练掌握病毒性皮肤病、脓疱疮的护理措施，能指导病人进行皮疹护理、用药护理和生活护理。

一、病毒性皮肤病病人的护理

（一）概要

病毒性皮肤病是由病毒感染所引起的皮肤黏膜病变。

疣是由病毒感染所引起的表皮良性赘生物。单纯疱疹是由人类单纯疱疹病毒所致病毒性皮肤病，中医称"热疮"。带状疱疹是由水痘-带状病毒感染引起的，以某一神经痛及该神经支配区域皮肤上群集疱疹为特征的病毒性皮肤病，中医称"缠腰火丹"。

（二）护理措施

① 疼痛护理：伴有剧烈神经痛可用止痛剂。② 预防自身接种传染：扁平疣特点为自身接种传染，避免搔抓。③ 预防感染。④ 对症处理：对频繁发作及重症病人，注意查找病因、休息，避免精神紧张。营养神经，提高机体免疫力。⑤ 并发症护理：疱疹性口龈炎应保持口腔清洁，1∶1 000苯扎溴铵溶液或金银花、连翘煎水含服。疱疹性角膜炎可用碘苷滴眼液或眼膏；新生儿单纯疱疹应及早给予阿昔洛韦注射。

二、脓疱疮病人的护理

脓疱疮，俗称"黄水疮"，是一种常见的急性化脓性皮肤病，好发于儿童，传染性强，夏秋季多见，其特点为水疱、脓疱，易破溃形成脓痂。

护理措施：① 加强消毒隔离。② 皮损护理：注意保护创面，保持清洁卫生，避免搔抓或摩擦，对瘙痒性皮肤病应积极治疗。③ 控制感染：对重症新生儿脓疱疮病儿给予大剂量的敏感抗生素，还应加强支持疗法及护理。

【习题精选】

一、名词解释

1．疣　　　　　　　　　　　　　　2．单纯疱疹

3．带状疱疹　　　　　　　　　　　4．脓胞疮

二、选择题

【A₁ 型题】

1．带状疱疹的病原体是（　　　）。

    A．单纯疱疹病毒　　　　　　　　B．水痘-带状疱疹病毒

    C．人类乳头瘤病毒　　　　　　　D．螺旋体

    E．支原体

2．关于脓疱疮的叙述，不正确的是（　　　）。

    A．病原体均为金黄色葡萄球菌

    B．通过接触或自体接种传染

    C．瘙痒性皮肤病为诱因之一

    D．有潜在发生急性肾炎的可能

    E．保持皮肤清洁，避免过度搔抓是预防脓疱疮的重要措施之一

3．有关带状疱疹的叙述，不正确的是（　　　）。

    A．神经痛是其特征之一

    B．病原体为带状疱疹病毒

    C．皮疹常呈单侧分布

    D．多见于成年人

    E．治疗以止痛、消炎、预防感染和缩短病程为原则

4．引起脓疱疮的主要病原菌是（　　　）。

    A．金黄色葡萄球菌　　　　　　　B．溶血性链球菌

    C．抗酸杆菌　　　　　　　　　　D．淋球菌

    E．金黄色葡萄球菌和（或）乙型溶血性链球菌

5．带状疱疹的典型损害是（　　　）。

    A．红斑丘疹　　　　　　　　　　B．丘疹水疱

    C．红斑水疱　　　　　　　　　　D．簇集性水疱

    E．红斑丘疱疹

【A₂型题】

6．男性，18 岁，1 天前右侧背部出现两处红斑，伴灼痛，后在其上迅速出现簇集性小水疱，应考虑为（　　）。

    A．急性疱疹　　　　　　　　　　B．接触性皮炎

    C．带状疱疹　　　　　　　　　　D．固定性红斑型疱疹

    E．麻疹样或猩红热型药疹

7．男性，9 岁，面部发生数个黄豆大小的脓疱，周围有明显的红晕，有的干涸结成蜜黄色厚痂，应考虑为（　　）。

    A．大疱型脓疱疮　　　　　　　　B．寻常性脓疱疮

    C．毛囊炎　　　　　　　　　　　D．毛囊结肿

    E．皮脂腺囊肿

【A₃/A₄型题】

（8～9 题共用题干）

男性，40 岁，左躯干上部出现绿豆大小水疱 3 天，集簇分布，疱液清，壁紧张，互不融合，有几簇呈带状排列，单侧分布。

8．该病人最可能的诊断是（　　）。

    A．脓疱疮　　　　　　　　　　　B．毛囊炎

    C．带状疱疹　　　　　　　　　　D．湿疹

    E．大疱性表皮松解型药疹

9．不存在的护理诊断及合作性问题是（　　）。

    A．疼痛　　　　　　　　　　　　B．皮肤受损

    C．焦虑　　　　　　　　　　　　D．恐惧

    E．自我形象紊乱

三、简答题

1．简述病毒性皮肤病病人的护理要点。

2．应如何对脓疱疮病人进行护理？

四、案例分析题

女性，43岁，自觉左腰背部隐痛，伴轻度乏力、低热、食欲不佳，3日后左腰背部出现潮红斑，继而出现簇集性且不融合的粟粒至黄豆大小红色丘疹，皮疹迅速变为水疱，疱液澄清，疱壁紧张发亮如珍珠状，周围有红晕，疼痛明显，右侧正常。

请问：

（1）该病人最可能的诊断是什么？

（2）如何对该病人进行健康指导？

第四十二章 动物性皮肤病病人的护理

【要点梳理】

本章重点为疥疮、虱病病人的护理措施；本章难点为学会疥疮及虱病的护理评估方法，能熟练对疥疮及虱病病人实施护理。

一、疥疮病人的护理

疥疮是由疥螨引起的皮肤病，好发于皮肤嫩薄部位。

护理措施：

（1）一般护理：① 注意个人卫生；② 及时隔离病人，防止传染；③ 接触疥疮病人后，用肥皂或硫磺皂洗手；④ 不可用力搔抓。

（2）用药护理：① 涂药前先用温水和肥皂洗澡，涂药时先将好发部位或损害密集处涂药 1 次，然后应从颈部（婴儿包括头部）以下，涂遍全身，不要遗漏皮肤皱褶处。② 涂药期间不洗澡，不更衣。③ 治愈后观察 2 周，未出现新的病情才为治愈。用药 2 周后发现新皮疹者，重复 1 个疗程。

二、虱病病人的护理

虱病是由虱寄生于人体，反复叮咬吸血引起的传染性皮肤病。虱有头虱、体虱和阴虱 3 种。

护理措施：① 注意个人卫生；② 注意保护病人隐私；③ 对病人要给予理解和同情，鼓励病人积极治疗；④ 告诉病人用药后虱和虱卵虽已经被杀灭，但瘙痒可持续一段时间，可对症治疗；⑤ 积极宣传本病的防治常识，应同时检查并治疗与病人有密切接触的家庭成员。

【习题精选】

一、名词解释

1. 疥疮   2. 虱病

二、选择题

【A_1 型题】

1. 下列不属于疥疮的好发部位的是（　　）。

   A. 后背   B. 指缝   C. 股内侧   D. 阴囊

   E. 腋窝

2. 下列情况不会引起疥疮传播的是（　　）。

   A. 同卧   B. 握手   C. 交谈   D. 共用浴巾

   E. 共用内衣

3. 下列针对疥疮的健康指导，错误的是（　　）。

   A. 勤洗澡   B. 勤换内衣

   C. 对病人用过的衣物必须煮沸   D. 鼓励病人多进行社交活动

   E. 避免对皮肤的摩擦及搔抓

4. 下列灭虱方法错误的是（　　）。

   A. 男性应去除毛发   B. 女性用 50%百部酊涂遍头发和头皮

   C. 体虱病人的衣物应煮沸消毒   D. 体虱病人可外擦皮质类固醇

   E. 阴虱者应剃除阴毛，并外用灭虱药

【A_3/A_4 型题】

（5～8 题共用题干）

男性，25 岁，因全身起疹伴瘙痒而来院治疗。查下腹部、指缝等处有散在粟粒大小红色丘疹，生殖器部位见数个黄豆大小淡红色结节。

5. 该病人最可能的诊断是（　　）。

   A. 湿疹   B. 接触性皮炎

   C. 毛囊炎   D. 疥疮

   E. 体、股癣

6. 治疗时应选用（　　）。

    A. 复方炉甘石洗剂   B. 糖皮质激素乳剂

    C. 3%水杨酸酊   D. 10%～20%硫黄软膏

    E. 含抗生素的糊剂

7. 该病例不存在的护理诊断及合作性问题是（　　）。

    A. 睡眠型态紊乱   B. 有传染的危险

    C. 有感染的危险   D. 恐惧

    E. 皮肤受损

8. 下列护理措施中最重要的一项是（　　）。

    A. 心理护理

    B. 饮食护理

    C. 正确地使用外用药物和采取必要的消毒隔离措施

    D. 避免搔抓

    E. 避免自体接种传染

三、简答题

1. 简述疥疮病人的用药护理。

2. 简述虱病病人的护理要点。

四、案例分析题

女性，45岁，近1周来感觉头部瘙痒前来就诊。皮肤科查体：头发较脏，局部有异臭味，头皮上可见散在的红斑、丘疹和抓痕，头发上可见针尖大小灰白色卵圆形附着物，并有微小移动物。

请问：

（1）该病人应考虑为何种皮肤病？

（2）该病人目前最主要的护理诊断是什么？

第四十三章 红斑鳞屑性皮肤病病人的护理

【要点梳理】

本章重点为银屑病病人的护理措施；本章难点为学会银屑病的护理评估方法，列出常见护理诊断/问题，能熟练对银屑病病人实施整体护理。

一、概要

银屑病俗称"牛皮癣"，是一种常见的慢性复发性炎症性皮肤病。临床特征为红色丘疹或斑块，其表面覆盖有多层银白色鳞屑。根据临床表现，银屑病一般可分为寻常型、脓疱型、关节病型及红皮病型四种，其中寻常型银屑病最多见。

二、护理措施

（1）瘙痒的护理：① 冬天宜适当保暖，选择纯棉宽松内衣；② 若瘙痒严重，用指腹轻轻按压皮肤，夜间瘙痒严重者睡前遵医嘱使用止痒药物；③ 多参加社会活动，发展个人兴趣，以分散对瘙痒的注意力。

（2）皮肤护理：① 告诉病人避免抓伤皮肤；② 避免过度沐浴，水温不宜过高，宜用温和、碱性小的皂类，保持皮肤的滋润。

（3）增进关节活动度：关节病型银屑病常会影响关节的屈伸运动，每天有规律地做肢体运动，以维持关节活动度，预防关节活动障碍的发生。

（4）局部用药护理：教会病人涂药方法，宜从低浓度、小面积开始，注意观察，发现皮肤不良反应立即停用。

（5）心理护理：关心和体贴病人，引导其了解疾病性质，解除心理障碍。

（6）健康指导：① 讲解疾病知识，指导病人规律生活；② 注意个人卫生，保持皮肤清洁；③ 指导局部及全身用药方法。

【习题精选】

一、名词解释

1. 银屑病　　　　　　　　　　　　2. 同形反应

二、选择题

【A₁型题】

1. 对寻常型银屑病具有诊断价值的临床特征是（　　　）。

 A. 同形反应   B. 红斑鳞屑

 C. 薄膜现象和点状出血现象   D. 针刺反应

 E. 斑贴试验有反应

2. 下列关于寻常性银屑病的常见表现，错误的是（　　　）。

 A. 蜡滴现象   B. 薄膜现象

 C. 点状出血现象   D. 易糜烂渗出

 E. 银白色鳞屑斑

3. 银屑病的好发部位是（　　　）。

 A. 颈部   B. 面部

 C. 手部   D. 四肢伸侧

 E. 四肢屈侧

4. 下列对银屑病病人的指导，错误的是（　　　）。

 A. 多食豆制品   B. 多食蔬菜

 C. 多食水果   D. 多食辣椒

 E. 食用清淡易消化的食物

【A₂型题】

5. 女性，48岁，数个月前掌跖发生皮疹，无自觉症状。用抗真菌的软膏治疗效果不理想。症状虽可暂时减轻，但脓疱不断分批出现。无特殊既往史和家族史。检查：掌跖有多数脓疱，群集成片。其鳞屑镜检和培养细菌、真菌为阴性。应首先考虑为（　　　）。

 A. 湿疹   B. 接触性皮炎

 C. 脓疱疮   D. 局限性脓疱型银屑病

E.泛发性脓疱型银屑病

6.女性，37岁，近半年来全身出现红色丘疹，每当月经来潮时症状加重，而形成粟粒大小黄白色脓疱。表面覆有鳞屑，以腋下、腹股沟更重。应考虑为（　　）。

A.局限性脓疱型银屑病　　　　　　　B.泛发性脓疱型银屑病

C.寻常型银屑病　　　　　　　　　　D.红皮病型银屑病

E.关节病型银屑病

【A₃/A₄ 型题】

（7～8 题共用题干）

男性，60岁，头皮、四肢伸侧有银白色鳞屑斑 1 个月，刮除鳞屑有蜡滴、薄膜及点状出血现象。

7.该病人最可能的诊断是（　　）。

A.神经性皮炎　　　　　　　　　　　B.银屑病

C.慢性湿疹　　　　　　　　　　　　D.慢性接触性皮炎

E.体癣

8.下列关于给该病人的健康指导，错误的是（　　）。

A.热水洗浴　　　　　　　　　　　　B.皮损广泛时应分区涂药

C.禁吃辣椒　　　　　　　　　　　　D.禁饮白酒

E.可食植物蛋白

三、简答题

简述银屑病的护理要点。

四、案例分析题

男性，24岁，近 1 年来全身尤其是膝前肘后、腰骶部对称性片状红斑，边界清楚，表面覆有银白色鳞屑、瘙痒，特别是饮酒后症状加重。

请问：

（1）该病人目前应考虑为何种疾病？

（2）该病人主要的护理诊断/问题有哪些？

第四十四章　性传播疾病病人的护理

【要点梳理】

> 本章重点为性传播疾病病人的护理措施；本章难点为能熟练对性传播疾病病人实施整体护理。

性传播疾病是以性行为传播为主要途径所感染的一组传染性疾病。

一、淋病病人的护理

淋病是由淋病奈瑟菌感染所致的泌尿生殖系统的化脓性、炎症性疾病。根据临床表现通常分为单纯性淋病、有并发症淋病、播散性淋病 3 种。

护理措施：

（1）隔离预防：病人的卫生洁具要专用，被污染的物品包括被褥、衣服等生活日常用品应及时消毒处理；禁止与儿童，特别是幼女同床、共用浴盆和浴巾等。患有淋病孕妇的新生儿，出生后应立即给予硝酸银滴眼预防。

（2）强制治疗：一旦发现病人要积极彻底进行治疗，对已治愈的淋病病人要定期进行追踪复查和必要的复治；必要时应进行预防性治疗；性伴同治。

（3）用药护理：询问病人有无药物过敏史，密切观察病情及药物疗效、不良反应等。

（4）心理护理：尊重病人人格，告知病人只要积极配合治疗，治愈后可以正常生活。

（5）健康指导：① 加强性健康及性道德观念教育。② 告知病人早诊断、早治疗对本病治愈的重要性。③ 告知病人本病病因、预防传播的措施等知识。

二、非淋菌性尿道炎病人的护理

（一）概要

非淋菌性尿道炎是通过性接触感染的有明显尿道炎症状，但尿道分泌物中查不到淋球菌感染的性传播性疾病。女性病人表现为宫颈炎和尿道炎，故又称为非淋菌性泌尿生殖道炎。非淋菌性尿道炎是我国目前最常见的性传播疾病。

（二）护理措施

（1）隔离消毒：避免交叉感染或再感染，性同伴隔离同治，衣物、用具注意消毒。

（2）指导用药：① 常用药物：多西环素 100 mg 口服，每日 2 次或阿奇霉素 1 g，1 次顿服。② 妊娠期用药：选用红霉素或阿奇霉素。③ 新生儿用药：新生儿衣原体眼结膜炎，用红霉素干糖浆粉剂口服。④ 注意事项：必须足量、连续用药 7～14 日才能达到较好效果，注意观察药物的疗效和不良反应。

（3）外阴清洁：用 0.1%苯扎溴铵溶液清洁会阴和尿道口。

（4）饮食禁忌：治疗期间忌饮酒、浓茶、咖啡，不吃辛辣等刺激性食物。

（5）心理护理：注意保护病人的隐私，帮助病人从自卑的心理状态中解脱出来。

（6）健康指导：① 知识宣教：介绍防治知识，减少传播发生。② 规范治疗：指导病人按医嘱服药，定时、定量，保证完成全疗程，切忌中途停药或不规范治疗，治疗结束 1 周后应随访。

三、尖锐湿疣病人的护理

尖锐湿疣又称生殖器疣，是由人类乳头瘤病毒感染引起的一种性传播疾病。

护理措施：① 严格消毒隔离：诊疗护理使用一次性臀垫、窥阴器等用品，病人用过的敷料等予以销毁。治疗室定时定期紫外线消毒。② 休息：注意休息，少活动，穿宽松柔软、吸水透气的棉质内裤。③ 局部护理：观察皮损有无红肿、破溃等感染征象；注意液氮冷冻或使用外用药后的局部皮损变化，及时观察治疗效果。④ 心理护理：尊重病人的人格和隐私权，帮助病人树立治疗的信心。⑤ 健康指导：性伴同治；防止交叉感染；复查指导。

【习题精选】

一、名词解释

1．淋病　　　　　　　　　　　　2．非淋菌性尿道炎

3．尖锐湿疣

二、选择题

【A₁型题】

1. 淋病最重要的临床表现是（　　）。
   A. 尿频
   B. 尿急
   C. 尿痛
   D. 血尿
   E. 尿道口有大量脓性分泌物

2. 淋病的病原体为（　　）。
   A. 淋球菌
   B. 沙眼衣原体
   C. 人类乳头瘤病毒
   D. 阴道毛滴虫
   E. 单纯疱疹病毒

3. 对于非淋菌性尿道炎病人，下列健康指导错误的是（　　）。
   A. 治疗期间忌饮酒、浓茶、咖啡
   B. 治疗期间禁止性生活
   C. 应定时、定量服药
   D. 为了缓解会阴疼痛，应尽量久坐
   E. 治疗结束1周后应随访

4. 男性淋病并发症不包括（　　）。
   A. 前列腺炎
   B. 精囊炎
   C. 附睾炎
   D. 尿道狭窄
   E. 阑尾炎

5. 尖锐湿疣好发于（　　）。
   A. 直肠
   B. 尿道口
   C. 阴道口
   D. 阴茎部
   E. 以上都是

【A₂型题】

6. 男性，26岁，不洁性交后4天，尿道外口红肿、灼热、浆液流出，应考虑为（　　）。
   A. 药疹
   B. 淋病
   C. 接触性皮炎
   D. 非淋菌性尿道炎
   E. 生殖器疱疹

7. 男性，35岁，2周前曾有不洁性交。近两日来出现尿道刺痒和排尿困难伴疼痛，尿道口可见轻度红肿，有少量浆液性分泌物，尿道分泌物涂片和培养检查结果为淋球菌阴性。该病人最可能的诊断为（　　）。
   A. 梅毒
   B. 淋病

C．尖锐湿疣　　　　　　　　　D．非淋菌性尿道炎

E．生殖器疱疹

8．男性，42 岁，5 个月前曾有不洁性交史，近来发现龟头处有淡红色丘疹，呈菜花状，触之易出血。应考虑（　　）。

A．尖锐湿疣　　　　　　　　　B．淋病

C．梅毒　　　　　　　　　　　D．非淋菌性尿道炎

E．生殖器疱疹

【A₃/A₄ 型题】

（9～10 题共用题干）

男性，30 岁，5 天前有不洁性交史。3 天前尿道口出现脓性分泌物，伴有尿痛。

9．该病人最可能的诊断是（　　）。

A．尖锐湿疣　　　　　　　　　B．淋病

C．梅毒　　　　　　　　　　　D．非淋菌性尿道炎

E．生殖器疱疹

10．首选的治疗药物为（　　）。

A．多西环素　　　　　　　　　B．四环素

C．红霉素　　　　　　　　　　D．头孢曲松

E．氧氟沙星

三、简答题

1．简述淋病的护理要点。

2．如何对非淋菌性尿道炎病人进行用药指导？

四、案例分析题

女性，30 岁，白带增多 5 天。查体：外阴正常，阴道充血，大量浆液性分泌物。宫颈分泌物涂片检查见多核白细胞内多个革兰阴性双球菌。

请问：

（1）对该病人最可能的诊断是什么？

（2）该病人目前主要的护理诊断/问题有哪些？

第二部分　情境式实训指导

实训一 备 皮

【学习目标】

（1）掌握备皮的操作步骤及注意事项。

（2）能熟练完成备皮，并能与病人有良好的沟通。

【情景导入】

病人，男性，51岁。十二指肠溃疡20余年，上腹部隐痛1年，近1个月出现呕吐并逐渐加剧，呕吐宿食。精神状态差，消瘦明显，皮肤弹性差，贫血貌，经胃镜检查确诊为"十二指肠溃疡并发幽门梗阻"，将行胃大部切除术。医嘱：备皮。

【实战演练】

一、评估

（1）评估病人的神志、身体状况、皮肤的完整性和清洁度。

（2）评估病人对备皮的认知程度、心理反应及合作程度。

（3）告知备皮的目的、时间、位置和方法。

二、准备

（1）环境准备：调节室温，按需遮挡屏风。

（2）用物准备：剃刀、刀片、弯盘、治疗碗（内盛皂液棉球数只）、持物钳、毛巾、棉签、乙醚、手电筒、一次性中单、脸盆（内盛热水）。骨科手术还应准备软毛刷、乙醇、无菌巾、绷带。

（3）护士准备：洗手，戴口罩，戴手套。

三、实施

（1）核对、解释：核对病人的姓名及床号，向病人解释操作的目的，取得病人的理解及配合。

（2）安置体位：按需安置体位。

（3）铺中单：铺一次性中单，暴露备皮部位。

（4）剃除毛发：用持物钳夹取皂液棉球涂擦备皮区域，一手绷紧皮肤，一手持剃刀，分区剃净毛发，注意防止皮肤损伤。

（5）检查皮肤：剃毕，用手电筒照射，检查毛发是否剃净，皮肤有无划痕、划伤。

（6）清洁皮肤：用毛巾浸热水洗去局部毛发和皂液。

（7）终末处理：① 安置病人，整理床单位，询问病人的感受；② 用物分类消毒、处理；③ 脱手套、洗手、脱口罩。

【注意事项】

（1）备皮应于术前 1 日进行。

（2）明确常用皮肤备皮范围。

（3）注意保持皮肤完整性：① 刀片应锐利；② 剃毛前将皂液棉球蘸取少量热水后再涂擦于病人皮肤；③ 剃毛时应绷紧皮肤，不能逆行剃除毛发，以免损伤毛囊；④ 剃毛后应检查有无划痕、划伤等，一旦发现应详细记录并通知医师。

（4）注意清除污垢、油脂等：① 腹部手术者需用棉签蘸取乙醚清除脐部污垢和油脂；② 四肢手术者，入院后每日用温水浸泡手足 20 min，并用肥皂水刷洗，剪去指（趾）甲和已浸软的胼胝。

（5）操作时动作需轻柔、熟练，注意病人的保暖。

【操作流程图】

具体操作流程如图 1-1 所示。

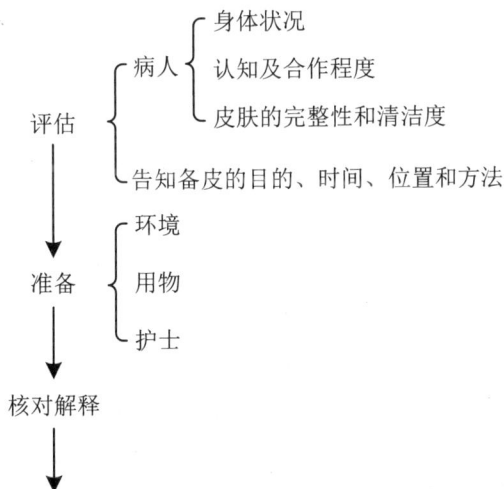

按需安置体位

皮肤处理
- 铺中单、暴露备皮部位
- 剃除毛发
- 检查皮肤
- 清洁皮肤

终末处理
- 安置病人
- 处理用物
- 脱手套、洗手、脱口罩

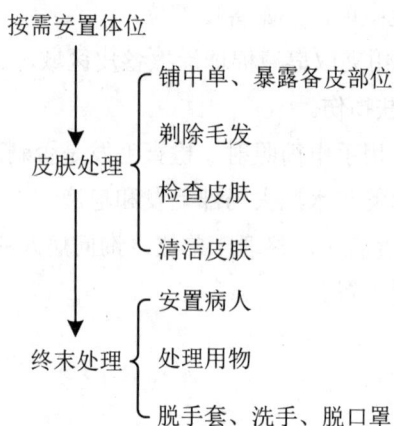

图 1-1　操作流程

【课外延伸】

一、学习反思

1. 以下关于备皮的说法，错误的是（　　）。
   - A. 备皮时应绷紧皮肤
   - B. 不可逆行剃除毛发
   - C. 颅脑手术剃除头发，保留眉毛
   - D. 眼部手术可剃除眉毛
   - E. 小儿仅需清洗即可

2. 甲状腺腺瘤的备皮范围是（　　）。
   - A. 下唇至乳头连线，两侧至斜方肌前缘
   - B. 下唇至锁骨平面，两侧至斜方肌前缘
   - C. 下唇至胸骨角，两侧至斜方肌前缘
   - D. 下唇至乳头连线，两侧至斜方肌前缘
   - E. 下唇至肋缘平面，两侧至斜方肌前缘

3. 下列关于备皮的说法，正确的是（　　）。
   - A. 颅脑手术入院后即应剃发
   - B. 骨科手术术前 1 天开始备皮
   - C. 面部手术不需备皮
   - D. 阴囊、阴茎部手术术前 3 天常规备皮
   - E. 四肢手术入院后即应每日浸泡手足

4. 下列各类手术备皮的范围，不正确的是（　　）。
   - A. 颅脑手术：剃除全部头发及顶部毛发，保留眉毛
   - B. 眼部手术：上自前额发际下至鼻孔，不剃头发和眉毛
   - C. 颈部手术：自唇下至乳头连线，两侧到斜方肌前缘

D．腹股沟手术：自脐平线至大腿上 1/3，包括外阴部

E．肾手术：自乳头至耻骨联合，两侧均超过腋后线

5．四肢手术的备皮范围原则上应超出切口四周的距离至少应大于（　　）。

　　A．10 cm　　　　　　　　　　B．15 cm

　　C．20 cm　　　　　　　　　　D．25 cm

　　E．30 cm

6．骨科手术一般于术前（　　）天开始备皮。

　　A．1　　　　　　　　　　　　B．2

　　C．3　　　　　　　　　　　　D．4

　　E．5

二、小组训练

> 病人，女性，37 岁，因"右颈部包块 1 年余"入院。专科检查：右侧甲状腺区可触及一 6 cm×3.5 cm 包块，质硬，边界清楚，活动欠佳，压痛（－）。甲状腺 CT 平扫示甲状腺内可见多发类圆形低密度灶，边界清楚，其内密度欠均匀，右叶较大病灶为 62 mm×35 mm×37 mm，增强 CT 示：甲状腺多发占位病灶，考虑结节性甲状腺肿，不排除腺癌可能。一般情况：T 36.7℃，P 88 次/min，R 18 次/min，BP 125/82 mmHg。拟实施甲状腺肿物切除术。医嘱：备皮。

　　三人一组，其中 2 人分别扮演病人和护士，模拟完成以上工作情景，另一位同学根据操作评分标准（表 1-1）进行打分。三人互换角色分别完成操作后，根据评分标准共同讨论评析。

表 1-1　备皮操作评分标准

项目		考核要点	分值	得分	扣分原因
自身素质		仪表端庄、着装整齐	2		
评估		（1）病人的身体状况	2		
		（2）病人的认知及合作程度	2		
		（3）病人皮肤的完整性和清洁度	2		
		（4）告知备皮的目的、时间、位置和方法	2		
准备	环境	温度适宜、屏风遮挡	4		
	用物	用物齐全、准确	6		
	护士	洗手、戴口罩、戴手套	4		
实施	核对解释	（1）核对姓名、床号	3		
		（2）解释操作目的	3		

项目		考核要点	分值	得分	扣分原因
实施	安置体位	按需安置	4		
	铺中单	（1）备皮区域铺一次性中单	4		
		（2）暴露备皮部位	4		
	剃除毛发	（1）皂液棉球涂擦备皮区域范围准确	6		
		（2）备皮方法正确，无刮伤	8		
		（3）手电筒照射，检查是否剃净、有无破损	4		
		（4）温水毛巾擦净备皮区皮肤	4		
		（5）腹部手术需清洁脐部	4		
	终末处理	（1）安置病人妥当，注意病人反应	4		
		（2）用物处理恰当	4		
		（3）脱手套、洗手、脱口罩	4		
质量		（1）操作熟练，手法正确	6		
		（2）程序正确，有条不紊	6		
		（3）关爱病人，沟通有效	4		
		（4）规定时间内完成（10 min 内）	4		
总分			100		

实训二　外科常用器械辨识及使用

【学习目标】

（1）能正确辨认和熟练使用常用手术器械。

（2）熟悉几种特殊器械的结构特点、基本性能和使用方法。

【实战演练】

一、用物准备

（1）用物准备：手术刀、手术剪、手术镊、止血钳、持针钳、布巾钳、组织钳、卵圆钳、拉钩、缝针和缝线。

（2）护士准备：洗手，戴口罩，戴手套。

二、实施

（一）手术刀

手术刀由刀片和刀柄组成（图 2-1），可根据手术部位和性质不同而更换不同大小和形状的刀片。

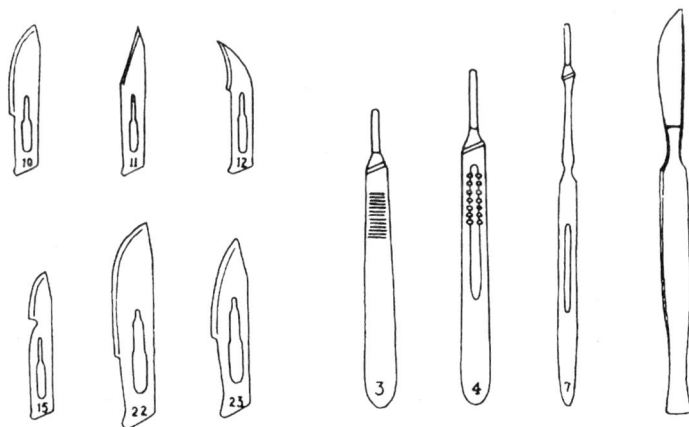

图 2-1　常用手术刀片及手术刀柄

1. 安、取刀片法

刀片安装宜采用持针钳夹持，避免割伤手指，安装时，用持针钳夹持刀片前端背侧，将刀片与刀柄槽对合，向下嵌入；取下时，再以持针钳夹持刀片尾端背侧，稍稍提起刀片，向上顺势推下（图2-2）。

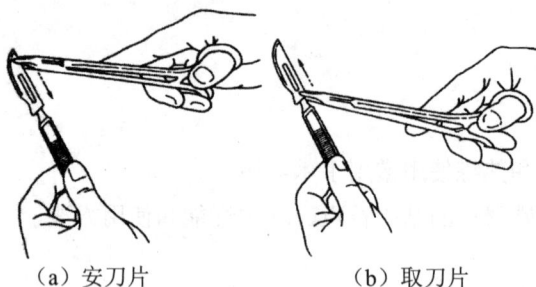

（a）安刀片   （b）取刀片

图2-2　安、取刀片法

2. 传递方法

刀锋朝上，手持刀柄中上部，以柄轻拍手术者的手掌，以示有器械传递，或放置用于专用容器进行间接传递。

3. 执刀方式

正确的执刀方式有4种（图2-3）。

（1）持弓式：最常用的一种持刀方式，用于各种胸腹部皮肤切开、腹直肌前鞘切开等，其动作涉及整个上肢，而力量主要在腕部。

（2）执笔式：用于切开短小切口，用力轻柔而操作精细，如解剖血管、神经、腹膜等，其动作和力量主要在手指。

（3）握持式：用于切开范围较广、用力较大的切开，如截肢、切开较长皮肤切口等。

（4）反挑式：用于向上挑开，以免损伤深部组织，如挑开脓肿等。

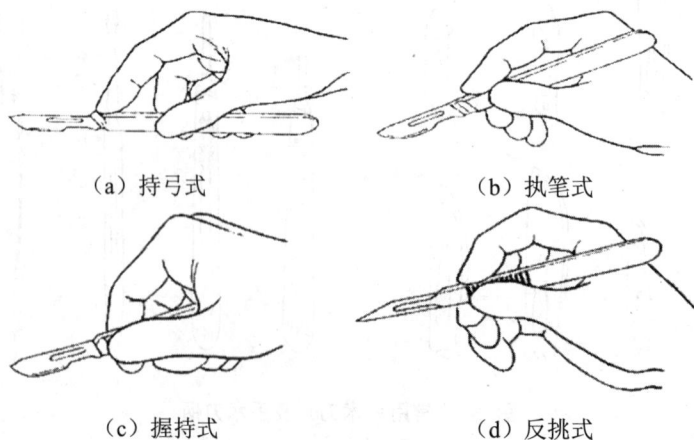

（a）持弓式   （b）执笔式

（c）握持式   （d）反挑式

图2-3　执刀方式

（二）手术剪

手术剪分为组织剪和线剪两种（图2-4）。

（1）组织剪：头端较薄而尖，有一定弯度，锐利而精细，长度也根据手术深浅而异，用以分离、解剖和剪开组织。

（2）线剪：头钝而直，刀较厚，用以剪线、敷料和引流物等。使用时应注意正确的执剪姿势（图2-5）。

传递手术剪时，剪锋应朝上。

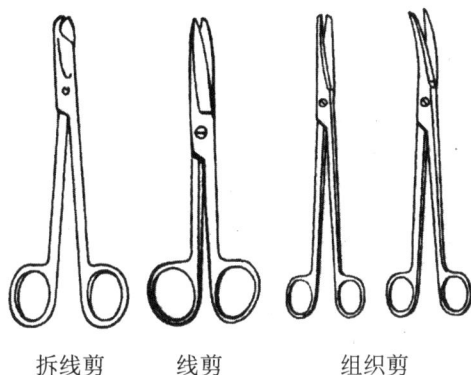

拆线剪　　　线剪　　　　组织剪

图2-4　线剪和组织剪

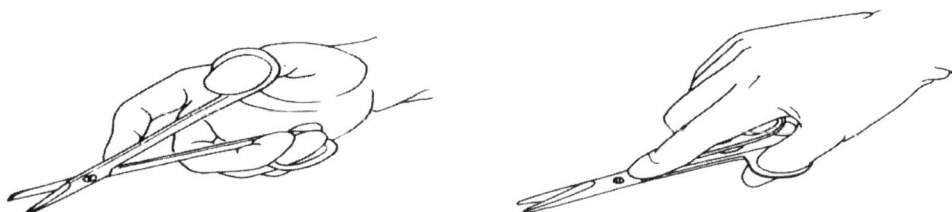

图2-5　正确执剪

（三）手术镊

手术镊用于夹持或提起组织，以便于剥离、剪开或缝合。其分有齿和无齿两种，前者夹持组织牢固，但损伤大，用于皮肤、皮下、筋膜等；后者夹持组织时损伤小，用于黏膜、肠壁、血管和神经等（图2-6）。使用手术镊时，应注意正确的执镊姿势（图2-7）。传递手术镊时，应闭合镊子的前端。

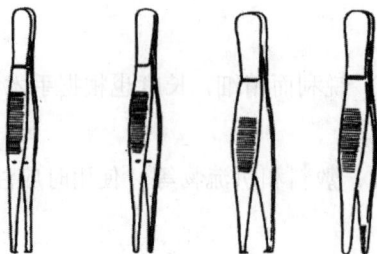

图 2-6　手术镊

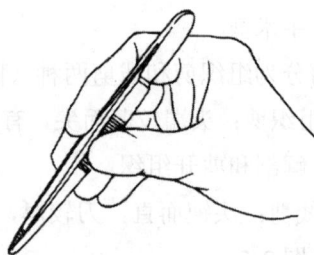

图 2-7　正确执镊

（四）止血钳

止血钳主要用于钳夹血管或出血点，以达到止血的目的；也用于分离组织、牵引缝线、夹住或拔出缝针等。止血钳按手术需要有直弯和大小之分（图 2-8）。钳的握持方法与传递方法如图 2-9～图 2-11 所示。

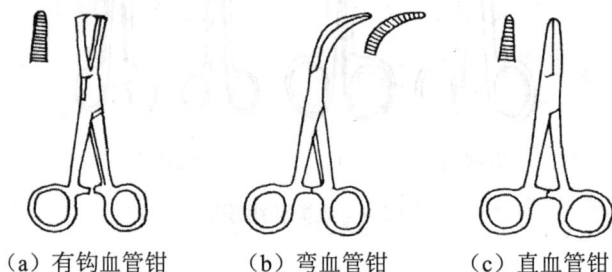

（a）有钩血管钳　　　　　（b）弯血管钳　　　　　（c）直血管钳

图 2-8　止血钳

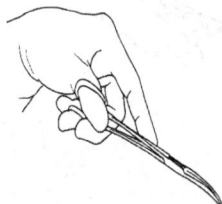

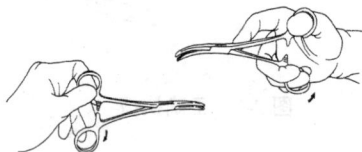

图 2-9　正确持钳法　　　　图 2-10　正确松钳法　　　　图 2-11　血管钳传递方法

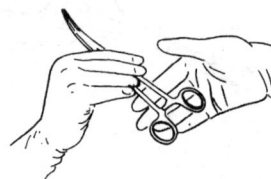

（五）持针钳

持针钳用于夹持缝针以缝合各种组织，还可用于安、取手术刀片。夹持缝针的部位应在针身的中后 1/3 交界处。执持针钳与执剪、钳姿势相同。

1. 穿针（图 2-12）

（1）左手持针，右手持持针钳夹针，交递左手。

（2）将线整理好，细线剪成尖形，粗线压成扁平状穿入针孔。

（3）接线过孔 7～8 cm 后，将线折回并卡于持针器尖缝中，再根据所需线的长短将线卡断或剪断。

2．卡线（图2-13）

（1）左手持持针钳，右手拇指与示指捏住断线处。

（2）中指向下压线，示指向上猛弹，线即卡断。

3．持针钳传递（图2-14）

（1）右手持持针钳中上部，将线置于手掌中或手背后。

（2）针鼻向下，用持针钳柄轻微拍击，递至医师摊开的掌心中。

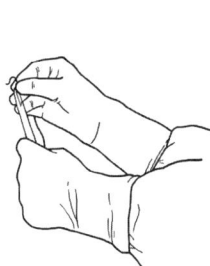　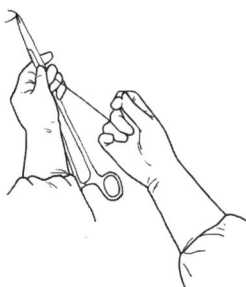　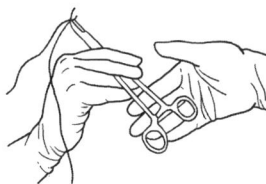

图2-12　穿针法　　　图2-13　卡线法　　　图2-14　持针钳的传递法

（六）布巾钳、组织钳和卵圆钳

布巾钳用于固定手术野的布巾，也用于组织（如肋骨）的牵引。组织钳用于夹持组织及皮肤。卵圆钳分为有齿和无齿两种，有齿的用来夹敷料消毒用，无齿的用来夹内脏（图2-15）。

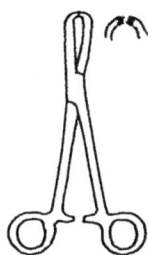　　　　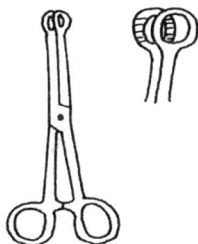　　　　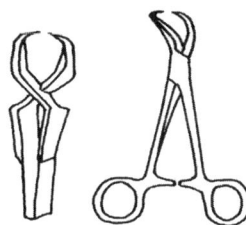

（a）组织钳　　　　　（b）卵圆钳　　　　　　（c）布巾钳

图2-15　组织钳、卵圆钳和布巾钳

（七）拉钩（牵开器）

拉钩用于牵开组织而暴露手术野，拉钩的大小、形状不一，如有齿拉钩、甲状腺拉钩、腹腔拉钩、S形拉钩和自动拉钩等（图2-16），分别按手术性质及部位选用。

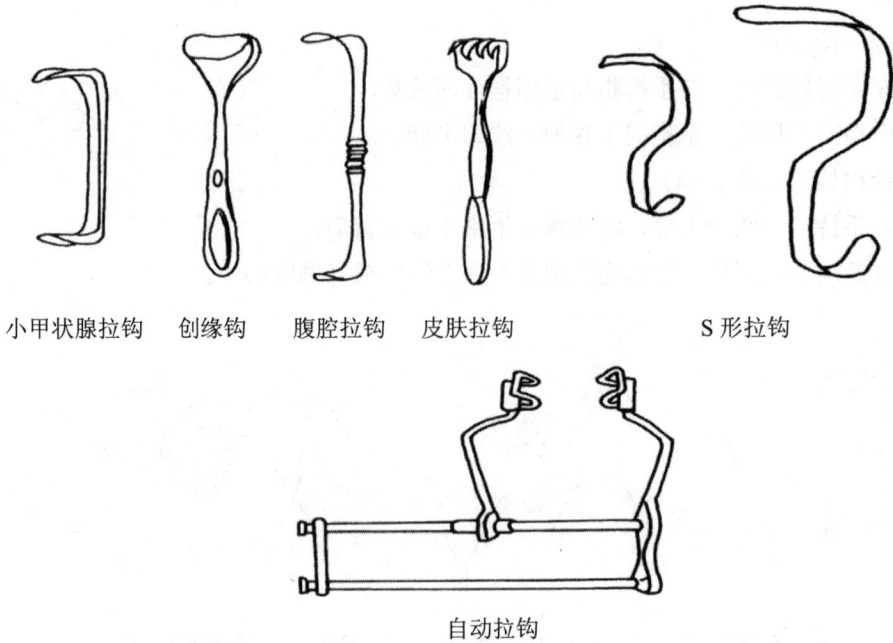

小甲状腺拉钩　　创缘钩　　腹腔拉钩　　皮肤拉钩　　　　S 形拉钩

自动拉钩

图 2-16　各种拉钩

传递方法：以生理盐水浸湿后传递，或用湿纱布包住传递，目的是保护被牵开的组织。

（八）缝针和缝线

缝针和缝线用于缝合组织或贯穿结扎。缝针种类繁多，按外形分为直针与弯针两种；按针尖形状分为三角针与圆针两类（图 2-17）。三角针用于缝合较坚韧的组织，如皮肤、韧带；圆针用于缝合一般软组织，如血管、神经、脏器等。弯针使用持针钳，直针用手持用。每种类型又有大小、粗细不同规格，可根据手术需要选用。缝线的粗细以号码标明，常用的有 1～10 号线，号码越大表示线越粗。细线则以 0 表明，0 的各数越多线越细。

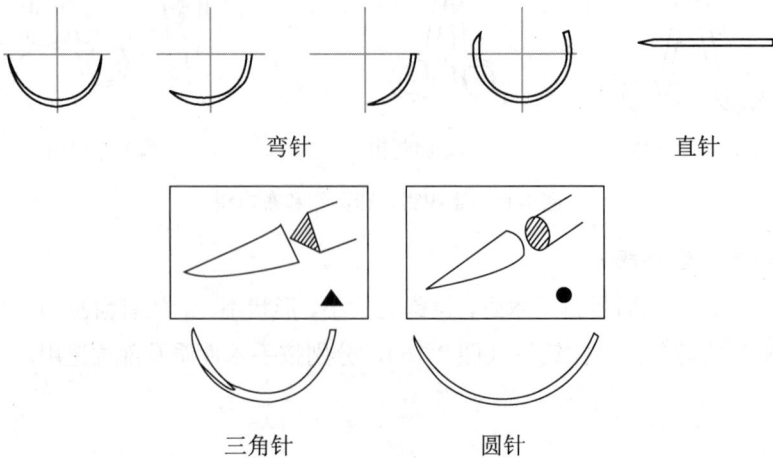

弯针　　　　　　　　　　　　　　直针

三角针　　　　　　圆针

图 2-17　各种类型的缝针

【注意事项】

（1）传递器械时，速度快、方法准、器械对，术者接过后无须调整方向即可使用。

（2）力度适当，达到提醒术者注意力为度。

（3）传递器械时应快递快收，及时擦洗，保证器械整齐、有序。

【课外延伸】

学习反思

1. 圆针适合穿透（　　）。

    A. 坚韧组织　　　　　　　　　B. 柔软组织

    C. 软骨组织　　　　　　　　　D. 皮肤组织

    E. 任何组织

2. 应用持针器夹持缝针的部位为（　　）。

    A. 中前 1/3　　　　　　　　　B. 中后 1/3

    C. 中前 3/4　　　　　　　　　D. 中后 3/4

    E. 中 1/2

3. 下列传递手术器械的方法，错误的是（　　）。

    A. 手术刀要将刀锋朝下

    B. 将器械柄送给手术者

    C. 弯钳的弯曲部朝上

    D. 持针器钳夹弯针，要在中后半 1/3 界处

    E. 血管钳传递时，要以柄轻击手术者手掌

4. 分离、剪开深部组织用（　　）。

    A. 长弯剪　　　　　　　　　　B. 短弯剪

    C. 直剪　　　　　　　　　　　D. 弯剪

    E. 中 1/2

实训三　手术室护士的准备

【学习目标】

（1）掌握外科手消毒、穿无菌手术衣、戴无菌手套的方法及注意事项。

（2）牢固树立无菌观念，严格执行无菌操作原则。

【情景导入】

> 病人，女性，53 岁。近日无意中发现右乳房上有一直径约 2 cm 的肿物，无疼痛、无红肿，触诊表面光滑，边界尚清楚，质地较硬，右侧腋窝未触及肿大淋巴结。临床诊断：乳腺肿物性质待查。入院后经术前准备，定于今日在局麻下行乳房肿物切除＋病理组织活检术。
>
> 作为手术室护士，请做好手术准备。

【实战演练】

一、评估

（1）评估病人的身体状况、意识状态、心理状态及合作程度。

（2）评估手术部位及手术方式。

（3）评估自身双手皮肤有无破损或感染。

二、准备

（1）环境准备：清洁安静、温度适宜。

（2）用物准备：消毒肥皂液、无菌毛刷、无菌小毛巾、外科手消毒液、计时器；无菌手术衣、无菌手套、无菌持物钳、污物袋、污物桶。

（3）护士准备：换洗手衣，上衣扎入裤中，戴口罩、手术帽，修剪指甲。

三、实施

（一）外科手消毒

（1）清洗：将肥皂液均匀涂擦于手、前臂及肘上 10 cm，流水冲净，如图 3-1 所示。

（2）刷手：用无菌毛刷蘸取适量肥皂液，双手交替刷洗，刷洗顺序为指尖、指间、手掌、手背、腕部（环形刷洗）、前臂、肘部、上臂（肘上 10 cm），如图 3-2 所示。应特别注意甲缘、甲沟、指蹼、肘后等处的刷洗，刷洗时间约 3 min。

（3）冲洗：刷洗完成，用流水冲净皂液，冲洗时肘部置最低位，两手向上使污水从肘部流下，如图 3-3 所示。更换无菌毛刷，同法刷洗第二、三遍，共约 10 min。

（4）擦干：刷手完毕，取无菌小毛巾一块，擦干双手后将小毛巾对折呈三角形，底边置于腕部，角部向下，以另一只手拉对角向上逐渐擦干至肘上 10 cm，不得回擦，如图 3-4 所示。将毛巾换另一面，同法擦干对侧。

（5）消毒：取适量消毒液，同刷手顺序，涂擦双手至肘上 10 cm。按照上述方法重复 1 遍，自然待干，手臂置于胸前保持拱手姿势，进入手术间。

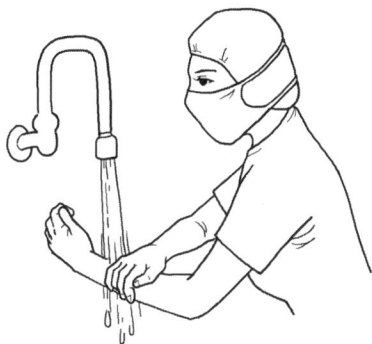

图 3-1　清洗

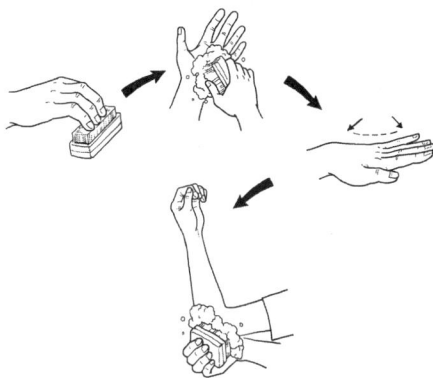

图 3-2　刷手

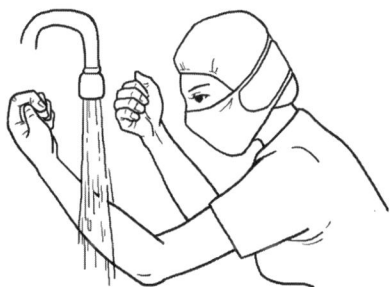

图 3-3　冲洗

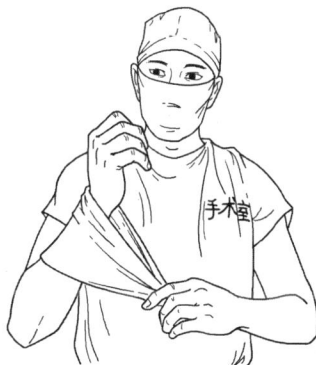

图 3-4　擦干

（二）穿无菌手术衣、戴无菌手套

（1）取手术衣：取无菌手术衣，将衣领提起，轻轻抖开手术衣（图 3-5）。

（2）穿衣袖：将手术衣轻掷向上的同时，顺势将双手和前臂伸入衣袖内，并向前平行伸展（图 3-6）。

（3）系领带：巡回护士站在穿衣者身后，双手拿住手术衣肩部内面协助向后拉衣袖，使穿衣者露出双手，并系好领带（图3-7）。

（4）戴无菌手套：巡回护士取无菌手套，打开外层递给穿衣者，穿衣者打开手套内层取出手套。一只手捏住两手套翻转处，两只手套掌面对合，大拇指向前，另一只手插入一只手套内；再用已戴好手套的手指插入另一只手套的翻折处内面，套入另一只手。戴好手套后将翻折处翻上，包住手术衣袖口。

（5）系腰带：穿衣者解开腰带，递给巡回护士（或已戴好无菌手套的医生或护士），巡回护士用无菌持物钳夹持，绕到穿衣者前侧面，穿衣者接过腰带系于腰间（图3-8）。

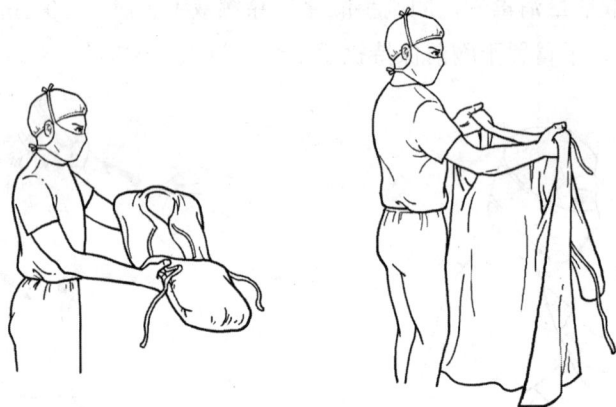

图 3-5　取手术衣

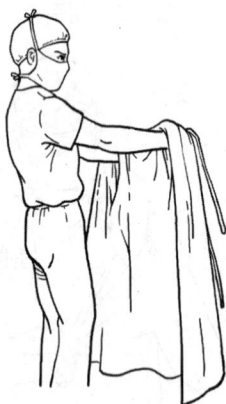

图 3-6　穿衣袖

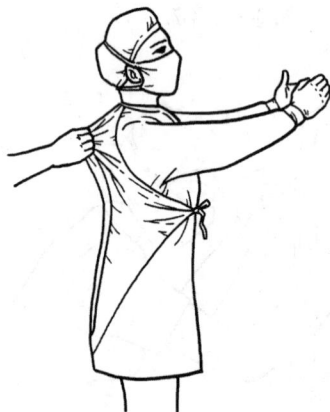

图 3-7　系领带

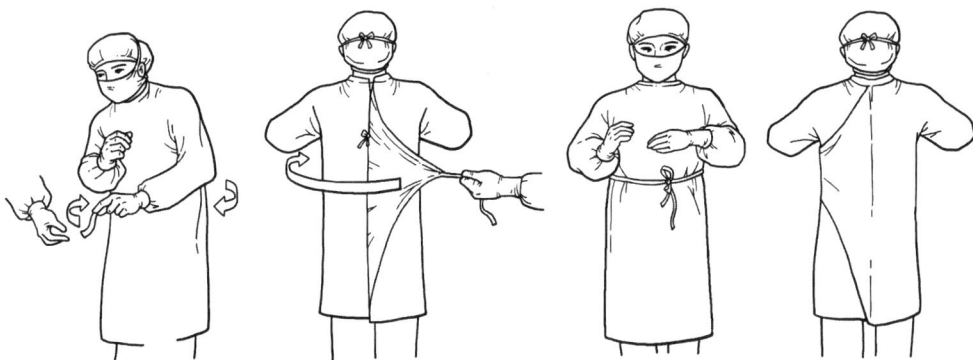

图 3-8　系腰带

【注意事项】

1．外科手消毒

（1）刷手前仔细检查手部皮肤有无破损，注意修剪指甲。不得佩戴饰物。

（2）注意清洗指甲缘、甲沟等处。

（3）冲洗时，保持肘关节置于最低位，避免水流向手部。

（4）手消毒完毕后，应保持拱手姿势，手臂、肘部不可触及他物。如不慎触及，应视为污染，必须重新刷洗。

2．穿手术衣、戴无菌手套

（1）穿手术衣必须在手术间进行，四周有足够的空间，穿衣者面向无菌区。

（2）穿衣时，不要让手术衣触及地面、周围的人或物，若不慎接触，应立即更换，巡回护士向后拉衣领、衣袖时，双手不可触及手术衣外面。

（3）戴手套时，手稍向前伸，不要紧贴手术衣。

（4）戴好手套后，应将翻边的手套口翻转过来压住袖口，不可将腕部裸露，翻转时，戴手套的手指不可触及皮肤。

（5）参加手术前，应用无菌盐水冲净手套上的滑石粉。

（6）穿好手术衣、戴好手套，在等待手术开始前，应将手放在手术衣胸前的夹层或双手互握置于胸前，双手不可高举过肩、垂于腰下或双手交叉放于腋下。

【操作流程图】

具体操作流程如图 3-9 所示。

```
                    ┌ 身体状况
              ┌ 病人 ┤
              │      └ 意识、心理状态及合作程度
        评估 ┤ 手术部位及手术方式
              │
              └ 自身双手皮肤有无破损或感染
                 │
                 ▼
              ┌ 环境
        准备 ┤ 用物
              └ 护士
                 │
                 ▼
        清洗    （手、前臂及肘上10 cm）
                 │
                 ▼
        刷手    （指尖→指间→手掌→手背→腕部→前臂→肘部→上臂）
                 │
                 ▼
        冲洗    （两手向上冲洗）
                 │
                 ▼
    刷洗第二、三遍
                 │
                 ▼
        擦干    （擦干双手后，由腕部向上逐渐擦干至肘上10 cm）
                 │
                 ▼
        消毒    （同刷手顺序，涂擦双手至肘上10 cm）
                 │
                 ▼
    进入手术室（保持拱手姿势）
                 │
                 ▼
    取手术衣  （提起衣领，轻轻抖开）
                 │
                 ▼
    穿衣袖    （轻掷向上→双手和前臂伸入→向前平行伸展）
                 │
                 ▼
    系领带
                 │
                 ▼
    戴无菌手套
                 │
                 ▼
    系腰带
```

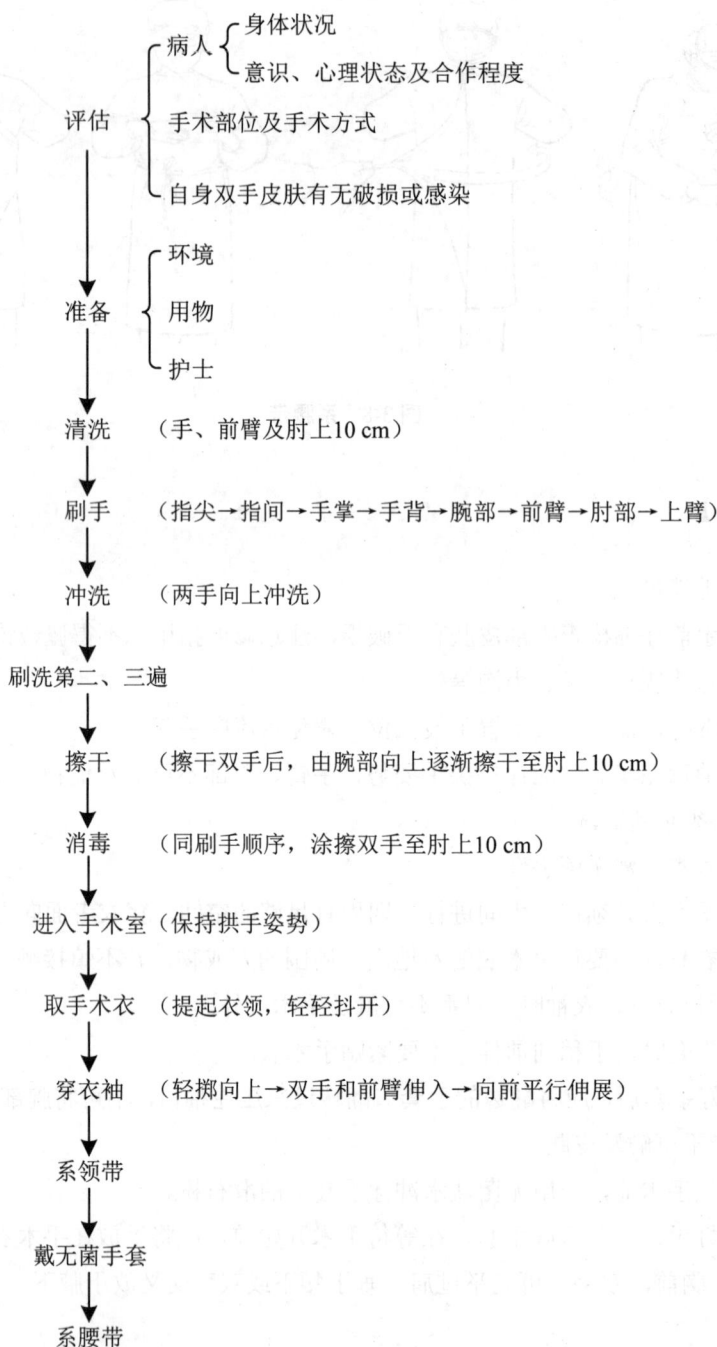

图 3-9　操作流程

【课外延伸】

一、学习反思

1. 手术人员在手术前正确的操作是（　　）。
  - A. 用口罩遮住口唇，鼻外露
  - B. 刷手后冲洗时手指朝下
  - C. 从手指向上刷到平肘关节处
  - D. 刷手后无菌毛巾要来回擦拭手臂
  - E. 感染手术后必须重新刷手才能进行下一台手术

2. 刷手之后，双手的活动范围是（　　）。
  - A. 腰以上，肩以上，背部
  - B. 腰以下，肩以下，背部
  - C. 腰以下，肩以上，背部
  - D. 腰以上，肩以下，胸部
  - E. 腰以下，肩以上，胸部

3. 外科刷手范围包括双手、前臂及肘关节以上（　　）。
  - A. 2 cm
  - B. 5 cm
  - C. 10 cm
  - D. 15 cm
  - E. 20 cm

4. 用肥皂水刷手，下列说法正确的是（　　）。
  - A. 注意甲沟清洁
  - B. 自指尖至肘关节
  - C. 肘关节置于最高位
  - D. 冲洗时应自上而下至手
  - E. 反复冲洗 2 次

5. 已穿好无菌手术衣，戴好无菌手套，手术未开始，双手应置于（　　）。
  - A. 腹部
  - B. 腋下
  - C. 胸前部
  - D. 自然下垂
  - E. 往后背

二、小组训练

病人，男，22 岁。无手术史，吸烟史 3 年，因转移性右下腹痛 2 h 入院，拟诊为急性阑尾炎穿孔并发腹膜炎，拟在蛛网膜下隙阻滞麻醉下行急诊手术。

作为手术室护士，请做好手术准备。

四人一组，其中 3 人分别扮演病人、巡回护士、手术护士，模拟完成以上工作情景，另一位同学根据操作评分标准（表3-1）进行打分。四人互换角色（每人需完成巡回护士、手术护士两个角色）分别完成操作后，根据评分标准共同讨论评析。

表 3-1　手术室护士的准备操作评分标准

项目		考核要点	分值	得分	扣分原因
评估		（1）病人的身体状况	2		
		（2）病人的意识、心理状态及合作程度	2		
		（3）手术部位及手术方式	2		
		（4）自身双手皮肤有无破损或感染	2		
准备	环境	清洁安静、温度适宜	4		
	用物	用物齐全、准确	6		
	护士	换洗手衣，上衣扎入裤中，戴口罩、手术帽，修剪指甲	6		
实施	外科手消毒	（1）清洗手、前臂及上臂方法正确	4		
		（2）刷洗方法、顺序、范围、时间正确	6		
		（3）冲洗方法正确	4		
		（4）刷洗 3 遍	4		
		（5）擦干方法正确	4		
		（6）消毒方法、范围及次数正确	6		
		（7）手臂置于胸前保持拱手姿势	4		
	穿无菌手术衣、戴无菌手套	（1）取手术衣方法正确	4		
		（2）穿衣袖方法正确	4		
		（3）巡回护士系领带方法正确	4		
		（4）戴无菌手套方法正确	6		
		（5）巡回护士协助系腰带方法正确	6		
		（6）双手放在手术衣胸前的夹层或双手互握置于胸前	4		
质量		（1）操作熟练，手法正确	6		
		（2）严格遵循无菌操作原则	6		
		（3）规定时间内完成（20 min 内）	4		
总分			100		

实训四　常用手术体位安置

【学习目标】

（1）能正确安置常用手术体位。

（2）能说出操作过程中的注意事项和各种体位的适用范围。

【情景导入】

> 病人，男性，57岁。患有左侧腹股沟斜疝，1h前背重物时疝块突然增大、不能回纳，疝块紧张发硬伴疼痛和压痛。考虑其可能是难复性疝，需立即手术。
>
> 病人已到手术间，请为其安置手术体位。

【实战演练】

一、评估

（1）评估病人的病情、意识状态及合作程度。

（2）评估病人对手术的认知程度。

（3）评估手术的部位、麻醉方式。

二、准备

（1）环境准备：手术间宽敞、明亮，符合无菌要求。

（2）用物准备：万能手术床及全部配件、小垫枕、气圈垫数个。

（3）护士准备：更换手术室衣服，洗手，戴口罩、无菌帽。

三、实施

1. 核对、解释

核对病人的姓名、床号、性别、年龄及手术部位，解释手术对疾病治疗和康复的重要性。

2. 安置体位

（1）水平仰卧位：病人平卧在手术台上，两臂伸直平放身旁，用中单将两臂固定，膝下垫一软枕,用固定带将两膝关节固定。此体位适用于胸壁及一般腹部手术,如图4-1所示。

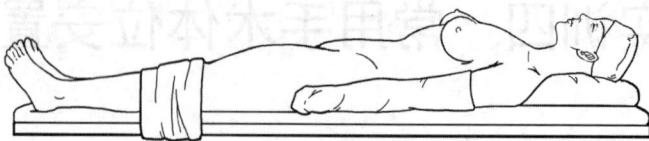

图4-1　水平仰卧位

下面几种手术也是以仰卧位为主,但又有各自特点:

① 乳房手术。病人仰卧位,患侧肩背下垫软枕,上臂外展伸直,固定于臂板上,如图4-2所示。

② 甲状腺手术。在肩下垫一皮枕与肩齐,头下垫一头圈,头两侧用砂袋固定,手术床头端摇高15°~20°,托头板放低30°,保持头颈部于正中过伸位,如图4-3所示。

③ 肝、胆、胰、脾手术。须将腰桥对准剑突下肋缘处,或相当于手术野的背部。

④ 结肠、膀胱、前列腺手术。于臀下腰部垫一软枕,手术床头端摇低15~20°,肩部可用一肩托固定,以防下滑,两腿分开。

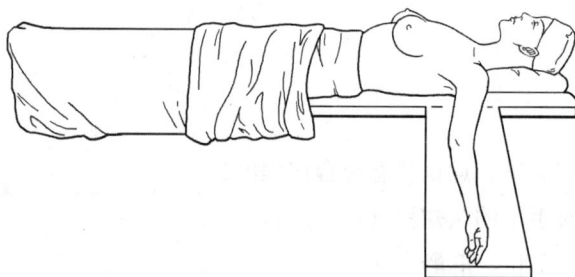

图4-2　乳房手术平卧位

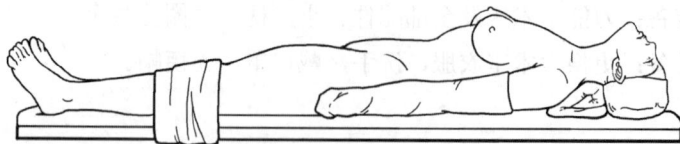

图4-3　甲状腺手术颈仰卧位

(2)侧卧位:

① 胸部手术。病人侧卧90°,患侧向上,腋下垫软枕,两臂屈肘用中单包好固定于头架旁,上方的腿稍弯曲,下方的腿伸直,两膝间垫一软枕,髋部前后置砂袋,固定于手

术床上，如图 4-4 所示。

　　② 肾脏手术。病人侧卧 90°，患侧向上，腋下垫软枕，两臂屈肘用中单包好固定于头架旁，上方腿伸直，下方腿屈曲，两膝间垫软枕，手术台腰桥对准第 11，12 肋抬高肾脏，并将手术台头侧和下段适当摇低，固定髋部和膝部，如图 4-5 所示。

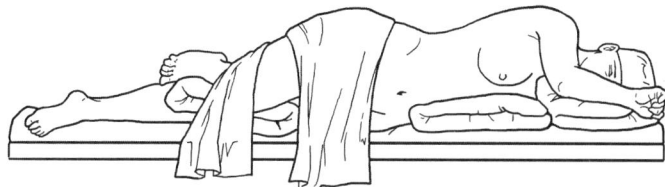

图 4-4　胸部手术侧卧位

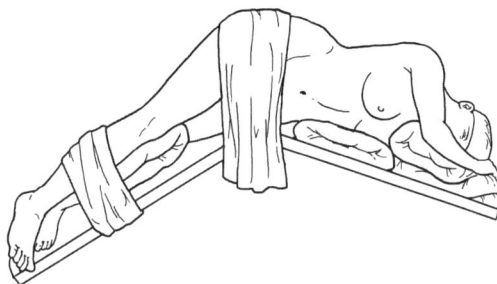

图 4-5　肾脏手术侧卧位

　　（3）俯卧位：主要用于脊柱及其他背部手术。病人俯卧，用软枕垫于胸部及耻骨下，面部偏向一侧，两臂半屈，放在头旁，或伸直放在身旁，两小腿下加软垫，用固定带固定于膝部下方，双膝关节用气圈垫起，如图 4-6 所示。颈椎部手术时，头面部应置于头架上，口鼻部位于空隙处，稍低于手术台面，如图 4-7 所示。腰椎手术时，在病人胸腹部垫一弧形拱桥，足端摇低，使腰椎间隙拉开，暴露术野，如图 4-8 所示。

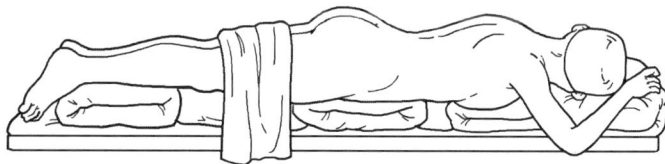

图 4-6　俯卧位

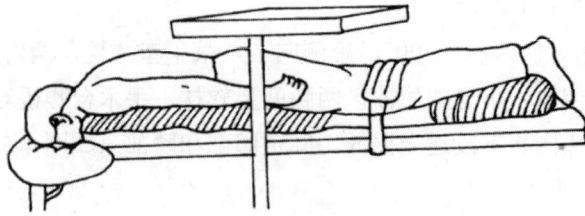

图 4-7　颈椎手术俯卧位

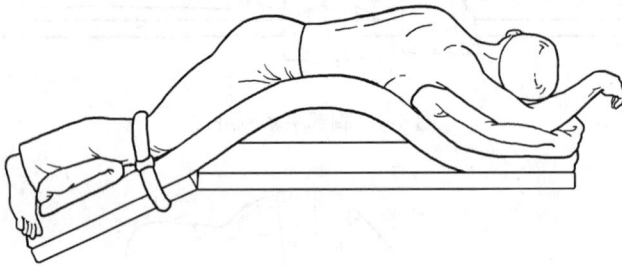

图 4-8　腰椎手术俯卧位

（4）膀胱截石位：主要用于妇科手术病人及肛管直肠病人。病人仰卧，两臂固定于身旁，下肢屈髋，膝展开，膝部架在腿架上并加以固定，臀下垫枕，抬高臀部，将手术台下段垂直落下，如图 4-9、图 4-10 所示。

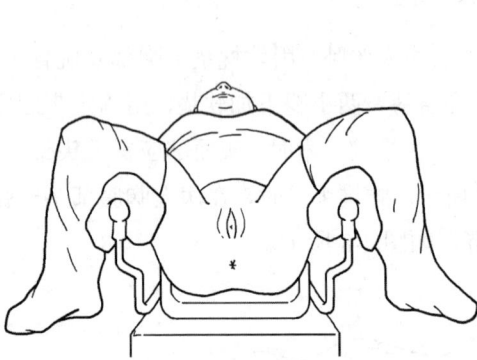

图 4-9　膀胱截石位（正面观）

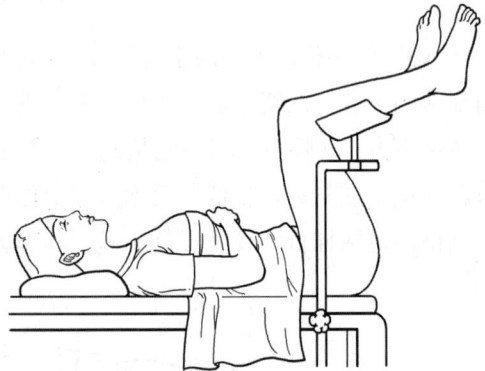

图 4-10　膀胱截石位（侧面观）

【注意事项】

（1）手术体位安置的要求：病人舒适，对呼吸、循环功能影响小，不压迫肢体和神经，手术野显露清楚，又便于手术中对病人的观察和监护。

（2）根据病人自身情况选择合适的垫枕，垫枕应柔软、平滑、富有弹性。

（3）调整体位时，注意保护各种管道，避免脱出、扭曲或受压。

（4）避免肢体过度外展或约束带过紧。

【操作流程图】

具体操作流程如图 4-11 所示。

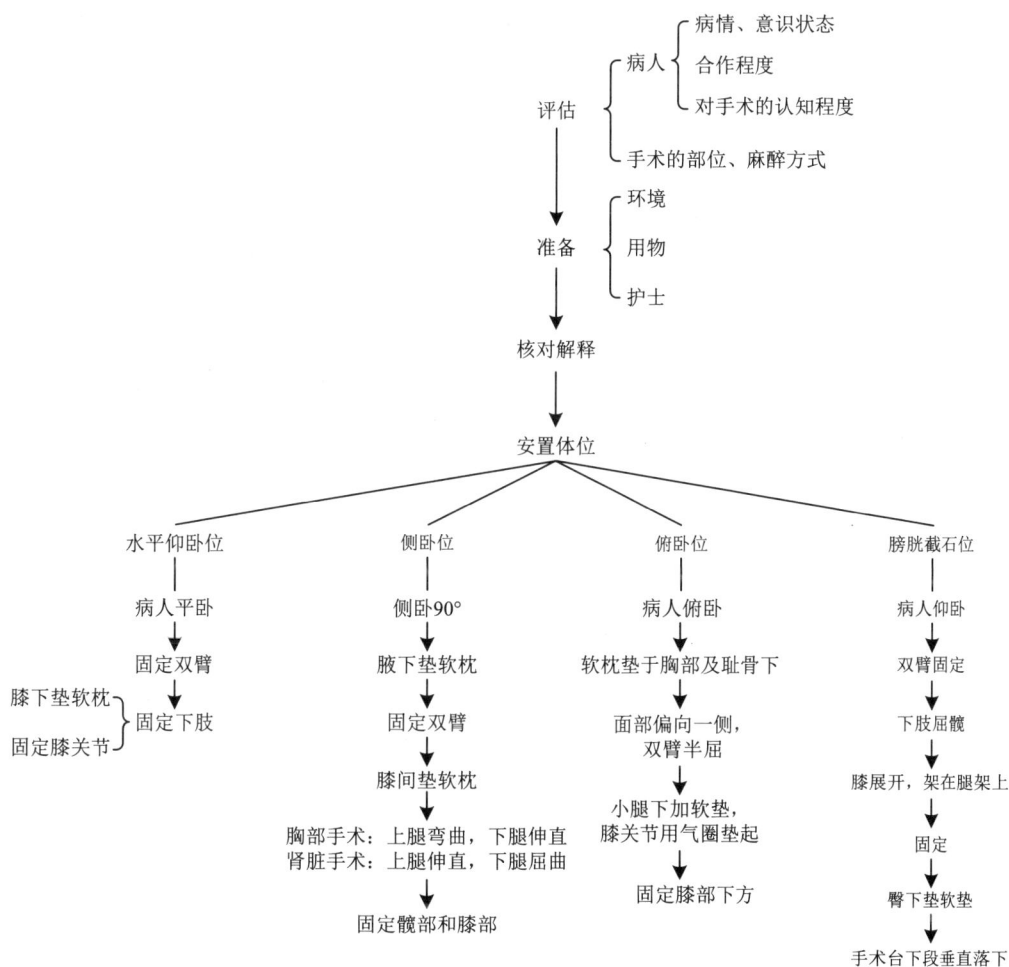

图 4-11　操作流程

【课外延伸】

一、学习反思

1. 最常用的手术体位是（　　　）。
   - A. 仰卧位
   - B. 俯卧位
   - C. 侧卧位
   - D. 膀胱截石位
   - E. 半侧卧位

2. 脊柱手术时，病人的体位应是（　　　）。
   - A. 仰卧位
   - B. 侧卧位
   - C. 俯卧位
   - D. 半坐卧位
   - E. 半侧卧位

3. 安置左侧肾脏手术体位时，错误的是（　　　）。
   - A. 取右侧卧位
   - B. 侧卧90°
   - C. 两上肢置于上下两层搁手架上
   - D. 上腿屈曲，下腿伸直
   - E. 腰桥对准第11～12肋

4. 某女性病人，诊断为肛周脓肿，拟行脓肿切开引流术，其体位应安置为（　　　）。
   - A. 仰卧位
   - B. 侧卧位
   - C. 俯卧位
   - D. 半坐卧位
   - E. 膀胱截石位

5. 下列关于手术体位的摆放原则，错误的是（　　　）。
   - A. 防止肢体受压
   - B. 充分暴露手术野
   - C. 远端关节低于近端关节
   - D. 防止体位术中移动
   - E. 保持病人正常的呼吸、循环功能

二、小组训练

> 病人，女，2年前开始出现腰部隐痛，1年前出现行走时疼痛难忍，在弯腰、咳嗽、排便等用力时疼痛加剧。诊断为腰椎间盘突出症，拟行腰椎间盘突出物摘除术。
>
> 病人已到手术间，请为其安置手术体位。

三人一组，其中2人分别扮演病人和护士，模拟完成以上工作情景，另一位同学根据操作评分标准（表4-1）进行打分。三人互换角色分别完成操作后，根据评分标准共同讨论评析。

表 4-1　常用手术体位安置操作评分标准

项目		考核要点	分值	得分	扣分原因
评估		（1）病人的病情	2		
		（2）病人的意识状态及合作程度	2		
		（3）病人对手术的认知程度	2		
		（4）手术的部位、麻醉方式	2		
准备	环境	手术间宽敞、明亮，符合无菌要求	4		
	用物	用物齐全、准确	6		
	护士	更换手术室衣服，洗手，戴口罩、无菌帽	6		
实施	核对解释	（1）核对病人的姓名、床号、性别、年龄及手术部位	4		
		（2）解释手术对疾病治疗和康复的重要性	2		
	安置体位	（1）基本体位正确	15		
		（2）四肢位置、形态正确	15		
		（3）软垫放置正确	10		
		（4）固定正确	10		
质量		（1）体位安置合理、安全、舒适，术野充分暴露	8		
		（2）无压迫处	6		
		（3）操作熟练，关爱病人，保护病人隐私	6		
总分			100		

实训五　手术区皮肤消毒与铺巾

【学习目标】

（1）能正确进行手术区皮肤消毒、铺巾的操作（以腹部手术为例）。

（2）能说出手术区消毒的范围、步骤、注意事项，铺巾的方法及要求。

（3）强化严格的无菌观念。

【情景导入】

病人，男性，53岁，溃疡病史3年。5 h前突发上腹部刀割样剧痛，后波及右下腹和全腹，伴恶心、呕吐。入院检查：P 110次/min，BP 85/55 mmHg，全腹压痛、反跳痛，呈板状腹，肠鸣音明显减弱，急诊拟剖腹探查＋溃疡穿孔修补术。

病人已进入手术间并安置好体位，请做好手术区皮肤消毒与铺巾准备。

【实战演练】

一、评估

（1）评估病人的意识状态及合作程度。

（2）评估手术部位、手术方式。

二、准备

（1）环境准备：手术间宽敞、明亮，符合无菌要求。

（2）用物准备：多功能手术床、器械车、升降器械台、0.5%的碘伏溶液、无菌棉球、消毒卵圆钳1把、无菌手术包1个（内含卵圆钳2把、布巾钳4把、手术巾4块、中单3块、剖腹单1条、弯盘1个）；将无菌手术包放置于器械车上并打开。

（3）护士准备：器械护士手消毒、穿无菌手术衣、戴无菌手套。

三、实施

1. 皮肤消毒

（1）第 1 遍消毒：先滴数滴消毒液于脐孔，然后用卵圆钳夹持浸有消毒液的棉球，以拟做切口处为中心向四周涂擦，按从上到下、从内到外的顺序涂擦。消毒范围上至乳头连线，下达耻骨联合，两侧至腋中线。

（2）再次消毒 2 遍：再次用卵圆钳夹持浸有消毒液的棉球消毒 2 遍，第 2、3 遍消毒范围不能超出第 1 遍的消毒范围。

（3）蘸干脐孔消毒液：第 3 遍消毒完毕，翻过卵圆钳，用棉球的另一侧将脐孔内的消毒液蘸干。

2. 铺无菌巾

（1）铺无菌巾：器械护士将无菌巾折边 1/3，第 1，2，3 块无菌巾的折边朝向助手，依次铺盖切口的下方、对方、上方；第 4 块无菌巾的折边朝向器械护士自己，铺盖切口的同侧，最后用 4 把布巾钳固定无菌巾，如图 5-1 所示。

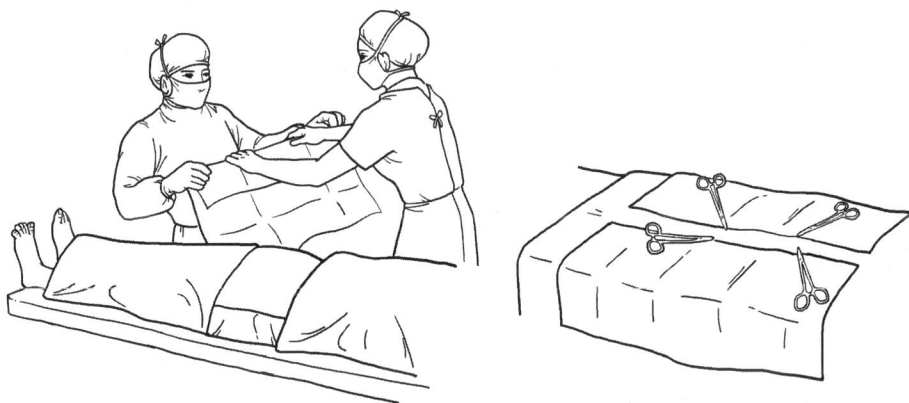

图 5-1　铺无菌巾

（2）铺中单：将 2 块无菌中单分别铺于切口的上、下方，如图 5-2 所示。

（3）铺剖腹单：将孔洞对准切口，短端向头部、长端向下肢，先铺上方再铺下方、分别展开，短端遮盖麻醉架，长端遮盖器械托盘，两侧和足端应超过手术台下方 30 cm，如图 5-3 所示。

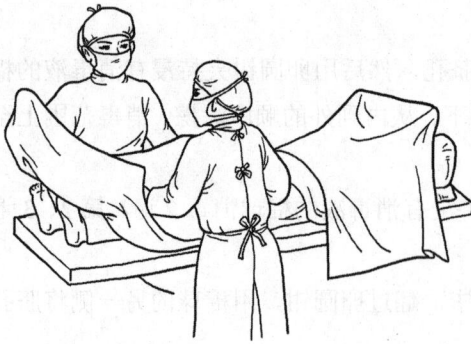

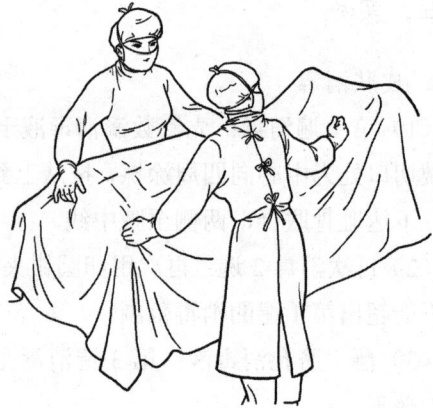

图 5-2　铺中单　　　　　　　　　　图 5-3　铺剖腹单

【注意事项】

1. 皮肤消毒

（1）无菌切口手术从内向四周涂擦，感染伤口或肛门会阴部手术从四周向中央涂擦。

（2）对面部、小儿皮肤、口腔黏膜、会阴部，可用 0.5%安尔碘消毒；植皮手术的供皮区可用酒精消毒 2～3 次。

（3）消毒范围应超过切口周围 15～20 cm 的区域。

2. 铺无菌巾

（1）一般要求手术区周围应有 4～6 层无菌单，外周至少 2 层。

（2）无菌巾一旦放下，不要移动，必须移动时，只能由内向外，不得由外向内。

（3）严格遵循铺巾顺序，方法视切口而定，原则上第 1 层无菌巾是从相对干净到较干净、先远侧后近侧的方向进行遮盖。如腹部治疗巾的铺巾顺序为先下后上，先对侧后近侧。

（4）术中布巾浸湿而失去隔离作用，应重新加盖无菌巾。

【操作流程图】

具体操作流程如图 5-4 所示。

```
            ┌ 病人 ┌ 意识状态
       评估 ┤      └ 合作程度
            │
            └ 手术部位、手术方式
              │
              ▼
            ┌ 环境
            │ 用物
       准备 ┤
            │ 护士
            └ 病人
              │
              ▼
              ┌ 先滴数滴消毒液于脐孔
    第1遍消毒 ┤
              └ 按顺序涂擦消毒
              │
              ▼
  再次消毒2遍（消毒范围不超出第一遍消毒范围）
              │
              ▼
     蘸干脐孔消毒液
              │
              ▼
            ┌ 第1，2，3块无菌巾折边朝向助手
     铺无菌巾┤
            └ 第4块无菌巾折边朝向器械护士
              │
              ▼
     铺中单 （2块分别铺于切口的上、下方）
              │
              ▼
            ┌ 孔洞对准切口
   铺剖腹单 ┤ 短端向头部、长端向下肢
            └ 短端遮盖麻醉架、长端遮盖器械托盘
```

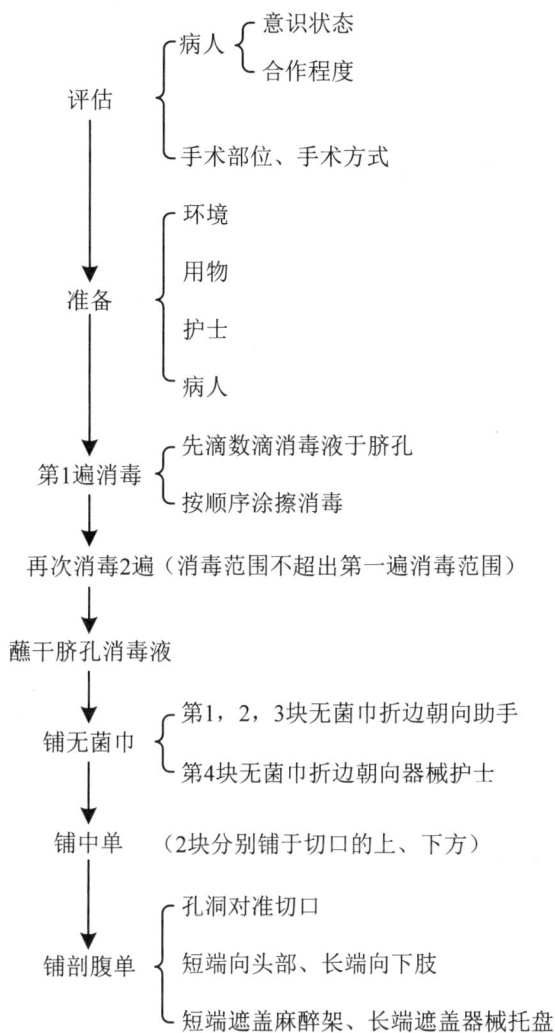

图 5-4　操作流程

【课外延伸】

一、学习反思

1. 铺剖腹单下垂应超过手术床边（　　）。

　　A．30 cm　　　　　　　　　　B．20 cm

　　C．40 cm　　　　　　　　　　D．60 cm

　　E．50 cm

2．手术区域的无菌布单覆盖的层数是（　　　）。

A．4 层　　　　　　　　　　B．6 层

C．4～6 层　　　　　　　　D．8 层

E．6～8 层

3．下列关于手术区铺盖无菌布单的说法，正确的是（　　　）。

A．无菌巾铺下后不可由内向外移动

B．开腹手术的术野区至少铺单 2 层

C．无菌单下垂手术台边缘至少 10 cm

D．术中手术巾单湿透时，应撤去重铺

E．无菌巾先铺相对不洁净区或操作者的对侧

4．手术切口四周皮肤消毒范围至少为（　　　）。

A．5～10 cm　　　　　　　B．10～15 cm

C．15～20 cm　　　　　　D．20～25 cm

E．25～30 cm

二、小组训练

病人，男，47 岁。半年前上腹部时时隐痛不适，伴反酸、嗳气，未去医院就诊，近 2 个月来上腹部疼痛明显，饮食不能缓解，食欲下降，严重消瘦。查体：贫血貌，上腹部压痛，未扪及肿块，肝脾未触及。X 线钡餐显示胃底部癌肿。入院诊断：胃癌。拟行胃癌根治术。

病人已安置好体位，请做好手术区皮肤消毒与铺巾准备。

四人一组，其中 3 人分别扮演病人、器械护士、助手，模拟完成以上工作情景，另一位同学根据操作评分标准（表 5-1）进行打分。四人互换角色（每人需完成巡回护士、手术护士两个角色）分别完成操作后，根据评分标准共同讨论评析。

表 5-1　手术区皮肤消毒与铺巾操作评分标准

项目		考核要点	分值	得分	扣分原因
评估		（1）病人的意识状态及合作程度 （2）手术部位、手术方式	2 2		
准备	环境	宽敞、明亮，符合无菌要求	4		
	用物	用物齐全、准确	6		
	护士	器械护士手消毒、穿无菌手术衣、戴无菌手套	6		

续表

项目		考核要点	分值	得分	扣分原因
实施	皮肤消毒	（1）消毒顺序正确	8		
		（2）消毒范围正确	8		
		（3）消毒次数正确	8		
	铺无菌巾	（1）递巾手法正确	8		
		（2）铺巾顺序正确	8		
		（3）无菌巾固定正确	6		
		（4）铺中单方法正确	8		
		（5）铺剖腹单方法正确	8		
		（6）剖腹单遮盖范围正确	6		
质量		（1）动作轻巧、稳重	4		
		（2）操作顺序正确	4		
		（3）全程无污染	4		
总分			100		

实训六 器械台的管理

【学习目标】

（1）能按无菌原则进行器械台管理。

（2）能说出器械台管理的原则及注意事项。

（3）强化严格的无菌观念。

【情景导入】

病人，男性，63岁，吸烟史40多年。近1个月来出现刺激性干咳，痰中带血丝，来院就诊，CT诊断为右肺中心性肺癌，需行右肺癌根治术。

请器械护士做好器械台的管理，保证手术顺利进行。

【实战演练】

一、准备

（1）器械台准备：根据手术性质及范围选择规格合适的器械台。

（2）无菌物品准备：无菌手术包、无菌器械包、无菌敷料包、无菌持物钳。

二、实施

（1）打开包布：巡回护士将无菌包放于器械台上，用手打开第1层包布，再用无菌持物钳先远后近打开第2层包布。器械护士刷手后用手打开第3层包布。

（2）铺巾：台面上无菌巾应铺4层以上，无菌巾垂下台面不少于30 cm。

（3）整理：器械护士穿无菌手术衣、戴无菌手套后，将器械分类、有序地摆放。

（4）清点：器械护士与巡回护士共同清点手术器械、敷料等物品。

（5）配合手术：手术中，器械护士正确、迅速地传递所需器械和物品，并及时收回、清洗器械，保持器械台清洁、整齐。

（6）核对：关闭切口前，器械护士与巡回护士共同核对术中所用的器械、敷料等。

【注意事项】

（1）必须严格保持器械台上的无菌要求，台缘下应视为污染区，不可将器械物品置于其外缘，无菌台面如被水或血浸湿，应及时加盖无菌巾以保持无菌效果。

（2）术中已被污染的器械或物品不能再放回原处，如术中接触胃肠道等污染的器械应放置于弯盘容器内，勿与其他器械接触。

（3）已铺置未用的无菌器械台保留时间为 4 h。

【操作流程图】

具体操作流程如图 6-1 所示。

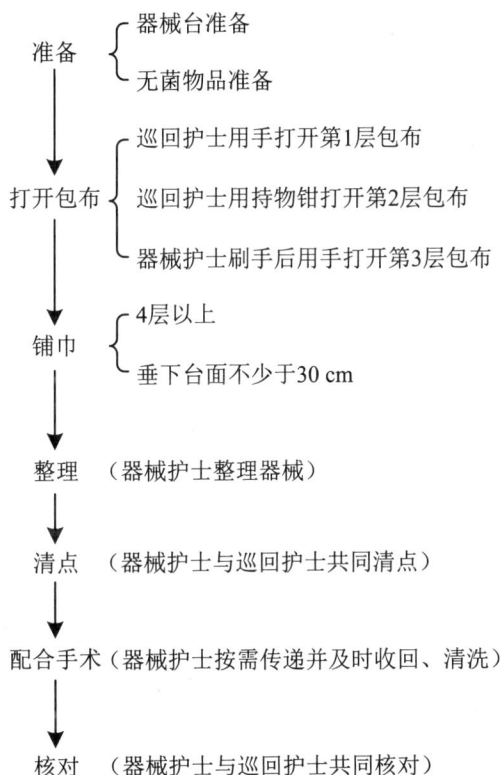

图 6-1　操作流程

【课外延伸】

一、学习反思

1. 器械护士与巡回护士共同的重要职责是（　　）。

    A. 术中观察病情　　　　　　　　　B. 传递器械

    C. 安置手术体位　　　　　　　　　D. 清点器械和敷料

    E. 术后清洗器械

2. 铺无菌器械台，无菌包布下垂距台缘不少于（　　）。

    A. 20 cm　　　　　　　　　　　　B. 25 cm

    C. 30 cm　　　　　　　　　　　　D. 35 cm

    E. 40 cm

3. 已铺好的无菌器械台的有效期为（　　）。

    A. 1 h　　　　　　　　　　　　　B. 2 h

    C. 3 h　　　　　　　　　　　　　D. 4 h

    E. 5 h

4. 手术台上器械坠落后，下列处理方式错误的是（　　）。

    A. 不得再使用　　　　　　　　　　B. 应计数

    C. 暂不拿出手术间　　　　　　　　D. 核实无误后，方可关闭胸、腹腔

    E. 冲洗后再用

5. 清点器械、敷料、缝针等应在（　　）。

    A. 手术前　　　　　　　　　　　　B. 手术进行中

    C. 胸、腹腔手术及深部手术关闭前　　D. 手术后

    E. 手术前和胸、腹腔及深部手术关闭前

二、小组训练

> 病人，女，31 岁。在一次体检时妇科检查宫颈刮片阳性，经阴道镜下宫颈活检，确诊为"宫颈原位癌"。拟行宫颈锥切术。
>
> 请器械护士做好器械台的管理，配合手术的顺利进行。

三人一组，其中 2 人分别扮演器械护士和巡回护士，模拟完成以上工作情景，另一位同学根据操作评分标准进（表 6-1）行打分。三人互换角色分别完成操作后，根据评分标准共同讨论评析。

表 6-1 器械台的管理操作评分标准

项目		考核要点	分值	得分	扣分原因
准备	器械台	器械台规格适合	5		
	无菌物品	无菌手术包及其他无菌用物准备齐全、准确	5		
实施	打开包布	打开方法正确，无污染	15		
	铺巾	层数及下垂长度正确	12		
	整理	器械分类、有序摆放	10		
	清点	器械护士与巡回护士共同清点手术器械、敷料等物品	10		
	配合手术	（1）正确、迅速地传递器械和物品	8		
		（2）及时收回、清洗器械	7		
		（3）器械台清洁、整齐	6		
	核对	关闭切口前，共同核对器械、敷料等	10		
质量		（1）无菌观念强	6		
		（2）操作熟练、规范	6		
总分			100		

实训七　更换敷料

【学习目标】

（1）掌握更换敷料的原则及方法。

（2）能熟练进行伤口敷料更换，并能正确地对病人和家属进行沟通和指导。

【情景导入】

王先生，33岁，3天前因背部脓肿，在门诊行脓肿切开引流术。今天复诊，医嘱：更换引流并换药。

【实战演练】

一、评估

（1）评估病人的病情、意识状态、心理状态及合作程度。

（2）了解伤口深浅、大小及有无出血、分泌物、坏死等，敷料有无渗血、渗液。

（3）评估病人及家属对伤口护理的知晓程度。

二、准备

（1）环境准备：环境清洁，光线明亮，温度适宜。

（2）用物准备：托盘内盛物：无菌换药碗（盘）2个、无菌镊子2把、纱布、乙醇棉球、盐水棉球、各种伤口用药、棉签、胶布、松节油、弯盘（特殊伤口需准备剪刀、探针、刮匙、引流物等）。

（3）护士准备：洗手，戴口罩，必要时戴手套。

三、实施

（1）核对解释：核对病人床号、姓名，向病人解释操作的目的，取得病人的理解及配合。

（2）帮助病人取舒适体位，充分暴露伤口，注意保暖，必要时屏风遮挡。

（3）揭除敷料：用手揭去外层敷料（伤口有渗血或渗液时戴手套），放在弯盘内，污面向上，再用镊子揭除内层敷料，必要时用盐水浸湿后揭下。揭去胶布时，方向与伤口纵轴方向平行。

（4）清理伤口：双手执镊操作，右手镊子接触伤口，左手镊子传递无菌物品，两镊子不可交叉使用。用乙醇棉球由内到外消毒伤口周围皮肤 2 遍（感染伤口应由外到内），再用盐水棉球轻拭伤口。

（5）根据伤口正确选用药物、纱布或引流物。

（6）覆盖和固定敷料：用无菌纱布覆盖伤口，用胶布或绷带固定。

（7）终末处理：① 协助病人取舒适卧位，整理床单位；② 用物分类消毒、处理；③ 洗手、脱口罩；④ 记录病人及伤口情况。

【注意事项】

（1）严格执行无菌操作原则。

（2）观察伤口深度、坏死组织的形态质量、肉芽增生是否健康、周围组织是否肿胀、皮肤周围是否正常。

（3）根据具体伤口性质选择合适的消毒溶液和细菌敏感药物，对症处理伤口。

（4）无菌伤口从内到外，由切口往周围皮肤自上而下消毒。

（5）感染伤口从外到内，自伤口周围皮肤开始向伤口中心进行消毒。

（6）包扎伤口时要保持良好的血液循环。

（7）敷料潮湿、松脱时应及时更换。

【操作流程图】

具体操作流程如图 7-1 所示。

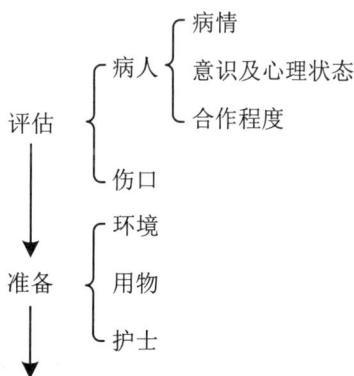

核对解释

↓

安置体位 — 舒适
　　　　 — 暴露伤口

↓

伤口处理 — 揭除敷料、观察
　　　　 — 清理伤口
　　　　 — 覆盖、固定

↓

终末处理 — 安置病人
　　　　 — 处理用物
　　　　 — 洗手、记录

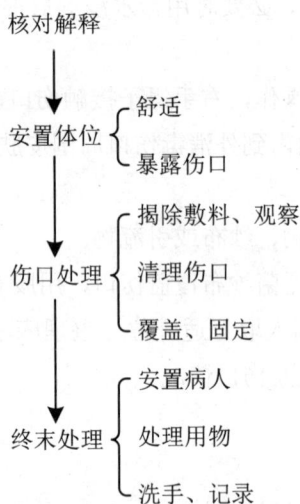

图 7-1　操作流程

【课外延伸】

一、学习反思

1. 在为病人更换敷料观察肉芽组织生长情况时，下列描述为正常肉芽组织的是（　　）。

　　A. 表面光滑晶亮　　　　　　　　B. 粉红色

　　C. 质软色灰暗　　　　　　　　　D. 分泌物多

　　E. 触之易出血

2. 肉芽组织水肿的伤口换药宜用（　　）。

　　A. 0.02%呋喃西林　　　　　　　B. 优琐溶液

　　C. 3%氯化钠　　　　　　　　　　D. 3%过氧化氢

　　E. 2%硝酸银

3. 下列换药的操作，错误的是（　　）。

　　A. 外层敷料可用手揭除　　　　　B. 内层敷料应用镊子揭除

　　C. 拿双镊的目的是便于污染后更换　D. 敷料与伤口粘连时宜浸湿后再揭除

　　E. 根据伤口情况选择湿敷药液

4. 伤口换药用过的器械物品一般的处理措施是（　　）。

　　A. 先清洗后浸泡　　　　　　　　B. 先浸泡后清洗

　　C. 先清洗后灭菌　　　　　　　　D. 先清洗后浸泡再灭菌

　　E. 先浸泡后清洗再灭菌

5. 为铜绿假单胞杆菌感染病人的伤口换药时，操作错误的是（　　）。

　　A. 换药用品应专用　　　　　　　　B. 污染敷料应及时倒掉

　　C. 应穿隔离衣戴手套　　　　　　　D. 用过的器械应单独处理

　　E. 换药后严格洗手防止交叉感染

二、小组训练

> 病人，男性，28 岁，数天前因爬山跌倒，不慎被锐器刺伤右小腿中部，伤口约 3 cm，自行包扎后未及时就诊。现因伤口流脓，来院就诊。医嘱：伤口护理。

　　三人一组，其中 2 人分别扮演病人和护士，模拟完成以上工作情景，另一位同学根据操作评分标准（表 7-1）进行打分。三人互换角色分别完成操作后，根据评分标准共同讨论评析。

表 7-1　更换敷料操作评分标准

项目		考核要点	分值	得分	扣分原因
自身素质		仪表端庄、着装整齐	2		
评估		（1）病人的病情、意识状态、心理状态及合作程度	2		
		（2）伤口情况	2		
		（3）病人及家属的认知	2		
准备	环境	清洁、明亮	2		
	用物	用物齐全、准确	2		
	护士	洗手、戴口罩	2		
实施	核对解释	（1）核对姓名、床号	2		
		（2）解释操作目的	2		
	安置体位	体位舒适、暴露伤口、注意保暖	4		
	伤口处理	（1）揭除内、外层敷料方式正确	6		
		（2）胶布揭除方法正确	4		
		（3）内层敷料浸湿后揭除	4		
		（4）清理伤口两镊无交叉使用	6		
		（5）乙醇棉球消毒方法正确	6		
		（6）盐水棉球轻拭伤口	6		
		（7）正确选用药物、纱布或引流物	6		
		（8）纱布覆盖正确	6		
		（9）固定正确	6		

项目		考核要点	分值	得分	扣分原因
实施	终末处理	（1）安置病人妥当	3		
		（2）用物处理恰当	3		
		（3）洗手、脱口罩	3		
		（4）记录	3		
	质量	（1）操作熟练，手法正确，符合无菌操作原则	6		
		（2）程序正确	4		
		（3）动作轻柔、细致、敏捷	3		
		（4）规定时间内完成（10 min）	3		
总分			100		

实训八　T形管引流护理

【学习目标】

（1）掌握 T 形管引流护理的操作步骤及注意事项。

（2）能熟练完成 T 形管引流护理，并能与病人进行有效的沟通。

【情景导入】

病人，女性，51 岁，因急性梗阻性化脓性胆管炎行急诊"胆总管切开取石＋T 形管引流术"。术后第 4 天，病人反映食欲好，大便正常，无腹痛。医嘱：更换引流袋。

【实战演练】

一、评估

（1）评估病人的病情、意识状态、心理状态及合作程度。

（2）评估手术切口及引流口的情况。

（3）评估病人对 T 形管引流护理相关知识的认知程度。

二、准备

（1）环境准备：清洁、安静、光线适宜、屏风遮挡。

（2）用物准备：一次性引流袋、别针、血管钳、无菌手套、治疗巾、消毒剂、棉签、纱布、弯盘等。

（3）护士准备：洗手，戴口罩。

三、实施

（1）核对、解释：核对病人姓名及床号，向病人解释操作的目的，取得病人的理解及配合。

（2）安置体位：病人取平卧或舒适体位，充分暴露引流管。

（3）观察：观察引流是否通畅，T 形管内是否有血块、异物或结石等；观察引流液的颜色、量和性质；观察引流管有无破损、脱出，与引流管连接是否完好。

（4）铺巾、夹管：铺无菌治疗巾于 T 形管与引流袋连接处，用血管钳夹闭 T 形管。

（5）分离 T 形管：戴手套，分离 T 形管与引流袋，用棉签消毒 T 形管接口，范围 2～3 cm。置引流袋于污物桶，脱手套，消毒双手。

（6）更换引流袋：打开引流袋外包装，检查引流袋及其接管是否完好，再次消毒 T 形管接口，取下新引流袋接头保护帽，连接 T 形管与引流袋。松开血管钳，挤压引流管，检查引流是否通畅。

（7）妥善固定：妥善固定 T 形管及引流袋，避免 T 形管移位、脱出。注意引流袋的位置不能高于病人插管口的平面，也不宜放置过低；管的长度、松紧应适宜。

（8）终末处理：① 协助病人取舒适卧位，整理床单位，询问病人的感受；② 用物分类消毒、处理；③ 洗手、脱口罩；④ 正确记录引流液的量及性质。

【注意事项】

（1）注意观察及保护 T 形管周围皮肤，为防胆汁浸润皮肤可涂抹氧化锌软膏。

（2）注意病人生命体征及腹部体征的变化，如有发热、腹痛，提示有感染或胆汁渗漏可能，应及时报告医生。

（3）保持通畅：保持 T 形管管道通畅，随时注意观察，避免 T 形管受压和扭曲、折转成角，经常挤捏 T 形管，避免管道堵塞。

（4）防止逆流：搬动病人时，应安装好引流袋，先夹住 T 形管。引流袋内胆汁较多时，应及时倾倒，以防因液面过高导致逆行感染或引流袋过重掉落导致 T 形管脱出。

（5）注意观察记录：① 注意观察胆汁的量、颜色、性质，正常成年人胆汁为金黄色，500～800 mL/日；② 注意保持置管部位的洁净，如有渗液应及时更换敷料；③ 每日定时记录引流量。

（6）注意更换引流袋时，常规消毒接头处，严格执行无菌操作。

（7）T 形管放置时间一般为 2 周。如果引流量维持在 200～300 mL/日、病人体温正常、黄疸消退、食欲增加、大便颜色正常、无腹痛等不适，可以拔管。

（8）拔管护理：

① 拔管前，试夹管 2～3 日，观察病人有无不适。如有条件，应做 T 形管造影，证实胆道通畅，开放引流管 24 h 以上，使造影剂完全排出，再次夹管 2～3 日，仍无症状可遵医嘱拔管。

② 拔管后，应观察伤口有无渗液，病人有无出现发热、黄疸、腹痛、食欲下降、大便颜色改变等情况，如果有，要及时报告医生处理。

【操作流程图】

具体操作流程如图 8-1 所示。

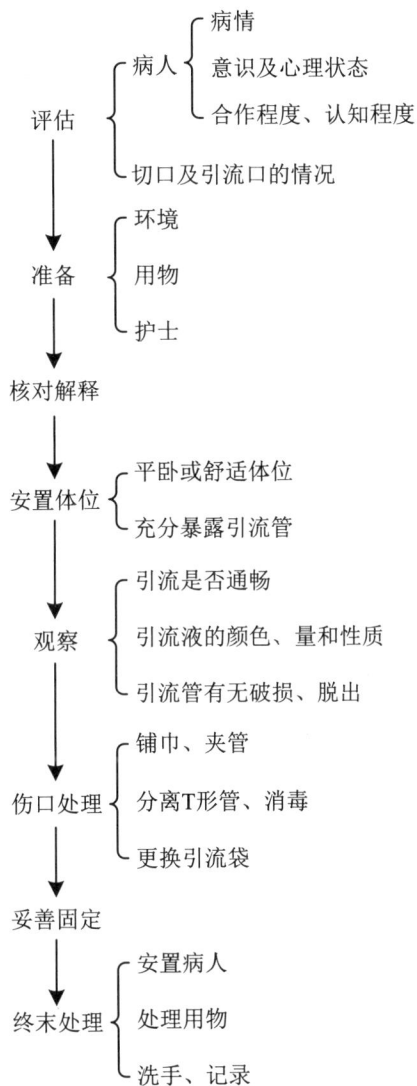

评估
- 病人
  - 病情
  - 意识及心理状态
  - 合作程度、认知程度
- 切口及引流口的情况

准备
- 环境
- 用物
- 护士

核对解释

安置体位
- 平卧或舒适体位
- 充分暴露引流管

观察
- 引流是否通畅
- 引流液的颜色、量和性质
- 引流管有无破损、脱出

伤口处理
- 铺巾、夹管
- 分离T形管、消毒
- 更换引流袋

妥善固定

终末处理
- 安置病人
- 处理用物
- 洗手、记录

图 8-1 操作流程

【课外延伸】

一、学习反思

1. 胆道术后病人在 T 形管拔管前，下列护理措施必不可少的是（　　　）。

　　A. 无菌盐水冲洗　　　　　　　　　　B. B 超检查

C. 应用抗生素　　　　　　　　D. 试夹管 2~3 天

E. 检查学胆红素

2. 胆总管引流术后，T 形管引流胆汁过多常提示（　　）。

A. 肝细胞分泌亢进　　　　　　B. 胆管分泌胆汁过多

C. 胆道下端梗阻　　　　　　　D. 胆囊浓缩功能减退

E. 十二指肠反流

3. 下列选项可提示行 T 形管引流病人胆道远端通畅的是（　　）。

A. 腹痛和黄疸减轻，引流量增加

B. 体温正常，引流量增加

C. 上腹胀痛，引流量骤减

D. 黄疸消退，引流量增多，食欲无变化

E. 食欲好转，黄疸消退，引流量减少

4. 下列关于 T 形管引流的护理，不正确的是（　　）。

A. 通常留置 3~5 天　　　　　　B. 妥善固定

C. 观察引流液的量和性质　　　D. 必要时可用无菌盐水冲洗导管

E. 拔管前须试夹管 2~3 天

5. 某女性病人，因胆石症入院行胆囊切除术、胆总管切除术，术中放置 T 形管。护士向病人家属解释时，应说明使用 T 形管的首要目的是（　　）。

A. 促进伤口引流　　　　　　　B. 引流胆汁和减压

C. 促进冲洗胆道的途径　　　　D. 阻止胆汁进入腹膜腔

E. 将胆汁进入十二指肠的量减至最少

二、小组训练

> 病人，女性，43 岁。因"右上腹疼痛伴尿黄半月，加重伴发热 10 h"入院。体格检查：T 38.7℃，P 112 次/min，BP 100/86 mmHg，精神萎靡，巩膜黄染，右上腹压痛、反跳痛明显。血常规示：WBC $22×10^9$/L，中性粒细胞 90%。B 超：胆总管下端结石伴梗阻。临床诊断为：急性重症胆管炎。行"胆总管切开取石＋T 形管引流术"。术后第 2 天，病人无发热、腹痛，黄疸减轻，1 日前引流胆汁约 500 mL，较清亮。医嘱：更换引流袋。

三人一组，其中 2 人分别扮演病人和护士，模拟完成以上工作情景，另一位同学根据操作评分标准（表 8-1）进行打分。三人互换角色分别完成操作后，根据评分标准共同讨论评析。

表 8-1 Ｔ形管引流护理操作评分标准

项目		考核要点	分值	得分	扣分原因
自身素质		仪表端庄、着装整齐	2		
评估		（1）病人的病情、意识状态、心理状态及合作程度	2		
		（2）切口及引流口情况	2		
		（3）病人的认知情况	2		
准备	环境	清洁、安静、光线适宜、屏风遮挡	2		
	用物	用物齐全、准确	4		
	护士	洗手、戴口罩	2		
实施	核对解释	（1）核对姓名、床号	2		
		（2）解释操作目的	2		
	安置体位	（1）平卧或舒适体位	2		
		（2）充分暴露引流管	2		
	观察	（1）引流是否通畅	2		
		（2）引流液的颜色、量和性质	2		
		（3）引流管是否脱出、缺损	2		
	更换引流袋	（1）铺治疗巾	3		
		（2）夹闭Ｔ形管	4		
		（3）断开连接，消毒管口	6		
		（4）检查新引流袋	3		
		（5）再次消毒Ｔ形管	6		
		（6）连接新引流袋	4		
		（7）松开血管钳	4		
		（8）检查引流是否通畅	6		
		（9）妥善固定	6		
	终末处理	（1）安置病人妥当	3		
		（2）用物处理恰当	3		
		（3）洗手、脱口罩	3		
		（4）正确记录引流情况	3		
质量		（1）操作熟练，手法正确，符合无菌操作原则	6		
		（2）程序正确	4		
		（3）关爱病人，沟通有效	3		
		（4）规定时间内完成（8 min 内）	3		
总分			100		

实训九 脑室引流护理

【学习目标】

（1）掌握脑室引流护理的操作步骤及注意事项。

（2）能熟练完成脑室引流护理，并能与病人进行有效的沟通。

【情景导入】

患儿，女，9岁，因"突然剧烈头痛伴呕吐2天"入院。患儿家长诉1个月来，患儿经常出现不明原因头痛。体格检查：P 89次/min，BP 110/70 mmHg，R 15次/min，神志清楚，哭闹不安，双侧瞳孔等大、等圆，光反射正常。无颈抵抗。肺、心未发现明显异常，腹平坦，全腹无压痛。闭目难立征（＋）。头颅CT见第四脑室占位，伴幕上脑室扩大。拟行手术治疗。术前给予脑室穿刺外引流。现需更换引流瓶，请实施护理措施。

【实战演练】

一、评估

（1）评估病人的病情、意识状态及合作程度。

（2）评估引流的位置及种类。

（3）评估手术部位敷料有无渗血、渗液。

二、准备

（1）环境准备：清洁、安静、光线适宜。

（2）用物准备：一次性引流装置、血管钳、无菌手套、治疗巾、消毒剂、棉签、纱布、弯盘等。

（3）护士准备：洗手，戴口罩。

三、实施

（1）核对、解释：核对病人姓名及床号，向病人解释操作的目的，取得病人的理解及配合（对于昏迷病人，应告知家属）。

（2）安置体位：病人取舒适平卧位，充分暴露引流管与引流瓶连接处。

（3）铺巾、夹管：戴手套，铺无菌治疗巾于引流管下，用血管钳夹住引流管近端。

（4）消毒：消毒引流管接口处、接口上及下各 2.5 cm。

（5）分离：用无菌纱布裹住连接处，分离引流管和引流瓶接头。

（6）重建引流：再次消毒引流管管口，将新的引流瓶与引流管连接。

（7）检查：松开血管钳，观察引流是否通畅。

（8）妥善固定：引流管开口应高于侧脑室平面 10～15 cm，并将其妥善固定。

（9）终末处理：① 协助病人取舒适卧位，整理床单位；② 引流液按医院规定处理，引流瓶放入指定垃圾桶集中处理；③ 洗手、脱口罩；④ 正确记录引流液的量及性质。

【注意事项】

（1）保持引流通畅：引流管不可受压、扭曲及打折。

（2）注意引流速度和量：不可随意调整引流瓶的高度，位置过高影响脑室引流，使颅内压升高；位置过低则可导致病人头痛、恶心、呕吐等低颅压症状。每日引流量以不超过 500 mL 为宜。

（3）观察和记录引流情况：正常脑脊液无色、透明、无沉淀。若有大量鲜血提示脑室内出血；若引流液变浑浊，提示可能为颅内感染。

（4）严格执行无菌操作：每日更换引流瓶，更换时先夹闭引流管，以防脑脊液逆流。

（5）拔管护理：引流管放置一般不超过 5～7 天，开颅手术后脑室引流管一般放置3～4 天，拔管前，应试夹闭引流管，观察有无颅内压增高征象。拔管后如有脑脊液外漏，应及时通知医生。

【操作流程图】

据图操作流程如图 9-1 所示。

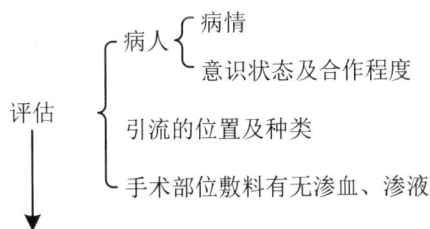

```
                    ┌ 环境
              准备  ┤ 用物
                    └ 护士
                      ↓
                   核对解释
                      ↓
                    ┌ 舒适平卧位
              安置体位┤
                    └ 充分暴露引流管与引流瓶连接处
                      ↓
                    ┌ 铺无菌巾于引流管下
            铺巾、夹管┤
                    └ 用血管钳夹住引流管近端
                      ↓
                    消毒
                      ↓
                    分离
                      ↓
                   重建引流
                      ↓
                    检查
                      ↓
                   妥善固定
                      ↓
                    ┌ 安置病人
              终末处理┤ 处理用物
                    └ 洗手、记录
```

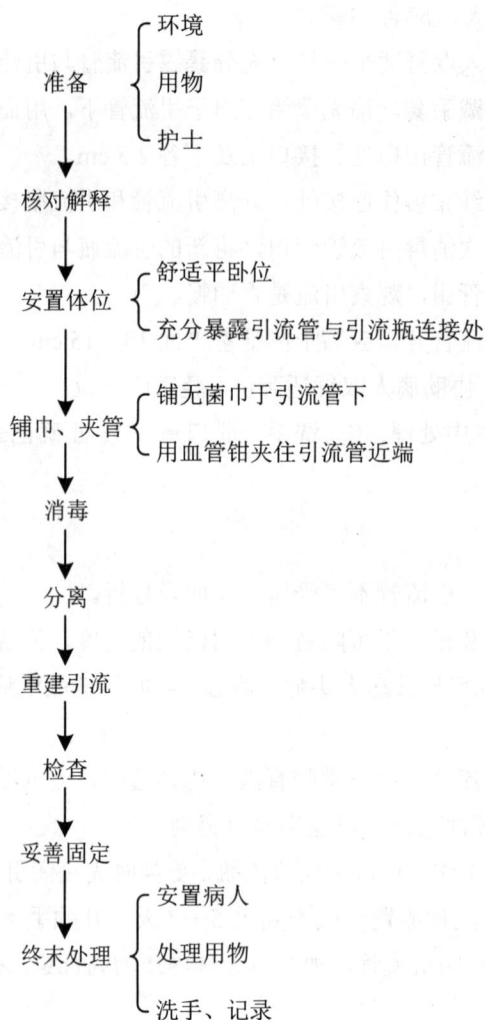

图 9-1 操作流程

【课外延伸】

一、学习反思

1. 下列关于脑室外引流的护理措施，错误的是（   ）。

    A．引流管高于侧脑室平面 10～15 cm

    B．引流量以每日不超过 500 mL 为宜

    C．每天更换引流袋时先夹住引流管

    D．如果引流管堵塞，应立即用盐水冲洗

    E．拔管前应行头颅 CT 检查，并夹闭引流管

2. 判断脑室引流管是否通畅的简单有效的方法是（　　　）。

    A．病人病情是否缓解

    B．是否有引流液

    C．管内液面随病人呼吸、脉搏上下波动

    D．引流量的多少

    E．引流管是否扭曲、受压

3. 下列关于颅内压增高脑室外引流病人的护理，错误的是（　　　）。

    A．严格无菌操作　　　　　　　　B．妥善固定引流管并确保通畅

    C．引流高度 12 cm　　　　　　　D．观察并记录脑脊液性状和量

    E．拔管前应夹管或降低引流袋

4. 脑室穿刺引流术后，一般每天引流脑脊液量不超过（　　　）。

    A．100 mL　　　　　　　　　　　B．200 mL

    C．300 mL　　　　　　　　　　　D．400 mL

    E．500 mL

二、小组训练

病人，男，50 岁，因"高血压脑出血破入脑室伴颞叶钩回疝、梗阻性脑积水、高血压 3 期（极高危险组）"入院，并在全麻下行"双侧侧脑室额角穿刺外引流"术，手术进行顺利。术后第 2 天，医嘱：更换引流瓶。作为该病人的主管护士，请完成此项操作。

三人一组，其中 2 人分别扮演病人和护士，模拟完成以上工作情景，另一位同学根据操作评分标准（表 9-1）进行打分。三人互换角色分别完成操作后，根据评分标准共同讨论评析。

表 9-1　脑室外引流护理操作评分标准

项目		考核要点	分值	得分	扣分原因
自身素质		仪表端庄、着装整齐	2		
评估		（1）评估病人的病情、意识状态及合作程度	2		
		（2）评估引流的位置及种类	2		
		（3）评估敷料有无渗血、渗液	2		
准备	环境	清洁、安静、光线适宜	2		
	用物	用物齐全、准确	4		
	护士	洗手、戴口罩	2		

项目		考核要点	分值	得分	扣分原因
实施	核对解释	（1）核对姓名、床号	2		
		（2）解释操作目的	2		
	安置体位	（1）舒适平卧位	2		
		（2）充分暴露引流管与引流瓶连接处	2		
	更换引流瓶	（1）铺治疗巾	4		
		（2）夹闭引流管正确	4		
		（3）消毒引流管范围正确	6		
		（4）分离方法正确	4		
		（5）再次消毒范围正确	6		
		（6）连接方法正确	4		
		（7）松开血管钳	4		
		（8）检查引流是否通畅	6		
		（9）妥善固定	6		
	终末处理	（1）安置病人妥当	4		
		（2）用物处理恰当	4		
		（3）洗手、脱口罩	4		
		（4）正确记录引流情况	4		
质量		（1）符合无菌操作原则	6		
		（2）操作熟练，程序正确	4		
		（3）关爱病人，沟通有效	3		
		（4）规定时间内完成（8 min 内）	3		
总分			100		

实训十　胸腔闭式引流护理

【学习目标】

（1）掌握胸腔闭式引流护理的操作步骤及注意事项。

（2）能熟练完成胸腔闭式引流的护理，并能与病人进行有效的沟通。

（3）树立严格的无菌观念。

【情景导入】

病人，男，65 岁，吸烟史 30 余年。近 2 个月出现咳嗽、间断痰中带血。肺部 CT 检查，发现左下肺占位，纤维支气管镜及活检提示：左下肺癌（鳞状上皮癌）。入院 1 周后行左下肺切除、左胸腔闭式引流术。

作为该病人的主管护士，请为其做好胸腔闭式引流的护理。

【实战演练】

一、评估

（1）评估病人的病情、意识状态及合作程度。

（2）评估引流情况。

（3）评估敷料有无渗血、渗液。

二、准备

（1）环境准备：清洁、安静、温度适宜。

（2）用物准备：胸腔闭式引流装置 1 套、无菌生理盐水 500 mL、血管钳 2 把、消毒液、棉签、无菌纱布、治疗巾、别针、弯盘等。

（3）护士准备：洗手，戴口罩。

三、实施

（1）核对解释：核对病人姓名及床号，向病人解释操作的目的，取得病人的理解及配合。

（2）安置卧位：病人取半卧位，以利于引流和呼吸。

（3）检查：① 查看引流瓶及管道有无破裂；② 查看胸腔引流瓶的消毒日期。

（4）引流瓶准备：倒无菌生理盐水 300～500 mL 于水封瓶内，使长玻璃管没入液下 3～4 cm，并标记引流瓶的水平线，注明更换日期和水量。

（5）铺巾、夹管：铺治疗巾于引流管下方，用血管钳双重夹闭引流管。

（6）消毒、分离：消毒引流管连接处、接口上下各 2.5 cm，用无菌纱布裹住连接处，分离引流管接头处。

（7）消毒、连接：再次消毒引流管的管口，连接胸腔引流管与水封瓶。

（8）检查、固定：松开血管钳，挤压引流管，观察引流是否通畅。将远端连接管用别针固定在床边，妥善放置好水封瓶。

（9）终末处理：① 协助病人取舒适的体位，了解病人的感受，整理床单位；② 清理用物：引流液按医院规定处理，引流瓶集中处理；③ 洗手，脱口罩；④ 正确记录引流液的量和性质。

【注意事项】

（1）保持引流系统的密闭：① 引流管周围用油纱布严密包裹。若引流管从胸腔滑脱，应紧急压住引流管周围的敷料或捏闭伤口处皮肤，消毒后用油纱布暂时封闭伤口，并协助医生进一步处理；若引流管连接处脱落或引流瓶破碎，应紧急双重夹闭胸腔引流管，消毒并更换引流装置。② 保持引流瓶直立，水封瓶长管没入水中 3～4 cm。③ 更换引流瓶、搬动病人或者外出检查时，需双重夹闭引流管，但漏气明显的病人不可夹闭引流管。

（2）严格执行无菌操作：① 定时更换胸腔引流瓶，并严格遵守无菌技术操作原则。② 引流瓶应低于胸壁引流口平面 60～100 cm，防止逆行感染。

（3）观察和记录引流情况：观察引流液的量、性质和颜色，如每小时引流量超过 200 mL，引流液为鲜红或暗红，连续 3 h，应及时通知医生。

（4）保持引流管通畅：① 术后病人宜安置半卧位，以利于引流；② 定时挤压引流管，防止引流管阻塞、受压、扭曲；③ 鼓励病人咳嗽、深呼吸和变换体位，以利胸腔内气体和液体的排出，促进肺复张。

（5）拔管护理：① 24 h 引流液少于 50 mL 或脓液少于 10 mL，无气体逸出，病人无呼吸困难，听诊呼吸音恢复，胸部 X 线显示肺膨胀良好，可考虑拔管；② 拔管后 24 h 内，应注意病人是否有胸闷、呼吸困难、切口漏气、渗血、渗液和皮下气肿等，发现异常时及时通知医生。

【操作流程图】

具体操作流程如图 10-1 所示。

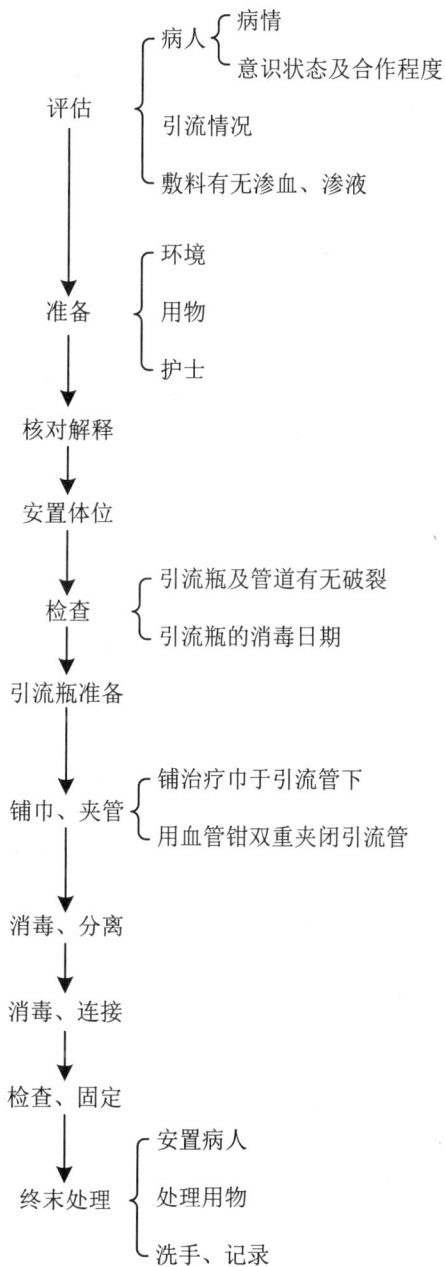

评估
- 病人
  - 病情
  - 意识状态及合作程度
- 引流情况
- 敷料有无渗血、渗液

↓

准备
- 环境
- 用物
- 护士

↓

核对解释

↓

安置体位

↓

检查
- 引流瓶及管道有无破裂
- 引流瓶的消毒日期

↓

引流瓶准备

↓

铺巾、夹管
- 铺治疗巾于引流管下
- 用血管钳双重夹闭引流管

↓

消毒、分离

↓

消毒、连接

↓

检查、固定

↓

终末处理
- 安置病人
- 处理用物
- 洗手、记录

图 10-1 操作流程

【课外延伸】

一、学习反思

1. 胸腔闭式引流管自胸壁伤口脱出，应首先（　　）。

    A. 嘱病人屏气   B. 立即重新插入

    C. 呼叫医生   D. 用手指捏紧引流管口处皮肤

    E. 更换引流管

2. 检查胸腔闭式引流是否通畅的最简单方便的方法是（　　）。

    A. 观察水封瓶中是否有引流液   B. 检查引流管是否受压

    C. 检查引流管有无扭曲   D. 观察引流管中有无血块

    E. 观察长玻管内水柱是否上下波动

3. 下列关于搬运胸腔闭式引流病人的护理，错误的是（　　）。

    A. 水封瓶不可高于胸部   B. 用 2 把血管钳夹闭引流管

    C. 嘱病人屏气   D. 引流管妥善固定

    E. 水封瓶不可倾斜

4. 胸腔闭式引流的目的不包括（　　）。

    A. 引流胸腔内积血、积液和积气   B. 恢复和保持胸膜腔内负压

    C. 保持纵隔正常位置   D. 促进患侧肺迅速膨胀，防止感染

    E. 保持引流通畅

5. 下列关于准备胸腔闭式引流装置的说法，错误的是（　　）。

    A. 水封瓶内放入无菌生理盐水   B. 水封瓶长管插入液面下 4 cm

    C. 胸腔引流管与水封瓶短管相连接   D. 水封瓶低于胸壁切口 60 cm

    E. 引流管连接处用胶布紧密固定

二、小组训练

> 病人，男，30 岁。胸部刀刺伤后半小时，出现呼吸困难、烦躁、出冷汗，入急诊科。查体：T 37.8℃，P 110 次/min，R32 次/min，BP 80/55 mmHg，口唇发绀，气管向左移位，右侧胸部有一伤口，呼吸时可闻及气体进出伤口的声音，右胸叩诊鼓音，呼吸音减弱。于局麻下行清创术及胸腔闭式引流术。作为病人的主管护士，请为其做好胸腔闭式引流护理。

    三人一组，其中 2 人分别扮演病人和护士，模拟完成以上工作情景，另一位同学根据操作评分标准（表 10-1）进行打分。三人互换角色分别完成操作后，根据评分标准共同讨论评析。

表 10-1 胸腔闭式引流护理操作评分标准

项目		考核要点	分值	得分	扣分原因
自身素质		仪表端庄、着装整齐	2		
评估		（1）评估病人的病情、意识状态及合作程度	2		
		（2）评估引流情况	2		
		（3）评估敷料有无渗血、渗液	2		
准备	环境	清洁、安静、温度适宜	2		
	用物	用物齐全、准确	4		
	护士	洗手、戴口罩	2		
实施	核对解释	（1）核对姓名、床号	2		
		（2）解释操作目的	2		
	安置体位	半卧位	2		
	更换引流瓶	（1）检查项目准确	4		
		（2）引流瓶准备正确	4		
		（3）铺治疗巾	6		
		（4）夹闭引流管正确	4		
		（5）消毒范围正确	6		
		（6）分离方法正确	4		
		（7）连接方法正确	4		
		（8）正确检查引流是否通畅	6		
		（9）妥善固定	6		
	终末处理	（1）安置病人妥当	4		
		（2）用物处理恰当	4		
		（3）洗手、脱口罩	4		
		（4）正确记录引流情况	4		
质量		（1）符合无菌操作原则	6		
		（2）操作熟练，程序正确	4		
		（3）关爱病人，沟通有效	4		
		（4）规定时间内完成（8 min 内）	4		
总分			100		

实训十一　胃肠减压护理

【学习目标】

（1）掌握胃肠减压的护理措施及注意事项。

（2）能熟练完成胃肠减压的护理，并能与病人进行有效的沟通。

【情景导入】

> 病人，女，45岁。因"突发剧烈腹痛伴腹胀、呕吐、停止排便排气1天"入院。体检：T 37.2℃，腹膨胀，下腹部广泛压痛、反跳痛，肠鸣音活跃。腹部平片提示：肠梗阻。给予胃肠减压。
>
> 作为该病人的主管护士，请为其做好胃肠减压护理。

【实战演练】

一、评估

（1）评估病人的病情、意识状态及合作程度。

（2）评估胃肠减压的时间、位置。

（3）评估引流液的颜色、性质、量。

二、准备

（1）环境准备：清洁、安静、保护隐私。

（2）用物准备：治疗巾、血管钳、棉签、松节油、乙醇、温水、20 mL 或 50 mL 注射器、负压引流袋或引流器、别针、胶布、无菌手套、石蜡油、听诊器。

（3）护士准备：洗手，戴口罩。

三、实施

（1）核对、解释：核对病人姓名及床号，向病人解释操作的目的、操作过程及操作中可能出现的不适，取得病人的配合。

（2）安置体位：协助病人取半卧位或平卧位。

（3）铺巾、夹管：戴无菌手套，于胃肠减压管连接处铺治疗巾，夹闭引流管。

（4）清洁面部：撕下旧胶布（由远至近），注意扶持胃管，防止脱出。用清水棉签清洁鼻孔，需要时用松节油、乙醇棉签擦胶布痕迹。

（5）固定：由近至远贴胶布固定。

（6）更换引流装置：换负压引流袋，根据引流的目的与引流装置的不同，调整负压。

（7）检查引流是否通畅：松开血管钳，检查引流是否通畅，如有堵塞，戴无菌手套后，用注射器抽取少量清水经胃管注入冲洗直至通畅；嘱病人张口，检查胃管是否脱入口腔或在口腔内打折。

（8）妥善固定：用安全别针将引流管固定在床单上，以防滑脱。

（9）终末处理：① 协助病人取舒适体位，整理床单位；② 清理用物：引流液按医院规定处理，引流管及引流袋放置指定位置；③ 洗手，脱口罩；④ 正确记录引流液的量和性质。

【注意事项】

（1）观察引流的颜色、性质、量，并记录 24 h 引流量。

（2）胃肠减压期间，注意观察水电解质及胃肠功能恢复情况。

（3）应每天进行口腔护理，预防口腔感染和呼吸道感染，并给予雾化吸入以保护口咽部黏膜。

（4）胃管每周更换，引流管机引流装置应每日更换 1 次。每天用生理盐水冲洗胃管 1 次，防止胃管堵塞，如有堵塞应随时冲洗。

【操作流程图】

具体操作流程如图 11-1 所示。

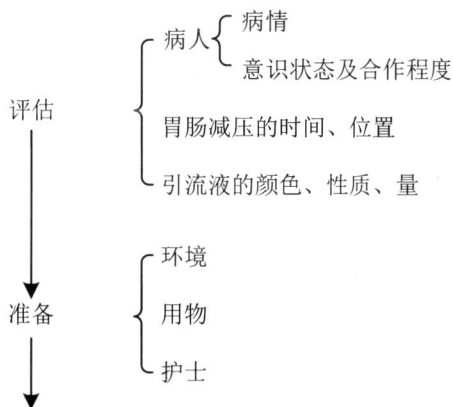

核对解释

↓

安置体位　　（半卧位或平卧位）

↓

铺巾、夹管 { 铺治疗巾于胃肠减压连接处

夹闭引流管 }

↓

清洁面部

↓

固定　　（由近至远贴胶布）

↓

更换引流装置

↓

检查引流是否通畅 { 松开血管钳，检查引流是否通畅

检查胃管是否脱入口腔或在口腔内打折 }

↓

妥善固定

↓

终末处理 { 安置病人

处理用物

洗手、记录 }

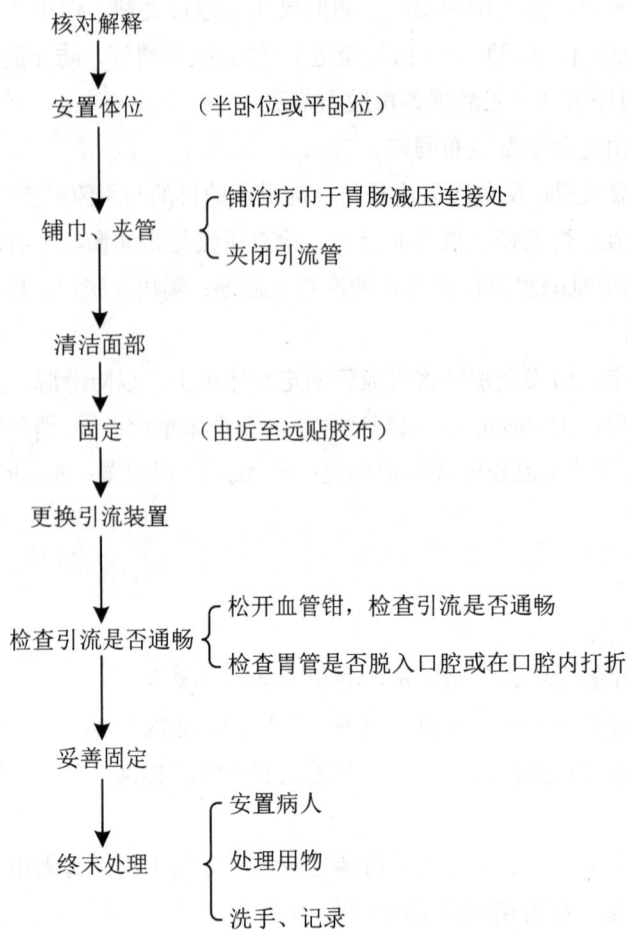

图 11-1　操作流程

【课外延伸】

一、学习反思

1. 关于胃管的护理，下列说法不正确的是（　　）。

　　A. 妥善固定，防止滑脱　　　　　　　B. 保持通畅

　　C. 注意观察引流液的颜色、性质和量　　D. 堵塞时可用大量生理盐水冲洗

　　E. 胃肠蠕动恢复后可拔除

2. 给予消化道穿孔的急腹症病人禁食、胃肠减压的主要目的是（　　）。

　　A. 减轻腹胀　　　　　　　　　　　　B. 避免消化液和食物残渣流入腹腔

　　C. 减轻腹胀和腹痛　　　　　　　　　D. 减轻腹痛

E．有利于穿孔闭合

3．胃大部切除术后第 1 日，胃管引流出鲜红色血性液 400 mL，正确的处理是（　　）。

    A．继续观察　　　　　　　　　　　B．停止胃肠减压

    C．应用止血药、输血　　　　　　　D．加快输液速度

    E．马上送手术室止血

4．下列胃肠减压的护理措施，错误的是（　　）。

    A．保持有效负压　　　　　　　　　B．注意口腔护理

    C．保证引流管通畅　　　　　　　　D．记录引流液的量和性质

    E．胃管堵塞禁止冲洗

5．腹腔手术后停止胃肠减压的主要依据是（　　）。

    A．术后 2～3 天　　　　　　　　　 B．无胃液抽出

    C．肛门排气后　　　　　　　　　　D．无腹胀、呕吐

    E．肠鸣音恢复

二、小组训练

> 　　病人，男，27 岁。腹痛、腹胀 20 h，伴恶心、呕吐。1 年前曾行"阑尾切除术"。查体见右下腹手术瘢痕处有明显隆起，可见肠型；无移动性浊音，肠鸣音减弱。血白细胞计数 9.6×10^9/L，中性粒细胞 0.76。腹部 X 线透视：肠管扩张明显，可见多个液平面，呈阶梯状排列。诊断：粘连性肠梗阻。即刻胃肠减压。
>
> 　　作为该病人的主管护士，请为其做好胃肠减压护理。

　　三人一组，其中 2 人分别扮演病人和护士，模拟完成以上工作情景，另一位同学根据操作评分标准（表 11-1）进行打分。三人互换角色分别完成操作后，根据评分标准共同讨论评析。

表 11-1　胸腔闭式引流护理操作评分标准

项目		考核要点	分值	得分	扣分原因
自身素质		仪表端庄、着装整齐	2		
评估		（1）评估病人的病情、意识状态及合作程度	2		
		（2）评估胃肠减压的时间、位置	2		
		（3）评估引流液的颜色、性质、量	2		
准备	环境	清洁、安静、保护隐私	2		
	用物	用物齐全、准确	4		
	护士	洗手、戴口罩	2		

续表

项目		考核要点	分值	得分	扣分原因
实施	核对解释	（1）核对姓名、床号	2		
		（2）解释操作目的、过程	2		
	安置体位	半卧位或平卧位	4		
	清洁面部	（1）铺治疗巾手法、位置正确	4		
		（2）夹闭引流管正确	4		
		（3）撕旧胶布方法正确	4		
		（4）正确清洁面部	4		
		（5）胶布固定方法正确	4		
	更换引流装置	（1）负压引流器接管与胃管连接牢固	4		
		（2）开放引流夹管及负压引流器排气孔正确	4		
		（3）压缩引流袋，调节负压，关闭排气孔正确	4		
	确保引流通畅	（1）检查引流是否通畅	4		
		（2）引流不畅处理得当	4		
		（3）正确检查胃管是否脱入口腔或在口腔内打折	4		
	妥善固定	引流管固定妥当	4		
	终末处理	（1）安置病人妥当	4		
		（2）用物处理恰当	4		
		（3）洗手、脱口罩	4		
		（4）正确记录引流情况	4		
质量		（1）操作熟练，程序正确	4		
		（2）关爱病人，沟通有效	4		
		（3）规定时间内完成（10 min 内）	4		
总分			100		

实训十二 造口护理

【学习目标】

（1）掌握造口护理措施及注意事项。

（2）能熟练完成造口护理，并能与病人进行有效的沟通。

（3）树立严格的无菌观念。

【情景导入】

病人，男，53岁。1周前无明显诱因出现大便带血，鲜血便，便意频繁，每日3～4次，无发热、畏寒，无尿急尿频，无腹痛不适，无腹胀。肠镜病理示"结肠癌"。查体：T 36℃，P 60次/min、R 18次/min，BP 118/84 mmHg。行直肠癌超低位切除术，在吻合器吻合后行预防性回肠造口术。

作为该病人的主管护士，请为其做好造口护理。

【实战演练】

一、评估

（1）评估病人的病情、心理状态及合作程度。

（2）评估造口色泽、大小及周围皮肤情况。

（3）评估病人对造口术相关知识的了解程度。

二、准备

（1）环境准备：清洁、安静、保护隐私。

（2）用物准备：造口袋、剪刀、造口测量尺、纱布、弯盘、镊子、治疗巾、生理盐水或温水、手套、污物袋。

（3）护士准备：洗手，戴口罩。

三、实施

（1）核对解释：核对病人姓名及床号，向病人解释操作的目的，取得病人的理解及配合。

（2）安置体位：协助病人取舒适体位，腰下铺治疗巾、置弯盘，注意环境温暖、隐蔽。

（3）取下造口袋：轻轻按住底板周围皮肤，从上至下轻轻撕下底板。

（4）清洁皮肤：用蘸有温水的小毛巾清洁造口及周围皮肤并擦干，同时观察造口及周围皮肤的情况。

（5）测量：用造口测量尺测量造口的大小。

（6）裁剪底板：将测量的尺寸在造口底板上做记号，裁剪大小应比标记号大 1～2 mm。裁剪后用手指将底板的造口圈磨光。

（7）贴口袋：撕去粘贴面上的保护纸，按照造口位置自下而上将造口袋贴上。

（8）关闭造口袋：扣紧造口袋下端的夹子。

（9）终末处理：① 协助病人取舒适卧位，整理床单位；② 用物分类消毒、处理；③ 洗手、脱口罩；④ 记录病人及造口情况。

【注意事项】

（1）去除旧的造口袋时应注意防止袋内容物排出，污染伤口。

（2）为保护造口周围皮肤，可在造口周围皮肤涂以复方氧化锌软膏保护。

（3）贴造口袋前要保证造口周围皮肤干燥。

（4）底盘边缘与造口黏膜之间保持适当的空隙（1～2 mm），空隙过大，粪便刺激皮肤易引起皮炎，空隙过小，底盘边缘与黏膜摩擦将会导致不适，甚至出血。

（5）造口袋剪裁时与实际造口方向相反，不规则造口要注意裁剪方向。

【操作流程图】

具体操作流程如图 12-1 所示。

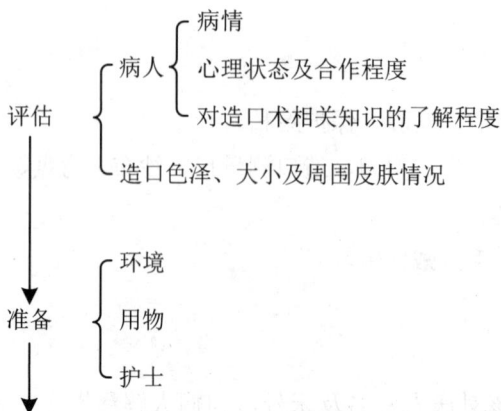

评估
- 病人
  - 病情
  - 心理状态及合作程度
  - 对造口术相关知识的了解程度
- 造口色泽、大小及周围皮肤情况

准备
- 环境
- 用物
- 护士

核对解释

↓

安置体位

↓

铺治疗巾、置弯盘

↓

去除造口袋（从上至下）

↓

清洁皮肤

↓

测量

↓

裁剪底板

↓

贴造口袋

↓

关闭造口袋

↓

终末处理 ⎰ 安置病人
处理用物

洗手、记录

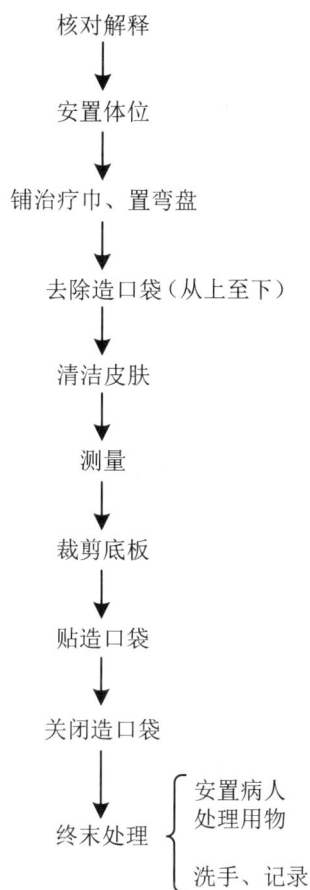

图 12-1　操作流程

【课外延伸】

一、学习反思

1. 更换造口袋时，撕离造口袋的方向顺序是（　　　）。

　　A．由上向下　　　　　　　　B．由下向上

　　C．由中间向外侧　　　　　　D．从外侧向中间

　　E．从左向右

2. 更换造口袋时贴造口袋的方向顺序是（　　　）。

　　A．由上向下　　　　　　　　B．由下向上

　　C．由中间向外侧　　　　　　D．从外侧向中间

　　E．从左向右

3．下列造口护理技术的注意事项中，不正确的是（　　　）。

A．造口袋底盘与造口黏膜之间缝隙过小，粪便会刺激皮肤，易引起皮炎

B．造口袋剪裁时与实际造口方向相反

C．底盘与造口黏膜之间缝隙过小，底盘边缘与黏膜摩擦会导致不适甚至出血

D．教会病人观察造口周围皮肤的血运情况

E．撕离造口袋时应由上向下，注意保护皮肤

4．造口袋底盘与造口黏膜之间应保持的适当空隙为（　　　）。

A．1～2 mm　　　　　　　　　　B．2～3 mm

C．3～4 mm　　　　　　　　　　D．4～5 mm

E．5～6 mm

5．下列关于结肠造口护理措施，不正确的是（　　　）。

A．术后2～3日肠蠕动恢复后开放　　　B．保护造口周围的皮肤

C．开放时行右侧卧位　　　　　　　　　D．造口袋内充满1/3排泄物时应更换

E．造口拆线后每日扩张肛门1次

二、小组训练

病人，男，60岁。因间歇、无痛性肉眼血尿1月余入院。门诊膀胱镜诊断"膀胱癌"，入院后查体：神志清楚，T 37.2℃，P 88次/min，R 20次/min，BP 120/60 mmHg。入院后，全麻下行膀胱癌切除联合耻骨联合上尿道造口术。

作为该病人的主管护士，请为其做好造口护理。

三人一组，其中2人分别扮演病人和护士，模拟完成以上工作情景，另一位同学根据操作评分标准（表12-1）进行打分。三人互换角色分别完成操作后，根据评分标准共同讨论评析。

表12-1　造口护理操作评分标准

项目		考核要点	分值	得分	扣分原因
自身素质		仪表端庄、着装整齐	2		
评估		（1）评估病人的病情、意识状态及合作程度	2		
		（2）评估造口色泽、大小及周围皮肤情况	2		
		（3）评估病人对造口术相关知识的了解程度	2		
准备	环境	清洁、安静、保护隐私	2		
	用物	用物齐全、准确	4		
	护士	洗手、戴口罩	2		

项目		考核要点	分值	得分	扣分原因
实施	核对解释	（1）核对姓名、床号	2		
		（2）解释操作目的、过程	2		
	安置体位	（1）舒适体位	5		
		（2）腰下铺治疗巾、置弯盘	5		
	造口护理	（1）取下造口袋方法正确	8		
		（2）清洁造口及周围皮肤方法正确	8		
		（3）裁剪底板方法正确	10		
		（4）贴造口袋方法正确	8		
	终末处理	（1）安置病人妥当	6		
		（2）用物处理恰当	6		
		（3）洗手、脱口罩	6		
		（4）正确记录引流情况	6		
质量		（1）操作熟练，程序正确	4		
		（2）关爱病人，沟通有效	4		
		（3）规定时间内完成（15 min 内）	4		
总分			100		

实训十三　膀胱冲洗

【学习目标】

（1）掌握膀胱冲洗的操作流程及注意事项。

（2）能熟练完成膀胱冲洗，并能与病人进行有效的沟通。

【情景导入】

> 病人，男，60岁。因不慎摔倒，造成髋骨骨折入院治疗。现病人手术后近1个月，病情稳定。因长期留置尿管，活动受限，饮水量减少，近日出现尿液浑浊及肉眼血尿。医嘱：膀胱冲洗，bid。
>
> 作为该病人的主管护士，请为其行膀胱冲洗。

【实战演练】

一、评估

（1）评估病人的意识状态、心理状态及合作程度。

（2）评估导尿管及尿液情况。

（3）评估会阴部皮肤黏膜情况。

二、准备

（1）环境准备：清洁、安静、保护隐私。

（2）用物准备：冲洗液、Y形管、血管钳、治疗巾、无菌手套、消毒液、棉签等。

（3）护士准备：洗手，戴口罩。

三、实施

（1）核对解释：核对病人姓名及床号，向病人解释操作的目的及方法，取得病人的理解及配合。

（2）安置体位：协助病人取舒适体位，露出导尿管，导尿管下铺治疗巾。

（3）悬挂冲洗袋：将冲洗液与冲洗管连接，挂冲洗袋于输液架上（液面距床面约

60 cm），排尽空气后用调节器夹闭冲洗管。

（4）接管：关闭导尿管与引流管连接处，戴无菌手套，消毒导尿管口和引流管接头处，打开无菌 Y 形管，主管与冲洗管连接，其余两管分别与导尿管口和引流管口连接。

（5）冲洗：夹闭引流管，开放冲洗管，调节滴速 60～80 滴/min，输入 200～300 mL 后，关闭冲洗管，开放引流管，冲洗液全部引流后，夹闭引流管。如此反复冲洗至澄清。

（6）观察、评估：在持续冲洗过程中，观察病人的反应及引流液的量和颜色，评估冲洗液入量和出量、膀胱有无憋胀感。

（7）消毒固定：冲洗完毕，取下冲洗管，消毒导尿管口和引流管口并连接，妥善固定尿管和引流袋。

（8）终末处理：① 协助病人取舒适体位，整理床单位；② 用物分类消毒、处理；③ 洗手、脱口罩；④ 记录冲洗液的名称、冲洗量、引流量、引流液性质及病人反应等。

【注意事项】

（1）严格执行无菌操作，防止医源性感染。

（2）注意观察引出液的性质和冲洗速度，根据引出液颜色进行调解，一般 60～80 滴/min，有明显出血时可加快冲洗速度，使引出液变清。如果滴入药液，须在膀胱内保留 15～30 min 后再引流出体外，或者根据需要延长保留时间。

（3）冲洗时若病人感觉不适，应当减缓冲洗速度及量，必要时停止冲洗，密切观察，若病人感到剧痛或者引流液中有鲜血时，应当停止冲洗，通知医生处理。

（4）寒冷气候，冲洗液应加温至 35℃左右，以防冷水刺激膀胱，引起膀胱痉挛。

（5）冲洗过程中注意观察引流管是否通畅。

【操作流程图】

具体操作流程如图 13-1 所示。

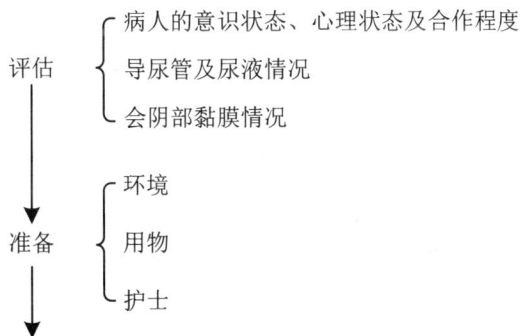

核对解释

↓

安置体位

↓

悬挂冲洗袋（液面距床面约60 cm）

↓

接管

↓

冲洗　　（滴速60～80滴/min）

↓

观察 ⎰ 病人的反应
　　　⎱ 引流液的量和颜色
　　　　 冲洗液的入量和出量
　　　⎱ 膀胱有无憋胀感

↓

消毒固定

↓

终末处理 ⎰ 安置病人
　　　　　⎱ 处理用物
　　　　　　 洗手、记录

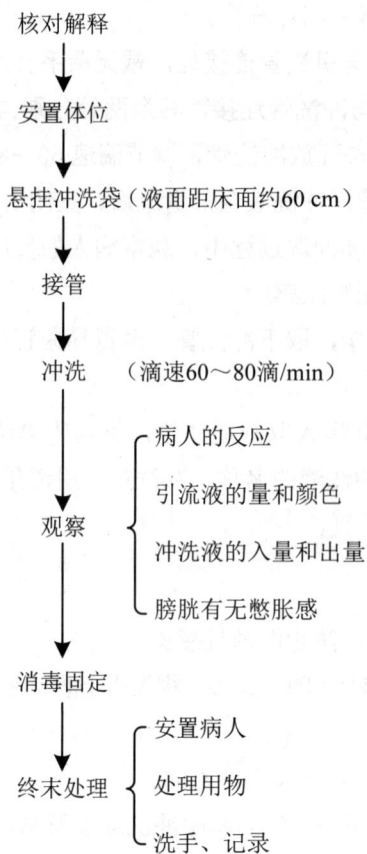

图 13-1　操作流程

【课外延伸】

一、学习反思

1. 膀胱冲洗时每次的冲洗量一般为（　　　）。

　　A．100～200 mL　　　　　　　　B．200～300 mL

　　C．300～400 mL　　　　　　　　D．400～500 mL

　　E．500～600 mL

2. 下列关于膀胱冲洗的护理，不正确的是（　　　）。

　　A．冲洗液温度应在 40～45℃

　　B．冲洗液可选用无菌生理盐水或呋喃西林

　　C．准确记录冲洗量和排出量

　　D．严密监测冲洗液变化

E．遵循无菌原则

3．膀胱冲洗时，引流袋液面距床面的距离为（　　）。

A．30 cm B．40 cm

C．50 cm D．60 cm

E．70 cm

4．膀胱冲洗速度一般为（　　）。

A．30～50 滴/min B．40～60 滴/min

C．60～80 滴/min D．80～100 滴/min

E．100～120 滴/min

二、小组训练

病人，男，47 岁。行胃大部切除术后第 1 天拔出尿管后，出现尿潴留，医嘱：导尿。3 天后，病人主诉排尿终末时下腹部疼痛，次数增多，尿液浑浊，有时见到血凝块，尿常规镜检发现白细胞为 20 个/HP。医嘱：膀胱冲洗，bid。

作为该病人的主管护士，请为其行膀胱冲洗。

三人一组，其中 2 人分别扮演病人和护士，模拟完成以上工作情景，另一位同学根据操作评分标准（表 13-1）进行打分。三人互换角色分别完成操作后，根据评分标准共同讨论评析。

表 13-1　膀胱冲洗操作评分标准

项目		考核要点	分值	得分	扣分原因
自身素质		仪表端庄、着装整齐	2		
评估		（1）评估病人的意识状态、心理状态及合作程度	2		
		（2）评估导尿管及尿液情况	2		
		（3）评估会阴部皮肤黏膜情况	2		
准备	环境	清洁、安静、保护隐私	2		
	用物	用物齐全、准确	4		
	护士	洗手、戴口罩	2		
实施	核对解释	（1）核对姓名、床号	2		
		（2）解释操作目的、过程	2		
	安置体位	（1）舒适体位	2		
		（2）露出导尿管	2		
	悬挂冲洗袋	（1）冲洗袋高度正确	4		
		（2）排尽空气后夹闭冲洗管	4		

项目		考核要点	分值	得分	扣分原因
实施	接管	（1）连接前各接头处消毒	4		
		（2）各管连接正确	4		
	冲洗	（1）夹闭引流管、开放冲洗管顺序正确	4		
		（2）滴速正确	4		
		（3）冲洗量正确	4		
	观察、评估	（1）及时观察病人的反应	4		
		（2）正确观察引流液的量和颜色	4		
		（3）正确评估冲洗液入量和出量	4		
		（4）及时评估膀胱有无憋胀感	4		
	消毒、固定	（1）及时取下冲洗管	4		
		（2）正确消毒导尿管口和引流管口	4		
		（3）妥善固定尿管和引流袋	4		
	终末处理	（1）安置病人妥当	2		
		（2）用物处理恰当	2		
		（3）洗手、脱口罩	2		
		（4）正确记录引流情况	2		
质量		（1）操作熟练，程序正确	4		
		（2）关爱病人，沟通有效	4		
		（3）规定时间内完成（10 min 内）	4		
总分			100		

实训十四　脊柱骨折病人的搬运

【学习目标】

（1）掌握脊柱骨折的搬运操作流程及注意事项。

（2）能熟练完成脊柱骨折病人的搬运，并能与病人进行有效的沟通。

【情景导入】

某建筑工人，45岁，不慎从15 m高处跌下，疑脊柱损伤。若你正好在现场，请组织人员对该伤者实施搬运。

【实战演练】

一、评估

（1）评估环境是否安全。

（2）评估病人的生命体征。

二、准备

（1）用物准备：担架或木板、门板等，颈托，固定带。

（2）护士准备：洗手，戴口罩。

三、实施

（1）安置体位：先将病人两下肢伸直，两手相握于身前，以保持脊柱伸直位，不能屈曲或扭转。

（2）选择搬运工具：现场选择搬运工具，准备硬质担架、木板或门板等。

（3）搬运准备：三人或四人站在病人的同一侧，对颈椎损伤的病人，还要另有一人专门托扶头部，并沿纵轴向上略加牵引。

（4）搬运病人：搬运时数人同时用力，用手平托病人的头颈、躯干及下肢，使病人成一整体平直拖至担架上，注意不要使躯干扭曲。

（5）固定病人：在伤处垫一薄枕，使此处脊柱稍向上突，然后用固定带把病人固定在硬质担架上，使病人不能左右转动、移动。一般用 4 条带子固定：胸、上臂水平，前臂、腰水平，大腿水平，小腿水平各一条带子将病人绑在担架上。

（6）固定头颈部：用颈托固定头颈部，如果无颈托，可用沙袋或衣物等至于颈部两侧以固定头颈部。

【注意事项】

（1）一定要保持脊柱稳定，尤其是受伤的脊柱部位。

（2）禁用搂抱或一人抬头、一人抬足的错误的搬运方法。

（3）颈椎受伤者应保持呼吸道通畅，并以颈托固定。

【操作流程图】

具体操作流程如图 14-1 所示。

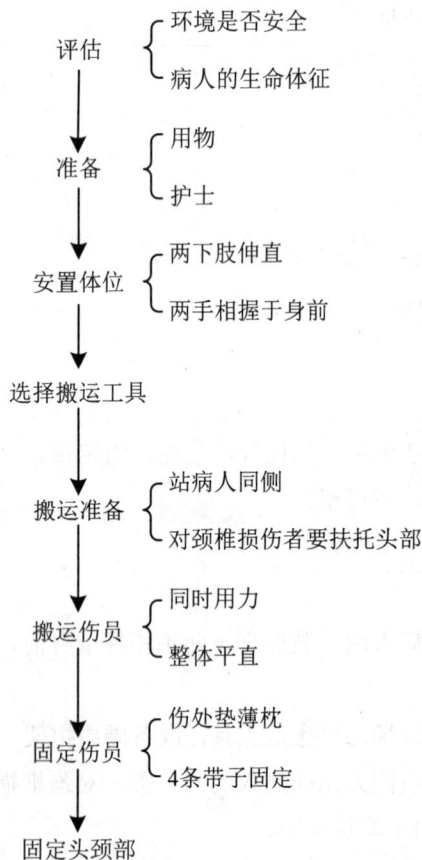

评估 { 环境是否安全 / 病人的生命体征

↓

准备 { 用物 / 护士

↓

安置体位 { 两下肢伸直 / 两手相握于身前

↓

选择搬运工具

↓

搬运准备 { 站病人同侧 / 对颈椎损伤者要扶托头部

↓

搬运伤员 { 同时用力 / 整体平直

↓

固定伤员 { 伤处垫薄枕 / 4 条带子固定

↓

固定头颈部

图 14-1　操作流程

【课外延伸】

一、学习反思

1. 脊柱骨折病人在搬运过程中，最正确的体位是（　　　）。
   　A. 侧卧位　　　　　　　　　　　B. 仰卧屈曲位
   　C. 仰卧过伸位　　　　　　　　　D. 俯卧位
   　E. 半坐卧位

2. 脊柱骨折病人搬运时，下列选项说法正确的是（　　　）。
   　A. 用软担架搬运　　　　　　　　B. 3 人平托放于硬板上搬运
   　C. 2 人抱持搬运　　　　　　　　D. 1 人抱持搬运
   　E. 1 人背负搬运

3. 怀疑脊柱骨折的患者，搬运的正确姿势是（　　　）。
   　A. 数人平托　　　　　　　　　　B. 搂抱
   　C. 一人抬头、一人抬足　　　　　D. 坐轮椅
   　E. 平背

二、小组训练

> 　男性，25 岁，高空坠地，周边人员紧急拨打 120。现场见：病人清醒，胸背部压痛，剑突以下感觉运动障碍。
>
> 　若你为现场救护人员，请组织大家将该病人搬运至救护车上。

　五人一组，其中 1 人扮演病人，3 人扮演救护人员，模拟完成以上工作情景，另一位同学根据操作评分标准（表 14-1）进行打分。互换角色分别完成操作后，根据评分标准共同讨论评析。

表 14-1　脊柱骨折病人的搬运操作评分标准

项目		考核要点	分值	得分	扣分原因
自身素质		仪表端庄、着装整齐	2		
评估		（1）评估环境是否安全	2		
		（2）评估病人的生命体征	2		
准备	用物	用物齐全、准确	4		
	护士	洗手、戴口罩	2		
实施	安置体位	（1）两下肢伸直	8		
		（2）两手相握于身前	8		
	选择搬运工具	硬质担架、木板或门板等	6		

项目		考核要点	分值	得分	扣分原因
实施	搬运准备	（1）站在患者同一侧	8		
		（2）对颈椎损伤者托扶头部	8		
	搬运伤员	（1）同时用力	8		
		（2）整体平直	8		
	固定伤员	（1）伤处垫一薄枕	6		
		（2）4条带子固定	8		
	固定头颈部	颈托或沙袋、衣物固定头颈部	8		
质量		（1）操作熟练，程序正确	4		
		（2）关爱患者、沟通有效	4		
		（3）规定时间内完成（5 min内）	4		
总分			100		

实训十五　小夹板固定病人的护理

【学习目标】

（1）掌握小夹板固定的操作流程及注意事项。

（2）能熟练完成小夹板固定的护理，并能与病人进行有效的沟通。

【情景导入】

病人，男，16岁。从4m高的树上跌下，左股骨干中、上1/3交界处骨折，被家人送往医院救治。医嘱：持续骨牵引并用小夹板固定。

作为该病人的主管护士，请为其行小夹板固定。

【实战演练】

一、评估

（1）评估病人的病情、治疗情况及合作能力。

（2）评估皮肤有无破损、溃疡，是否清洁。

（3）评估病人及家属对小夹板固定的了解程度。

二、准备

（1）环境准备：清洁、安静、保护隐私。

（2）用物准备：药膏、绷带、压垫、夹板、外敷药物、剪刀、胶带等。

（3）护士准备：洗手，戴口罩。

三、实施

（1）核对解释：核对病人姓名及床号，向病人解释操作的目的及方法，取得患者的理解及配合。

（2）外敷药：骨折用手法复位后，在骨折部敷好消肿药。敷药范围要大一些，尤其在关节附近的骨折，应包括关节远端部分肢体在内，而后用绷带松松地缠绕2～3周。

（3）放置压力垫：将选好的压力垫准确地放在肢体的适当部位，用胶带固定。

（4）放夹板：按各个骨折的具体要求，依次放好夹板。

（5）捆绑布带：共捆四道，先捆中间两道，后捆近、远两端。各捆两周，打活结固定。捆绑时两手用力要均匀。

（6）终末处理：① 协助病人取舒适体位，抬高患肢，整理床单位；② 处理用物；③ 洗手、脱口罩。

【注意事项】

（1）抬高伤肢。观察肢体血循环情况（颜色、感觉、肿胀等，加压垫部位有无剧痛）。

（2）调整布带。一般在复位固定后3～4天内，损伤部位因静脉回流受阻，肿胀加重，夹板内压力增大，可能发生组织变性或坏死，应每天检查布带1次，防止有过紧现象发生，大体上以保持布带能上下活动1 cm 左右为宜。

（3）检查小夹板的位置有无移动，是否影响关节活动，要及时进行必要的调整。

（4）定期进行骨折对位情况的 X 线检查，如有断端移位或压力垫移动，都应随时纠正。

（5）及时指导病人进行功能锻炼，充分发挥病人的主观能动性，并使病人自己认识到功能锻炼的重要性。

【操作流程图】

具体操作流程如图 15-1 所示。

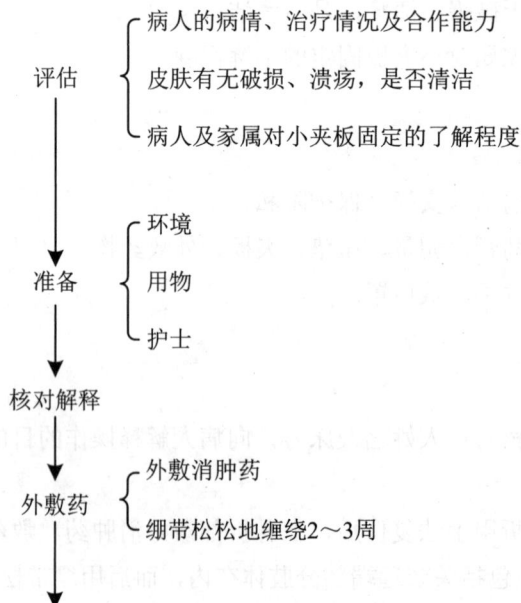

```
评估 ┤ 病人的病情、治疗情况及合作能力
     │ 皮肤有无破损、溃疡，是否清洁
     └ 病人及家属对小夹板固定的了解程度
        │
        ▼
准备 ┤ 环境
     │ 用物
     └ 护士
        │
        ▼
核对解释
        │
        ▼
外敷药 ┤ 外敷消肿药
      └ 绷带松松地缠绕2～3周
        │
        ▼
```

放置压力垫

↓

放夹板

捆绑布带 { 共捆四道

先捆中间两道，后捆近、远两端

各捆两周 }

↓

终末处理 { 安置病人，抬高患肢

处理用物

洗手、脱口罩 }

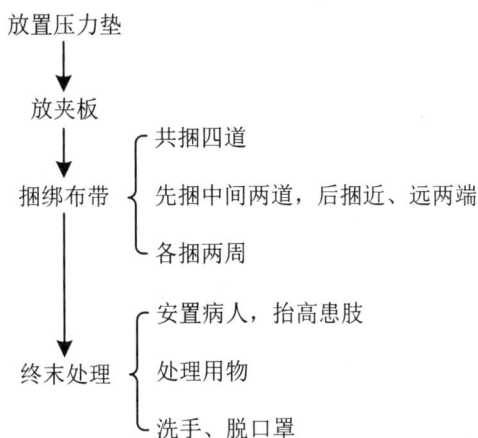

图 15-1　操作流程

【课外延伸】

一、学习反思

1. 小夹板固定扎带松紧度以可以上下移动（　　）cm 为合适。

　　A. 1.5　　　　　　　　　　　　B. 1

　　C. 2　　　　　　　　　　　　　D. 0.5

　　E. 3

2. 小夹板固定适用于（　　）。

　　A. 前臂骨折　　　　　　　　　　B. 骨盆骨折

　　C. 脊柱骨折　　　　　　　　　　D. 颅骨骨折

　　E. 肋骨骨折

3. 下列对小夹板固定病人的护理中，不妥的是（　　）。

　　A. 抬高患肢

　　B. 注意观察患肢的感觉、运动及血运情况

　　C. 嘱病人定时复诊

　　D. 应早期进行患肢功能锻炼

　　E. 缚夹板的带结以不能上下移动为宜

二、小组训练

病人，男，17 岁。上体育课打篮球时与同学发生碰撞后跌倒，手掌着地，导致尺、桡骨干骨折。医嘱：小夹板固定。

作为该病人的主管护士，请为其行小夹板固定。

三人一组，其中2人分别扮演病人和护士，模拟完成以上工作情景，另一位同学根据操作评分标准（表15-1）进行打分。三人互换角色分别完成操作后，根据评分标准共同讨论评析。

表 15-1　小夹板固定操作评分标准

项目		考核要点	分值	得分	扣分原因
自身素质		仪表端庄、着装整齐	2		
评估		（1）评估病人的病情、治疗情况及合作能力	2		
		（2）皮肤有无破损、溃疡，是否清洁	2		
		（3）评估病人及家属对小夹板固定的了解程度	2		
准备	环境	清洁、安静、保护隐私	2		
	用物	用物齐全、准确	4		
	护士	洗手、戴口罩	2		
实施	核对解释	（1）核对姓名、床号	2		
		（2）解释操作目的、过程	2		
	外敷药	（1）徒手复位	4		
		（2）外敷药	8		
		（3）绷带缠绕	4		
	放置压力垫	（1）准确放置	8		
		（2）胶带固定	4		
	放夹板	按各个骨折的具体要求，依次放好	12		
	捆绑布带	（1）共捆四道	4		
		（2）先捆中间两道，后捆两端	6		
		（3）各捆两周	4		
		（4）两手用力要均匀	4		
	终末处理	（1）安置病人舒适体位	2		
		（2）抬高患肢	4		
		（3）用物处理恰当	2		
		（4）洗手、脱口罩	2		
质量		（1）操作熟练，程序正确	4		
		（2）关爱病人、沟通有效	4		
		（3）规定时间内完成（8 min 内）	4		
总分			100		

实训十六　绷带包扎

【学习目标】

（1）掌握绷带包扎的操作流程及注意事项。

（2）能根据需要合理选择绷带类型及包扎方法以顺利完成包扎，并能与病人进行有效的沟通。

【情景导入】

> 病人，男，18 岁。10 min 前与他人打架，头部被打伤，路人急忙将其送入医院。检查发现病人头顶偏右有 4.0 cm 头皮裂伤伤口，伤口有金属异物刺入颅内，外露 2.0 cm。
>
> 作为急诊科值班护士，请为其进行包扎处理。

【实战演练】

一、评估

（1）评估病人的病情及一般状态。

（2）评估病人的伤情：部位、范围、损伤性质。

（3）评估病人及家属对包扎的了解和配合程度。

二、准备

（1）环境准备：清洁，温度适宜、光线充足。

（2）用物准备：绷带、棉垫、纱布、胶布。

（3）护士准备：洗手，戴帽子、口罩。

三、实施

（1）核对解释：核对病人姓名及床号，向病人解释操作的目的及方法，取得病人的理解及配合。

（2）安置体位：协助病人取合适体位，暴露受伤部位，按无菌要求清洗伤口。

（3）安置患肢：抬高患肢，保持功能位。

（4）包扎：

① 环形包扎法：用于肢体较小或圆柱形部位，如手、足、腕部及额部，亦用于各种包扎起始时。绷带卷向上，用右手握住，将绷带展开约 8 cm，左手拇指将绷带头端固定于需包扎部位，右手连续环形包扎局部，其卷数按需要而定，用胶布固定绷带末端。

② 螺旋形包扎法：用于周径近似均等的部位，如上臂、手指等。从远端开始先环形包扎两卷，再向近端呈 30°角螺旋形缠绕，每卷重叠前一卷 2/3，末端用胶布固定。

③ 螺旋反折包扎法：用于周径不等部位，如前臂、小腿、大腿等，开始先做 2 周环形包扎，再做螺旋包扎，然后以一手拇指按住卷带上面正中处，另一手将卷带自该点反折向下，盖过前周 1/3 或 2/3。每一次反折须整齐排列成一直线，但每次反折不应在伤口与骨隆突处。

④ "8"字形包扎法：用于肩、肘、腕、踝等关节部位的包扎和固定锁骨骨折。以肘关节为例，先在关节中部环形包扎 2 卷，绷带先绕至关节上方，再经屈侧绕到关节下方，过肢体背侧绕至肢体屈侧后再绕到关节上方，如此反复，呈 "8"字连续在关节上下包扎，每卷与前一卷重叠 2/3，最后在关节上方环形包扎 2 卷，用胶布固定。

⑤ 回返包扎法：用于头顶、指端和肢体残端，为一系列左右或前后回返包扎，将被包扎部位全部遮盖后，再环形包扎两周。

（5）终末处理：① 协助病人取舒适体位，交代注意事项，整理床单位；② 处理用物；③ 洗手、脱口罩。

【注意事项】

（1）使病人舒适，肢体保持功能位。

（2）皮肤皱褶处用衬垫保护。

（3）选择宽度合适、干燥、清洁的绷带。

（4）包扎时应松紧适度，用力均匀。

（5）四肢包扎从伤口远心端开始，暴露肢端。

（6）包扎开始与结束均需环形缠绕两周，每包扎一圈压住前一圈 1/2～2/3。

（7）注意结打在肢体的前外侧。

【操作流程图】

具体操作流程如图 16-1 所示。

评估 {
病人的病情及一般状态
病人的伤情
病人及家属对包扎的了解和配合程度
}

↓

准备 {
环境
用物
护士
}

↓

核对解释

↓

安置体位 {
舒适体位，暴露受伤部位
清洗伤口
}

↓

安置患肢 {
抬高患肢
保持功能位
}

↓

包扎 {
环形包扎法
螺旋形包扎法
螺旋反折包扎法
"8"字形包扎法
回返包扎法
}

↓

终末处理 {
安置病人
处理用物
洗手、记录
}

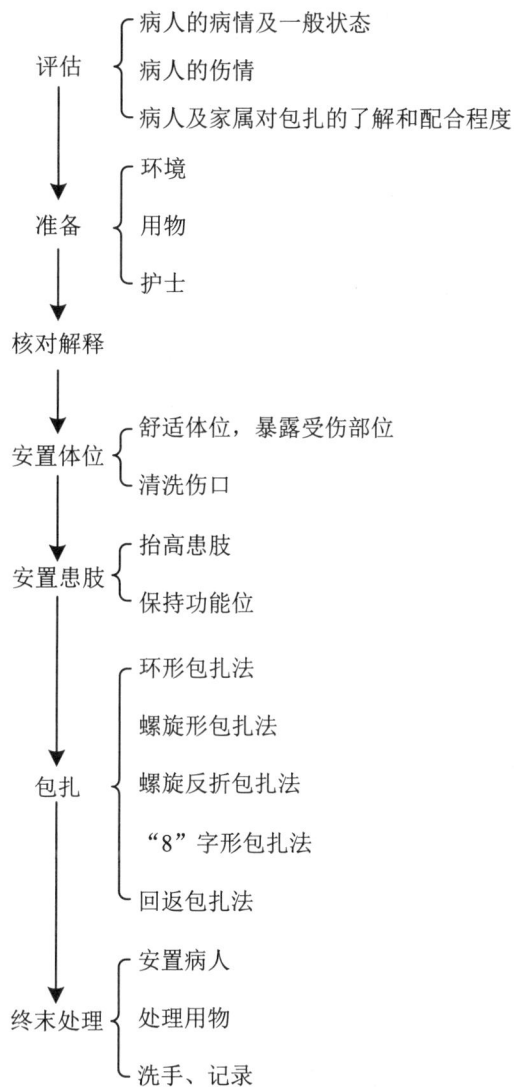

图 16-1　操作流程

【课外延伸】

一、学习反思

1. 绷带包扎顺序原则上应为（　　）。

　　A. 从上向下、从左向右、从远心端向近心端

　　B. 从下向上、从右向左、从远心端向近心端

　　C. 从下向上、从左向右、从远心端向近心端

D. 从下向上、从左向右、从近心端向远心端

E. 从上向下、从右向左、从近心端向远心端

2. 绷带包扎关节部位最常用的方法是（   ）。

    A. 环形包扎法   B. 蛇形包扎法

    C. 螺旋形包扎法   D. 回返包扎法

    E. "8" 字形包扎法

3. 绷带包扎时，螺旋反折法适用于（   ）。

    A. 上臂   B. 躯干

    C. 手指   D. 小腿

    E. 肩部

4. 下列关于绷带包扎的说法，错误的是（   ）。

    A. 肢体关节保持功能位   B. 有伤口者，应先予清洁并保持干燥

    C. 取舒适坐位或卧位   D. 包扎方向由远心端向近心端

    E. 绷带结打在肢体内侧

二、小组训练

    病人，男，17岁，在踢足球奔跑时跌倒，手、肘都磕在地上，上肢不能触碰，被同学紧急送入医院。检查发现病人肩部及锁骨处明显疼痛，且锁骨处肿胀、畸形。上臂无法抬起，触诊时能听到骨擦音。X线检查：锁骨无移位骨折。医嘱：复位并进行 "8" 字绷带外固定。

    请协助医生进行绷带包扎。

    三人一组，其中2人分别扮演病人和护士，模拟完成以上工作情景，另一位同学根据操作评分标准（表16-1）进行打分。三人互换角色分别完成操作后，根据评分标准共同讨论评析。

表16-1　绷带包扎操作评分标准

项目		考核要点	分值	得分	扣分原因
自身素质		仪表端庄、着装整齐	2		
评估		（1）病人的病情及一般状态	2		
		（2）病人的伤情：部位、范围、损伤性质	2		
		（3）病人及家属对包扎的了解和配合程度	2		
准备	环境	清洁，温度适宜、光线充足	2		
	用物	用物齐全、准确	4		
	护士	洗手，戴口罩、帽子	2		

续表

项目		考核要点	分值	得分	扣分原因
实施	核对解释	（1）核对姓名、床号	2		
		（2）解释操作目的、过程	2		
	安置体位	（1）舒适体位，暴露受伤部位	2		
		（2）清洗伤口	2		
	安置患肢	（1）抬高患肢	4		
		（2）保持功能位	4		
	包扎	（1）环形包扎法：连续环形包扎局部，用胶布固定绷带末端	10		
		（2）螺旋形包扎法：螺旋形缠绕，每卷重叠前一卷2/3，末端用胶布固定	10		
		（3）螺旋反折包扎法：先做2周环形包扎，再做螺旋包扎，然后反折向下，盖过前周1/3或2/3	10		
		（4）"8"字形包扎法：呈"8"字连续在关节上下包扎	10		
		（5）回返包扎法：左右或前后回返包扎，将被包扎部位全部遮盖后，再做环形包扎两周	10		
	终末处理	（1）安置病人妥当	2		
		（2）交代注意事项	2		
		（3）用物处理恰当	2		
		（4）洗手、脱口罩	2		
质量		（1）选择绷带合适，包扎方法正确	3		
		（2）包扎牢固、舒适、整齐、美观	3		
		（3）关爱病人、沟通有效	2		
		（4）规定时间内完成（5 min 内）	2		
总分			100		

参考文献

[1] 李胜萍，毕重国. 外科护理学习与训练. 北京：人民卫生出版社，2016.

[2] 叶国英，熊云新. 外科护理学实训与学习指导. 北京：人民卫生出版社，2014.

[3] 阎国钢，杨玉南. 外科护理学学习指导与综合实训. 北京：人民卫生出版社，2014.

[4] 张美琴，邢爱红. 护理综合实训. 北京：人民卫生出版社，2014.